出入境检验检疫行业标准汇编

鉴 定 卷

国家认证认可监督管理委员会 编

中国质检出版社
中国标准出版社

北 京

图书在版编目(CIP)数据

出入境检验检疫行业标准汇编. 鉴定卷/国家认证认可监督管理委员会编. —北京:中国标准出版社,2012

ISBN 978-7-5066-6691-6

Ⅰ.①出… Ⅱ.①国… Ⅲ.①国境检疫:卫生检疫-行业标准-汇编-中国 Ⅳ.①R185.3-65

中国版本图书馆 CIP 数据核字(2012)第 021110 号

中国质检出版社
中国标准出版社 出版发行

北京市朝阳区和平里西街甲 2 号(100013)
北京市西城区三里河北街 16 号(100045)

网址:www.spc.net.cn
总编室:(010)64275323 发行中心:(010)51780235
读者服务部:(010)68523946

中国标准出版社秦皇岛印刷厂印刷
各地新华书店经销

*

开本 880×1230 1/16 印张 23.75 字数 647 千字
2012 年 6 月第一版 2012 年 6 月第一次印刷

*

定价 124.00 元

《出入境检验检疫行业标准汇编》

总编委会

《出入境检验检疫行业标准汇编　鉴定卷》

编　委　会

主　编　朱金福　邹兴伟

副主编　刘扬睿　汤宏兵　王燕南　樊惠良

编　者　（按姓氏笔画排序）

王迎庆　史晓峰　陈　亮　林延浩

序

检验检疫标准化工作始于上世纪二十年代末，由于进出口贸易的需要，品质检验机构开始制定部分商品的品质和检测方法标准。新中国成立后，为促进和规范我国商品进出口工作，国家规定进出口商品检验部门可制定外贸标准。1992年，为配合《中华人民共和国标准化法》的实施，进出口商品检验部门将原外贸标准和专业标准调整为进出口商品检验行业标准，代号SN。1998年，原国家进出口商品检验局、动植物检疫局和卫生检疫局“三检”合并，进出口商品检验行业标准随之更名为检验检疫行业标准。2001年底，国家质量监督检验检疫总局成立，检验检疫标准化工作整体划归国家认证认可监督管理委员会管理，由此开启了检验检疫标准化工作新篇章。

时光荏苒，不知不觉中检验检疫标准化工作已经走过了八十多个年头。2003年我曾主持编写了《出入境检验检疫行业标准汇编》，八年来，检验检疫标准化工作又有了长足的发展：行业标准数量从当初的1484项发展到现在的3181项；标准的质量也稳步提升，方法标准验证要求已比肩国际权威机构，规程标准也已开始向国际通行的合格评定程序靠拢；国际地位显著提升；标准制修订各个环节管理更加科学系统；与检验检疫业务和科技工作的联动机制逐渐成熟；检验检疫标准对检验检疫业务的覆盖日趋完善，检验检疫标准体系不断健全。今天，我非常高兴地看到检验检疫标准化工作不断推进，检验检疫行业标准再次修订汇编成册，作为检验检疫行政执法的技术依据，行业标准多年来在保国安民、服务外贸、服务质检事业发展等方面发挥着越来越重要的作用，成为检验检疫业务工作不可或缺的技术支撑。

作为一个在检验检疫部门工作了几十年的老兵，我衷心希望检验检疫标准化工作能够在继承和发扬老一辈优良作风和传统的基础上，站在国家和社会的高度，开拓创新，不断进取，持之以恒，再创辉煌；也祝愿检验检疫行业标准进一步提升国际地位，更好地为检验检疫业务工作服务，在严把国门、促进外贸，推动检验检疫事业科学发展方面做出更大贡献。

王凤清

2011年9月

前　言

出入境检验检疫行业标准是检验检疫系统技术执法的主要依据，自1992年起，检验检疫系统已发布的行业标准达3753项，现行有效的3181项。一直以来，检验检疫行业标准受到了系统内外相关部门的普遍关注和使用。为了便于检验检疫技术执法，更好地服务外贸，也便于生产部门和相关单位的人员在工作中及时掌握、查找和使用检验检疫行业标准，组织出版《出入境检验检疫行业标准汇编》丛书，它在一定程度上反映了检验检疫行业标准化事业发展的基本情况和主要成就。

《出入境检验检疫行业标准汇编》是我国检验检疫行业标准化方面的一套大型丛书，按专业分类分别立卷。本套丛书收录了截至2011年7月1日前发布并有效的出入境检验检疫行业标准3181项，其中有36项标准因各种原因仅收录了标准名称。本套丛书由中国标准出版社陆续出版，分卷情况如下：

——动物检疫卷；

——纺织检验卷；

——化工品、矿产品及金属材料卷；

——机电卷；

——鉴定卷；

——轻工检验卷；

——食品、化妆品检验卷；

——卫生检疫卷；

——危险品包装检验卷；

——植物检疫卷；

——管理卷。

本卷为鉴定卷，收集了截至2011年7月1日批准发布的鉴定方面行业标准56项，内容包括：进口可用作原料的废旧物资标准和鉴定业务标准。

本汇编可供出入境检验检疫行业管理部门、科研机构、技术部门、出口企业的技术人员，各级出入境检验检疫局、检验机构、检测机构的相关人员使用。

编　者

2011年9月

目　录

进口可用作原料的废旧物资标准

注：本汇编收集的标准年代号用四位数字表示。

鉴定业务标准

(一) 基本要求与规定

(二) 名 词 术 语

(三) 通　　则

(四) 检　　验

进口可用作原料的废旧物资标准

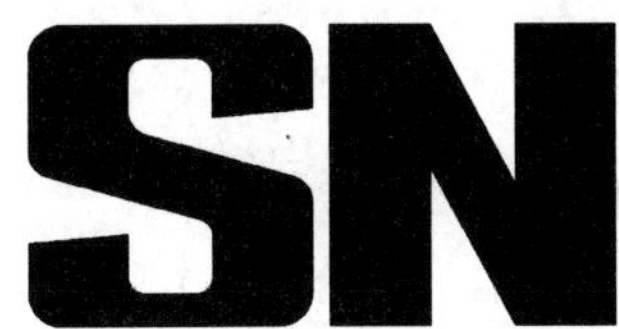

中华人民共和国出入境检验检疫行业标准

SN/T 0008—2009

进口可用作原料的固体废物检验检疫行业标准编写基本规定

General rules for drafting inspection and quarantine standards of imported solid wastes as raw materials

2009-07-07 发布　　　　2010-01-16 实施

中华人民共和国
国家质量监督检验检疫总局　发布

前 言

本标准的附录 A 为资料性附录。

本标准由国家认证认可监督管理委员会提出并归口。

本标准起草单位:中华人民共和国天津出入境检验检疫局。

本标准主要起草人:毕玉国、关淳、陈其勇、王利兵、刘云凯、魏红兵、张姝、张荣林、张日红、马俊岱。

本标准系首次发布的出入境检验检疫行业标准。

进口可用作原料的固体废物检验检疫行业标准编写基本规定

1 范围

本标准规定了进口可用作原料的固体废物检验检疫标准编写的基本要求、标准的构成、条文编排和编写细则。

本标准适用于进口可用作原料的固体废物检验检疫标准的编写和表述。

2 规范性引用文件

下列文件中的条款通过本标准的引用而成为本标准的条款。凡是注日期的引用文件，其随后所有的修改单(不包括勘误的内容)或修订版均不适用于本标准，然而，鼓励根据本标准达成协议的各方研究是否可使用这些文件的最新版本。凡是不注日期的引用文件，其最新版本适用于本标准。

GB/T 1.1—2000 标准化工作导则 第1部分：标准的结构和编写规则(ISO/IEC Directives，Part 3，1997，Rules for the structure and drafting of International Standards，NEQ)

GB/T 7714 文后参考文献著录规则(GB/T 7714—2005，ISO 690:1987，NEQ)

SN/T 2298.1—2009 进口可用作原料的固体废物检验检疫通用标准 第1部分：术语和定义

《中华人民共和国固体废物污染环境防治法》(2004)

3 术语和定义

SN/T 2298.1—2009和《中华人民共和国固体废物污染环境防治法》第八十八条中确立的术语和定义适用于本标准。

4 要求

进口可用作原料的固体废物检验检疫行业标准应符合下列要求：

- 标准的编写应符合GB/T 1.1—2000的规定；
- 标准的制修订应符合检验检疫标准体系表的构成要求；
- 标准的分类应符合进口可用作原料的固体废物标准体系的要求，其结构参见附录A。

5 进口可用作原料的固体废物检验检疫行业标准的构成

标准的一般构成和编写顺序如下：

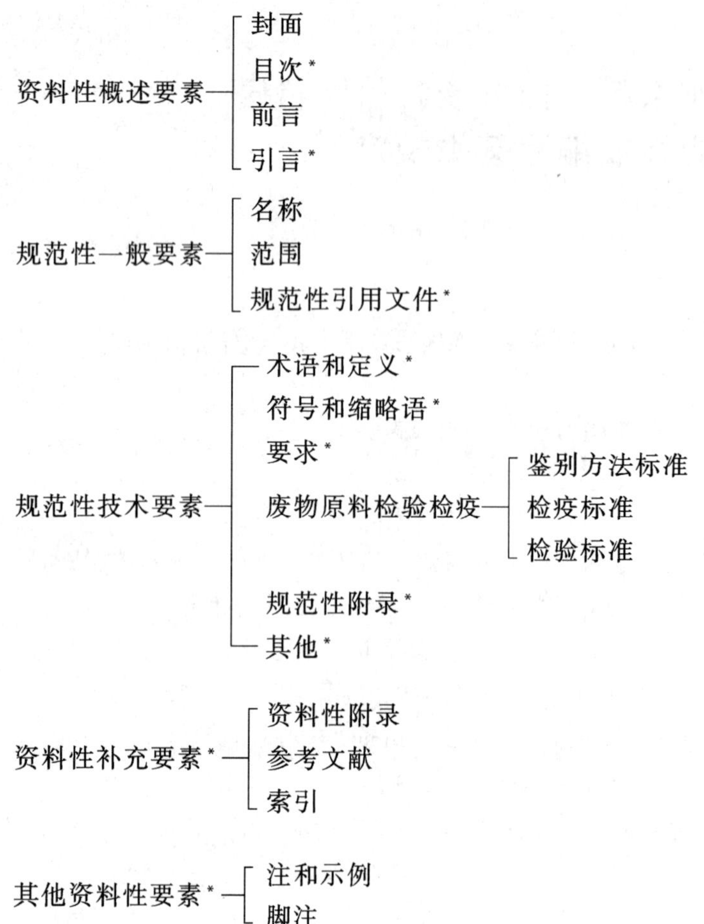

6 起草

6.1 资料性概述要素

6.1.1 封面

封面应符合 GB/T 1.1—2000 中 6.1.1 的规定，见 GB/T 1.1—2000 图 H.2 行业标准封面格式。其中标准代号为"SN"；标准类别说明为"中华人民共和国出入境检验检疫行业标准"；发布部门为"中华人民共和国国家质量监督检验检疫总局"。

6.1.2 目次

应符合 GB/T 1.1—2000 中 6.1.2 的规定。

6.1.3 前言

每项标准均应有前言。前言不应包含要求、图和表。前言由特定部分和基本部分组成。

特定部分的编写应符合 GB/T 1.1—2000 中 6.1.3 的规定。在基本部分应视情况依次给出下列信息：

- 本标准由国家认证认可监督管理委员会提出并归口；
- 本标准起草单位(需要时，可指明负责起草单位和参加起草单位)；
- 本标准主要起草人；
- 本标准所代替标准的历次版本发布情况。

如果标准分部分出版，则应将上述列项中的"本标准……"改为"本部分……"。

---

* 标有"*"为可选要素，可根据标准化对象的特征和制定标准的目的而定。

6.1.4 引言

应符合 GB/T 1.1—2000 中 6.1.4 的规定。

6.2 规范性一般要素

6.2.1 名称

6.2.1.1 一般要求

遵照 GB/T 1.1—2000 中 6.2.1 的规定。

6.2.1.2 特殊要求

进口可用作原料的固体废物检验检疫行业标准名称应包括废物原料种类、方法及标准类别几个尽可能短的独立要素。

示例：进口可用作原料的固体废物检验检疫行业标准编写基本规定；进口可用作原料的固体废物预检验规程 废电器；进口可用作原料的固体废物分类鉴别导则；进口可用作原料的固体废物检验检疫卫生除害处理通用技术要求。

进口废物原料中文表述为“进口可用作原料的固体废物”，英文表述统一为：“imported solid wastes as raw materials”。

6.2.2 范围

范围为必备要素，它应置于每项标准正文的起始位置。范围应明确表明标准的对象和所涉及的各个方面，由此指明标准或其特定部分的适用界限。必要时，可指出标准不适用的界限。范围的文字应简洁，以便能作内容提要使用。范围不应包含要求。

范围的陈述应使用下列表述形式：

- “本标准规定了……”；
- “本标准确立了……”；
- “本标准给出了……的指南。”；
- “本标准界定了……的术语。”。

标准适用性的陈述应由下列引导语引出：

- “本标准适用于……”；
- “本标准不适用于……”。

如果标准分部分出版，则应将上述表述中的“本标准……”改为“SN/T(或 SN)×××××的本部分……”或“本部分……”。

6.2.3 规范性引用文件

规范性引用文件的起草应遵照 GB/T 1.1—2000 中 6.2.3 的有关规定。

6.3 规范性技术要素

6.3.1 术语和定义

术语和定义为可选要素，它给出为理解标准中某些术语所必需的定义。在不同的语境中有不同的解释，或者不是一看就懂的术语，或者进口可用作原料的固体废物检验检疫中重要的专业名词，均应给出定义予以明确。应使用下述适合的引导语：

- “下列术语和定义适用于本标准”；
- “……确立的以及下列术语和定义适用于本标准。”；
- “下列术语和定义适用于 SN/T(或 SN)××××的本部分”；
- “……确立的以及下列术语和定义适用于 SN/T(或 SN)××××的本部分。”

术语和定义的起草和表述规则以及编写术语标准的特殊规则见 GB/T 1.1—2000 中的附录 C。

6.3.2 符号和缩略语

符号和缩略语的起草应遵照 GB/T 1.1—2000 中 6.3.2 的有关规定。

6.3.3 要求

要求为可选要素。根据不同标准的需要，有针对性地选择应在标准中规定的具体特性内容。具体的起草应遵照 GB/T 1.1—2000 中 6.3.3 的有关规定。

6.3.4 进口可用作原料的固体废物检验检疫

6.3.4.1 进口可用作原料的固体废物的鉴别方法标准

一般包括以下主要内容：

a) 范围；

b) 鉴别原则；

c) 采样；

d) 鉴别方法；

e) 鉴别流程；

f) 鉴定结论；

g) 标本或样品保留。

6.3.4.2 进口可用作原料的固体废物的检疫规程

6.3.4.2.1 检疫标准

一般包括以下主要内容：

a) 范围；

b) 准备；

c) 采样；

d) 内容和方法；

e) 结果判定；

f) 处置；

g) 样品保留与处理。

6.3.4.2.2 处理标准

一般包括以下主要内容：

a) 范围；

b) 准备；

c) 处理指征；

d) 原理与方法；

e) 处理程序；

f) 效果评定；

g) 处置；

h) 安全监管。

6.3.4.3 进口可用作原料的固体废物的检验规程

一般包括以下主要内容：

a) 范围；

b) 准备；

c) 抽样(条件、方案、方法)；

d) 检验(分类、项目、方法)；

e) 结果判定；

f) 处置；

g) 样品保留与处理。

6.3.5 规范性附录

规范性附录为可选要素，它给出标准正文的附加条款。附录的规范性的性质(相对资料性附录而言，见 GB/T 1.1—2000 中 6.4.1)应通过下述方法加以明确：

- 条文中提及时的措辞方式,如“遵照附录 A 的规定”,“见附录 C”等;
- 前言(见 GB/T 1.1—2000 中 6.1.3)中的陈述;
- 目次(见 GB/T 1.1—2000 中 6.1.2)中和附录编号下方(见 GB/T 1.1—2000 中 5.2.6)标明。

6.4 资料性补充要素

6.4.1 资料性附录

资料性附录为可选要素,它给出对理解或使用标准起辅助作用的附加信息。该要素不应包括要声明符合标准而应遵守的条款。附录的资料性的性质(相对规范性附录而言,见 GB/T 1.1—2000 中 6.3.8)应通过下述方法加以明确:

- 条文中提及时的措辞方式,如“参见附录 B”;
- 前言(见 GB/T 1.1—2000 中 6.1.3)中的陈述;
- 目次(见 GB/T 1.1—2000 中 6.1.2)中和附录编号下方(见 GB/T 1.1—2000 中 5.2.6)标明。

6.4.2 参考文献

参考文献为可选要素。如果有参考文献,则应置于最后一个附录之后。参考文献的起草应遵照 GB/T 7714 的有关规定。

6.4.3 索引

索引为可选要素。如果有索引,则应作为标准最后一个要素。非术语标准需要索引时,宜自动生成。

6.5 其他资料性要素

其他资料性要素的起草应遵照 GB/T 1.1—2000 中 6.5 的有关规定。

6.6 一般规则和要素

一般规则和要素的起草应遵照 GB/T 1.1—2000 中 6.6 的有关规定。

7 编排格式和幅面

编排格式和幅面按照 GB/T 1.1—2000 中第 7 章和第 8 章的规定。

附 录 A
（资料性附录）
进口可用作原料的固体废物标准体系结构图

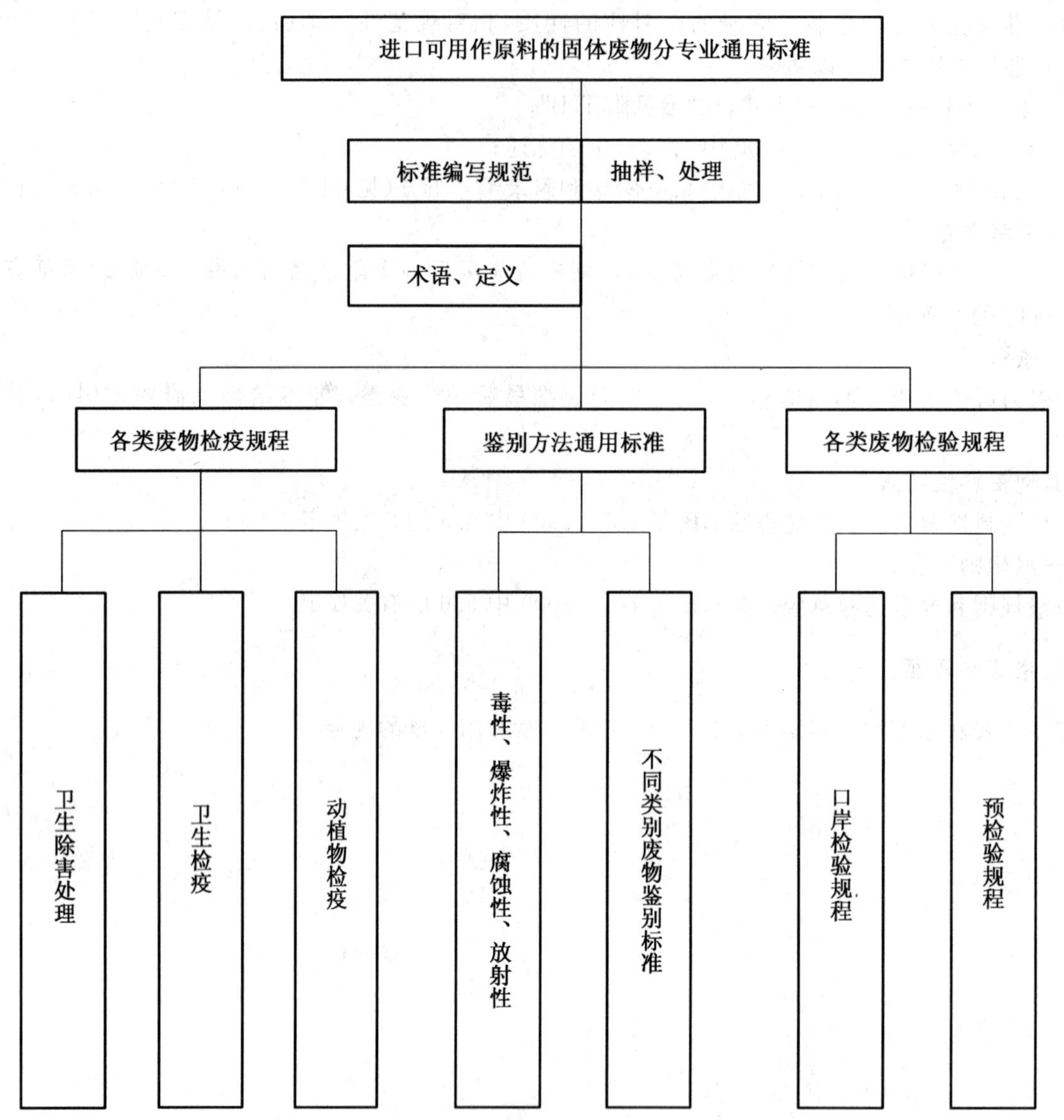

图 A.1 进口可用作原料的固体废物标准体系结构图

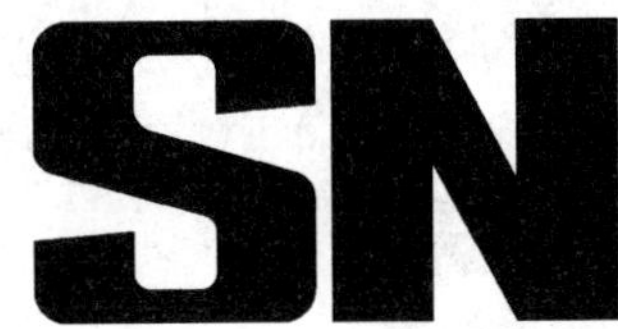

中华人民共和国出入境检验检疫行业标准

SN/T 0570—2007
代替 SN 0570—1996

进口可用作原料的废物放射性污染检验规程

Rules of the inspection for radioactive contamination of scrap imported as raw material

2007-04-06 发布　　2007-10-16 实施

中华人民共和国国家质量监督检验检疫总局 发布

前　言

本标准对 SN 0570—1996 作了如下修订：

1. 将原标准名称《进口废金属放射性污染检验规程》改为《进口可用作原料的废物放射性污染检验规程》。
2. 本标准的适用范围扩大至所有国家允许进口的可用作原料的废物。
3. 本标准将原外照射吸收剂量率限值：即“当地进口口岸正常天然辐射本地值的 3 倍数值”修改为“当地进口口岸正常天然辐射本地值+0.25 μGy”。
4. 本标准在定义中增加了剂量当量和剂量当量率及照射量与吸收剂量的换算关系式。

本标准与 SN 0570—1996 的主要技术变化是将原外照射吸收剂量率限值：即“当地进口口岸正常天然辐射本地值的 3 倍数值”修改为“当地进口口岸正常天然辐射本地值+0.25 μGy”。增加了剂量当量和剂量当量率及照射量与吸收剂量的换算关系式。

本标准从实施之日起，代替 SN 0570—1996《进口废金属放射性污染检验规程》。

本标准由国家认证认可监督管理委员会提出并归口。

本标准主要起草单位：新疆出入境检验检疫局、广东出入境检验检疫局、上海出入境检验检疫局。

本标准主要起草人：于新章、杨忠、阿玛太、张震坤、蒋海宁、沈泽敏。

本标准所代替标准的历次版本发布情况为：SN 0570—1996。

进口可用作原料的废物放射性污染检验规程

1 范围

本标准规定了进口可用作原料的废物放射性污染的检验方法和检验结果的判定规则。

本标准适用于进口的废物原料的放射性污染的检验方法和检验结果的判定规则。

2 规范性引用文件

下列文件中的条款通过本标准的引用而成为本标准的条款。凡是注日期的引用文件，其随后所有的修改单(不包括勘误的内容)或修订版均不适用于本标准，然而，鼓励根据本标准达成协议的各方研究是否可使用这些文件的最新版本。凡是不注日期的引用文件，其最新版本适用于本标准。

GB/T 5202　α、β和α-β表面污染测量仪与监测仪

GB/T 12162.3　用于校准剂量仪和剂量率仪及确定其能量响应的X和γ参考辐射　第3部分：场所剂量仪和个人剂量计的校准及其能量响应和角响应的测定

GB 16487　所有部分　进口可用作原料的固体废物环境保护控制标准

GB 18871　电离辐射防护与辐射源安全基本标准

3 术语和定义

本标准采用下列术语和定义。

3.1

检验批　inspection lot

在一批中根据装载运输工具的不同，以每个集装箱、或每个车皮、或每个舱位、或每辆货车等装载货物为一检验批。

3.2

放射性　radioactive

某些核素所具有的自发地放出粒子或γ射线，或在发生电子自俘获之后放出X射线，或发生自发裂变的性质

3.3

放射性污染　radioactive contamination

存在于某物质中或物质表面上的不希望有的放射性物质的量超过其天然存在量，并导致技术上的麻烦或辐射危害。

3.4

天然本底辐射　natural radioactive background

由宇宙射线以及自然分布(在地表、地面大气中、食物、水及人体内等)的天然放射性物质的辐射构成的电离辐射。

3.5

表面污染水平　surface contamination level

人的体表、衣服、器械、物体及场所表面的放射性污染水平。

3.6

外照射　external exposure

来自被辐照机体之外的照射。

3.7

贯穿辐射　penetrating radiation

是指放射性核素放出的X、γ射线，能够贯穿人体组织或一定厚度物质的辐射。

3.8

照射量(X)　exposure

X或γ射线辐射质量为dm的空气所释放出来的全部电子（正电子和负电子）被空气阻止时，在空气中产生一种符号的离子的总电荷的绝对值dQ除以dm的商为照射量。其国际单位为库仑每千克($C \cdot kg^{-1}$)。

3.9

照射量率($\dot{X}$)　exposure rate

在dt时间内照射量的增量dx为照射量率。其国际单位为库仑每千克秒($C \cdot (kg \cdot s)^{-1}$)。

3.10

吸收剂量(D)　absorbed dose

任何电离辐射，其施于质量为dm的物质的平均能量d$\bar{E}$除以dm为吸收剂量($D = d\bar{E}/dm$)。

其国际单位为戈瑞(Gy)，$1Gy = J \cdot kg^{-1}$。

注：照射量与吸收剂量的关系式：$D = fX$(f为换算因子，相对于空气为$33.7Gy \cdot C^{-1}$)。

当照射量选用其实用单位伦琴(R)，吸收剂量为戈瑞(Gy)时，其换算关系式为：

$D = fX = 8.73 \times 10^{-3} X$($f$为换算因子，相对于空气为$8.73 \times 10^{-3} Gy \cdot R^{-1}$)。

3.11

吸收剂量率($\dot{D}$)　absorbed dose rate

在时间dt内吸收剂量的增量dD为吸收剂量率($\dot{D} = dD/dt$)。其国际单位为戈瑞每秒($Gy \cdot s^{-1}$)。

3.12

剂量当量(H)　dose equivalent

是反映人体受照后产生的生物效应的量，为吸收剂量D、品质因子Q及其他修正因子N(目前ICRP指定为1)的乘积。即$H = DQN$

注：Q和N是无量纲的。因而剂量当量与吸收剂量D具有相同的量纲，但他们是完全不同的量。为避免混淆，国际辐射单位和测量委员会(ICRU)给剂量当量一个专有名称希沃特(sievert)，简称希(Sv)。$1 Sv = 1 J \cdot kg^{-1}$。在考虑X、γ射线和电子的辐射时，其品质因子Q值等于1，因此在考虑外照射时，其在数值上也与吸收剂量相同(某些仪器的剂量率示值即与剂量当量的单位希(Sv)混用)。

3.13

剂量当量率($\dot{H}$)　dose equivalent rate

单位时间的剂量当量为剂量当量率$\dot{H}$。其国际制单位为$Sv \cdot s^{-1}$、$\mu Sv \cdot h^{-1}$等。

3.14

管理限值　authorized limit

管理部门为采取某种行动而规定的限值。

4　检验

4.1　检验通则

4.1.1　进口可用作原料的废物放射性污染的检验必须在货物的进口口岸进行。

4.1.2　进口可用作原料的废物可先经过通道式放射性监测仪的检测，一旦发现异常报警，即可按照本标准的规定作进一步的检测。

4.1.3　进口可用作原料的废物应严格按照本标准进行巡测和布点检测，外照射贯穿辐射剂量率，α、β表面污染水平三项检测指标均需检测。

4.1.4　对于废金属、废五金类被检货物的堆垛厚度不超过1m，货物应落地后进行检测。

4.1.5　对于有争议的货物，必要时可按GB 16487系列标准的要求进行核素测定。

4.2　检验指标和检验管理限值

4.2.1　对于各类进口可用作原料的废物，以外照射贯穿辐射剂量率，α、β表面污染水平三项检测指标作为检验指标。

4.2.2　以进口口岸正常天然辐射本底值+0.25 $\mu Gy \cdot h^{-1}$为外照射贯穿辐射剂量率的进口管理指标的限值，以0.04 $Bq \cdot cm^{-2}$和0.4 $Bq \cdot cm^{-2}$分别为α、β表面污染水平的管理限值。

注：对于天然辐射本底显著地高或低(以我国正常天然辐射本底加权平均值102.7×10^{-3} $\mu Gy \cdot h^{-1}$作为参考，并考虑到本底的涨落，例如其值高于或低于该加权平均值的3倍以上)的口岸，天然辐射本底值+0.25 $\mu Gy \cdot h^{-1}$的外照射贯穿辐射剂量限值可能不适用，应进行详细的调查研究，另行做出相应的判定与处理。

4.3　检验仪器及检验人员的防护

4.3.1　检验用仪器应符合GB 18871、GB/T 12162.3和GB/T 5202的规定。

4.3.2　检验人员应配备个人剂量监测仪并按照GB 18871及有关规定的要求进行安全防护。

4.4　检验方法

4.4.1　外照射贯穿辐射剂量率测量

4.4.1.1　环境天然辐射本底值测量

在进行外照射贯穿辐射剂量率测量前，应先测量并确定货物进口口岸当地的天然环境辐射本底值。

选择能够代表当地口岸正常天然辐射本底状态，无放射性污染的平坦空旷地面的3～5个点(可作为固定调查点)作为测量点，将测量仪之测量探头置于测量点上方距地面1 m高处，测定其外照射贯穿辐射剂量率，每10 s读取测量值1次，取10次读数的平均值作为该点的测量值，取各测量点测量值的算术平均值作为该进口口岸的正常天然辐射平均值。

4.4.1.2　巡测

对进口可用作原料的废物，应在货物进口口岸通道等中间地带首先进行放射性污染的巡回检测，以便及早发现放射性异常或污染。巡测时，尽可能地将测量仪器接近被测物表面或装载进口可用作原料的废物的集装箱、车体、仓体等的表面，对被测物的周体表面进行巡回检测。在巡检时已发现放射性明显超过三项检测指标管理限值的废物原料，判定为不合格。

对已发现放射性污染超过三项检测指标管理限值的货物不再进行分检或挑选。

4.4.1.3　布点

对于装运废金属、废五金类的汽车、火车、集装箱、轮船或成堆摊放的散装货物，均可按网格法布点(见图1)。用直接测量法进行外照射贯穿辐射剂量率和α、β表面污染的检测。其中对：

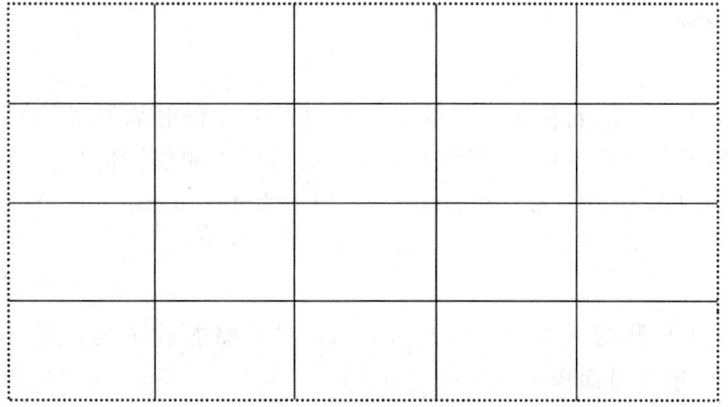

图1　放射性污染测量布点示意图

汽车：按汽车车厢纵向2线和横向3线的网格法布点，于网格的6个交点上布点和测量。

火车、集装箱：以纵、横2个方向的网格法布点测量，但不少于10个点。

轮船船舱：根据仓面大小，按舱面的前、中、后3线和左、中、右3线布网格，与网格的交点上布点测量，但不少于12个点。

4.4.1.4 **测量**

按照仪器使用说明书的要求进行规范操作。测量时将仪器探头尽可能贴近被测物表面(一般的测量仪器的探头距离被测物的距离以不大于300 mm)，待仪器的显示值稳定后开始测量和读数，每10s读数1次，取10次读数的平均值作为该测点的外照射贯穿辐射剂量率值。

注：检测中，对管类、容器等包容体的检验，应特别注意其内部可能存在的因屏蔽而从外部不易检测到的α、β表面污染。

4.4.1.5 **测量仪器的效率因子**

为了对外照射贯穿辐射剂量率值进行修正，检验用测量仪器在使用过程中应使用校验源进行跟踪校验(如早、中、晚各1次)。根据校验结果测算出仪器的效率因子 K_η。

测算方法是：将仪器探头置于无污染质干燥地面上方，稳定后每10 s读数1次，取10次读数的平均值 $\dot{D}_1$ 为天然环境辐射本底值；然后根据校验源之净源值(R)调整仪器之挡位，将校验源扣置于探头上并立于原处，而后同样读数10次，测得校验源之平均值 $\dot{D}_2$，代入式(1)求得仪器的效率因子 K_η。

$$K_\eta = \frac{R}{\dot{D}_2 - \dot{D}_1} \quad \cdots\cdots(1)$$

式中：

K_η——测量仪器的效率因子；

R——校验源之净源值；

$\dot{D}_1$——天然环境辐射本底值；

$\dot{D}_2$——校验源10次读数的平均值。

4.4.1.6 **测量值的修正**

仪器的测量读数 $\dot{D}_C$ 应根据仪器的刻度因子 K_1 和效率因子 K_η 按式(2)进行修正，即

$$\dot{D} = K_1 \cdot K_\eta \cdot \dot{D}_C \quad \cdots\cdots(2)$$

式中：

$\dot{D}$——修正后的测量值；

$\dot{D}_C$——测量仪器的测量值读数；

K_1——测量仪器的刻度因子(由仪器的检定证书给出)；

K_η——测量仪器的效率因子。

4.4.2 **α、β表面污染检验**

4.4.2.1 **检测要求**

一般α、β表面污染水平的巡测和布点测量应与外照射贯穿辐射剂量率的测量同时进行，必要时也可分别进行该项目的巡测和布点测量。检测时，α、β表面污染检测仪器应尽可能靠近被测物表面(仪器距被测物表面的距离分别不大于20 mm和50 mm)并以不大于100 mm·s^{-1}的速度移动，进行α、β表面污染水平的检测。

4.4.2.2 **布点**

对α、β表面污染水平检测的布点方法同于4.4.1.3对外照射贯穿辐射剂量率检测的布点方法，对表面污染水平的检测，要求测量面积需大于300 cm^2。

4.4.2.3 **测量**

α、β表面污染水平检测每点应进行2～3次读数，每次间隔1 min并读取其累积计数值。

4.4.2.4 **α、β表面污染水平的计算**

将仪器探头尽可能接近被测物表面，测得计数后按式(3)计算α、β表面污染水平，即

$$c_{(\alpha或\beta)} = \frac{N}{\eta_{4\pi(\alpha或\beta)} \cdot S \cdot t} \quad \cdots\cdots(3)$$

式中：

$c_{(\alpha或\beta)}$——α或β表面污染水平，单位为贝可每平方厘米($Bq \cdot cm^{-2}$)；

N——检测仪器的计数；

$\eta_{4\pi(\alpha或\beta)}$——α或β表面污染测量仪的效率因子；

S——检测仪器探测窗的面积，单位为平方厘米(cm^2)；

t——测量时间，单位为秒(s)。

4.4.2.5 表面污染测量仪的效率测定

4.4.2.5.1 α表面污染测量仪的效率测定

先用α表面污染测量仪测得天然环境辐射本底10 min的计数N_0，再测定仪器校正源5 min得计数N_1，将仪器探头反转180°后再测定5 min，得校正源的计数N_2(考虑平面源的不均匀性)，最后将测得的结果代入式(4)计算得仪器的效率因子$\eta_{4\pi(\alpha)}$，即

$$\eta_{4\pi(\alpha)} = \frac{(N_1 + N_2) - N_0}{10A} \times 100\% \quad \cdots\cdots(4)$$

式中：

$\eta_{4\pi(\alpha)}$——检测仪器的效率因子；

A——α校正源(平面源)的活度；

N_0——仪器对本底的辐射计数；

N_1——对校正源先前5 min测得的计数；

N_2——仪器探头反转180°后测得的计数。

4.4.2.5.2 β表面污染测量仪的效率测定

用β表面污染测量仪器测得天然环境辐射本底的4 min的计数N_0，然后再测定校正源2 min得计数N_1，将仪器探头反转180°，测定2 min得校正源的计数N_2(考虑平面源的不均匀性)，将测得的结果代入式(5)计算得仪器的效率因子$\eta_{4\pi(\beta)}$，即

$$\eta_{4\pi(\beta)} = \frac{(N_1 + N_2) - N_0}{4A} \times 100\% \quad \cdots\cdots(5)$$

式中：

$\eta_{4\pi(\beta)}$——检测仪器的效率因子；

A——β校正源(平面源)的活度；

N_0——仪器本底的辐射计数；

N_1——对校正源先前2 min所测得的计数；

N_2——仪器探头反转180°后2 min所测得的计数。

5 检验结果的判定

5.1 外照射贯穿辐射空气吸收剂量率检验结果的判定

按照本规程的各项规定对进口可用作原料的废物进行检验，当其外照射贯穿辐射空气吸收剂量率超过货物进口口岸当地正常环境天然辐射本底值+0.25 $\mu Gy \cdot h^{-1}$时，该检验批判定为不合格。

5.2 α、β表面污染水平检验结果的判定

按照本规程的各项规定对进口可用作原料的废物进行检验，当其α、β表面污染水平分别超过0.04 $Bq \cdot cm^{-2}$和0.4 $Bq \cdot cm^{-2}$时，该检验批判定为不合格。

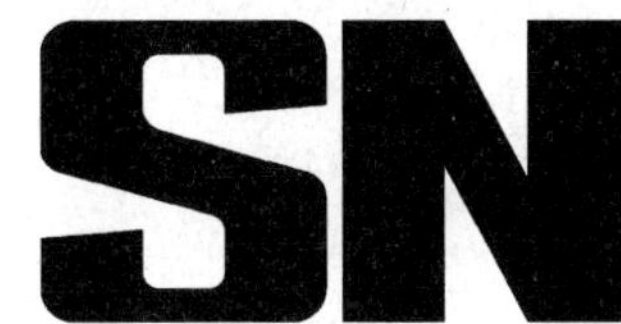

中华人民共和国出入境检验检疫行业标准

SN/T 1791.1—2006

代替 SN 0625.1—1997、SN 0625.2—1997

进口可用作原料的废物检验检疫规程
第1部分：废塑料

Rules for the inspection and quarantine of waste imported as raw material—Part 1：Waste and scrap of plastics

2006-08-28 发布　　　　2007-03-01 实施

中华人民共和国国家质量监督检验检疫总局　发布

前　言

SN/T 1791《进口可用作原料的废物检验检疫规程》共分为13个部分：

——第1部分：废塑料；

——第2部分：甘蔗糖蜜；

——第3部分：木、木制品废料；

——第4部分：废钢铁；

——第5部分：供拆卸的船舶及其他浮动结构体；

——第6部分：废五金电器；

——第7部分：废电线电缆；

——第8部分：废电机；

——第9部分：废有色金属；

——第10部分：冶炼渣；

——第11部分：废汽车压件；

——第12部分：纺织品废料；

——第13部分：废纸或纸板。

本部分为SN/T 1791的第1部分。

本部分根据GB 16487.12《进口可用作原料的固体废物环境保护控制标准　废塑料》有关条款，对SN 0625.1—1997《进口可作原料用废塑料检验规程　聚对苯二甲酸乙二醇酯(PET)废料(试行)》和SN 0625.2—1997《进口可作原料用废塑料检验规程　乙烯、苯乙烯、氯乙烯聚合物及其他聚合物的废料(试行)》进行了适当的调整和修订，将两个标准合而为一，增加了“要求”一章和卫生检疫和动植物检疫的内容，并根据进口废塑料的特点，对其他章节的一些条款进行了充实。

本部分从实施之日起，代替SN 0625.1—1997和SN 0625.2—1997。

本部分由国家认证认可监督管理委员会提出并归口。

本部分起草单位：中华人民共和国广东出入境检验检疫局、中华人民共和国珠海出入境检验检疫局。

本部分主要起草人：林宏雄、丁孝芹、龙宇升、贝沁红、刘师南、何宏恺。

本部分所代替的标准的历次版本发布情况为：

——SN 0625.1—1997、SN 0625.2—1997。

进口可用作原料的废物检验检疫规程
第1部分:废塑料

1 范围

SN/T 1791 的本部分规定了进口可用作原料的废塑料的术语和定义、要求、抽样、检验检疫、结果判定和处置。

本部分适用于以下海关商品编号的废塑料的检验检疫:

海关商品编号	固体废物名称
3915.1000.00	乙烯聚合物的废碎料及下脚料
3915.2000.00	苯乙烯聚合物的废碎料及下脚料
3915.3000.00	氯乙烯聚合物的废碎料及下脚料
3915.9010.00	聚对苯二甲酸乙二酯废碎料及下脚料
3915.9090.00	其他塑料的废碎料及下脚料

2 规范性引用文件

下列文件中的条款通过 SN/T 1791 本部分的引用而成为本部分的条款。凡是注日期的引用文件,其随后所有的修改单(不包括勘误的内容)或修订版均不适用于本部分,然而,鼓励根据本部分达成协议的各方研究是否可使用这些文件的最新版本。凡是不注日期的引用文件,其最新版本适用于本部分。

GB/T 2035 塑料术语及其定义

GB 5085.3 危险废物鉴别标准 毒性浸出鉴别

GB/T 15555(所有部分) 固体废物浸出毒性检测方法

GB 16487.12 进口可用作原料的固体废物环境保护控制标准 废塑料

SN 0570 进口废金属放射性污染检验规程

SN/T 1253 入出境集装箱及其货物消毒规程

SN/T 1254 入出境废旧物品卫生检疫查验规程

SN/T 1270 入出境散装货物消毒规程

SN/T 1281 入出境集装箱及其货物除虫规程

SN/T 1286 入出境集装箱及其货物除鼠规程

SN/T 1302 入出境散装货物除虫规程

SN/T 1331 入出境散装货物除鼠规程

《国家危险废物名录》

3 术语和定义

GB/T 2035 确立的以及下列术语和定义适用于 SN/T 1791 的本部分。

3.1

废塑料 waste and scrap of plastic

在塑料生产及塑料制品加工过程中产生的热塑性下脚料、边角料和残次品,或者使用过且经加工清洗干净的热塑性塑料(片状、块状、粒状或粉状)。

3.2

夹杂物　carried waste

在产生、收集、包装和运输过程中混入进口废塑料中的其他物质(不包括进口废塑料的包装物及在运输过程中需使用的其他物质)。

3.3

检验批　inspection lot

一次报检的同一份运单(提单)和(或)同一份装运前检验证书的货物。

4　要求

4.1　单证和标志

进口废物原料境外供货企业注册证书、可用作原料的固体废物进口许可证和装运前检验证书及其他相关单证应真实、齐全、一致。

集装箱箱号、封识号和封识代码应与装运前检验证书等相关单证所列明的一致。

4.2　检疫

4.2.1　卫生检疫

废塑料中不应携带下列卫生检疫物:

a)　病原体;

b)　医学媒介生物;

c)　被病原微生物污染的物品。

4.2.2　动植物检疫

废塑料中不应携带下列动植物检疫物:

a)　动植物病原体(包括菌种、毒种等)、害虫及其他有害生物;

b)　动植物疫情流行的国家和地区的有关动植物、动植物产品和其他检疫物;

c)　动物尸体;

d)　土壤。

4.3　检验

4.3.1　废塑料中禁止混有下列夹杂物(包含在4.3.2、4.3.4中的废物除外):

a)　放射性废物;

b)　废弃炸弹、炮弹等爆炸性武器弹药;

c)　根据GB 5085.3鉴别为危险废物的物质;

d)　《国家危险废物名录》中的其他废物。

4.3.2　除4.3.1所列夹杂物外,废塑料中应严格限制下列夹杂物的混入,总质量不应超过进口废塑料质量的0.01%:

a)　石棉废物或含石棉的废物;

b)　被焚烧或部分焚烧的废塑料,被灭火剂污染的废塑料;

c)　含有感光物质的胶片;

d)　使用过的完整塑料容器;

e)　密闭容器;

f)　可以充分说明在进口废塑料的产生、收集、包装和运输过程中难以避免混入的其他危险废物。

4.3.3　进口使用过的塑料容器应破碎并清洗至无明显异味和污渍。

4.3.4　除4.3.1、4.3.2所列夹杂物外,进口废塑料中应限制其他夹杂物(包括废木片、废金属、废玻璃、热固性塑料、废橡胶、涂有金属层的塑料薄膜或塑料制品等废物)的混入,总质量不应超过进口废塑料质量的0.5%。

4.3.5 废塑料的放射性污染控制水平应符合 SN 0570 的要求。

5 抽样

5.1 集装箱装运的废塑料开箱查验数量应不少于检验批集装箱数量的 50%，掏箱检验不少于 10%，对集装箱箱号、封识号、封识代码与装运前检验证书不符以及存在疑问的集装箱实施掏箱检验，开箱查验和掏箱检验不足一箱的按一箱计算。

5.2 现场抽样时，集装箱装运的废塑料样品按所查验每一集装箱内货物质量的 5%以上随机抽取；散装海运的废塑料样品按每一船舱内货物质量的 5%以上随机抽取；散装陆运的废塑料样品按检验批货物质量的 5%以上随机抽取。

5.3 需送实验室分析时，应对可疑物进行抽样，抽样数量以满足实验室检测要求为准。

6 检验检疫

警示：现场开箱、掏箱等过程中应注意操作安全。遇有威胁到现场检验检疫人员的安全、健康的情形时，应采取必要的防护措施，必要时应立即停止检验检疫，并采取相应的隔离防护措施。

6.1 货证及标志一致性检查

检查集装箱箱号、封识号、封识代码与装运前检验证书是否相符。

6.2 卫生检疫

卫生检疫查验按 SN/T 1254 实施，卫生处理根据不同装运方式、不同处理目的分别按 SN/T 1253、SN/T 1270、SN/T 1281、SN/T 1286、SN/T 1302 和 SN/T 1331 实施。

6.3 动植物检疫

检查货物中是否存在动植物病原体(包括菌种、毒种等)、害虫及其他有害生物。

检查货物是否存在动植物疫情流行的国家和地区的有关动植物、动植物产品和其他检疫物。

检查货物中是否存在动物尸体及土壤。

6.4 集装箱装运货物的检验

6.4.1 放射性检测

按 SN 0570 实施检验。

6.4.2 开箱查验

6.4.2.1 按 5.1 规定的比例，随机抽取开箱查验的集装箱，对箱内货物实施感官检验。

6.4.2.2 检验过程中发现有 4.3.1b)情形时，应停止现场检验；对发现有 4.3.1c)和 d)的可疑物时，应按 5.2 要求抽样送实验室，并按 GB 5085.3、GB/T 15555 进行检测。

6.4.2.3 检验过程中目测发现有 4.3.2 和 4.3.4 所列夹杂物且暂不能确定是否超标时，应对查验箱货物实施掏箱检验。

6.4.3 掏箱检验

6.4.3.1 将集装箱内的货物掏出并对其实施感官检验。

6.4.3.2 检验过程中发现有 4.3.1 的情形时，应按 6.4.2.2 执行。

6.4.3.3 检验过程中发现有 4.3.2 和 4.3.4 所列夹杂物且暂不能确定是否超标时，应实施抽样分拣检验，也可对掏箱检验货物实施全数分拣检验。

6.4.3.4 抽样检验应按 5.2 抽取样品并实施分拣。实施分拣前称出样品的质量，分拣后称出夹杂物的质量，然后按式(1)计算夹杂物含量。

$$X = W_x/W_p \times 100 \qquad (1)$$

式中：

X——夹杂物的含量，%；

W_x——样品中夹杂物的质量，单位为千克(kg)；

W_p——样品质量，单位为千克(kg)。

6.4.3.5 分拣过程中发现有 4.3.1 情形时，应按 6.4.2.2 执行。

6.4.3.6 分拣过程中，如已分拣出夹杂物比例已超过 GB 16487.12 规定的限值，可停止检验。

6.5 散装海运货物的检验

6.5.1 放射性检测

按 SN 0570 实施检验。

6.5.2 开舱查验

6.5.2.1 对舱面的货物实施感官检验。

6.5.2.2 检验过程中发现有 4.3.1b)情形时，应停止现场检验；对发现有 4.3.1c)和 d)的可疑物时，应按 5.2 要求抽样送实验室按 GB 5085.3、GB/T 15555 进行检测。

6.5.2.3 检验过程中发现有 4.3.2 和 4.3.4 所列夹杂物且暂不能确定是否超标时，应在卸货过程或卸货后进行分拣检验。

6.5.3 落地检验

6.5.3.1 对卸至指定检验检疫场地的货物实施感官检验。

6.5.3.2 检验过程中发现有 4.3.1 的情形时，应按 6.5.2.2 执行。

6.5.3.3 检验过程中发现有 4.3.2 和 4.3.4 所列夹杂物且暂不能确定是否超标时，应实施抽样分拣检验，也可实施全数分拣检验。

6.5.3.4 抽样检验应按 5.2 抽取样品并实施分拣。实施分拣前应称出样品的质量，分拣后应称出夹杂物的质量，然后按式(1)计算夹杂物含量。

6.5.3.5 分拣过程中发现有 4.3.1 情形时，应按 6.5.2.2 执行。

6.5.3.6 分拣过程中，如已分拣出的夹杂物比例已超过 GB 16487.12 规定的限值，可停止检验。

6.6 散装陆运货物的检验

散装陆运货物的检验参照 6.5 实施。

7 结果判定

7.1 经检验检疫，未发现不符合 4.2 和 4.3 要求的，判定为合格。

7.2 经检疫，发现不符合 4.2 要求的，判定为检疫不合格。

7.3 经检验，发现不符合 4.3 要求的，判定为检验不合格。

8 处置

8.1 对属于 7.1 情况的，向报检人出具《入境货物通关单》。

8.2 对属于 7.2 情况的，应根据相关规定进行检疫处理，并向报检人出具相关单证。

8.3 对属于 7.3 情况的，应向报检人出具《检验证书》，移交海关、环境保护部门处理。

中华人民共和国出入境检验检疫行业标准

SN/T 1791.2—2006

进口可用作原料的废物检验检疫规程 第2部分:甘蔗糖蜜

Rules for the inspection and quarantine of waste imported as raw material—Part 2:Cane molasses

2006-08-28 发布　　2007-03-01 实施

中华人民共和国国家质量监督检验检疫总局 发布

前 言

SN/T 1791《进口可用作原料的废物检验检疫规程》共分为13个部分：

——第1部分：废塑料；

——第2部分：甘蔗糖蜜；

——第3部分：木、木制品废料；

——第4部分：废钢铁；

——第5部分：供拆卸的船舶及其他浮动结构体；

——第6部分：废五金电器；

——第7部分：废电线电缆；

——第8部分：废电机；

——第9部分：废有色金属；

——第10部分：冶炼渣；

——第11部分：废汽车压件；

——第12部分：纺织品废料；

——第13部分：废纸或纸板。

本部分为SN/T 1791的第2部分。

本部分由国家认证认可监督管理委员会提出并归口。

本部分起草单位：中华人民共和国珠海出入境检验检疫局。

本部分主要起草人：丁孝芹、何宏恺、朱汉荣、洪军、陈朝方、黄木春、李国海。

本部分系首次发布的出入境检验检疫行业标准。

进口可用作原料的废物检验检疫规程
第2部分:甘蔗糖蜜

1 范围

SN/T 1791的本部分规定了进口可用作原料甘蔗糖蜜的术语和定义、要求、取样、检验检疫、结果判定和处置。

本部分适用于海关商品编号为17031000.00 甘蔗糖蜜的检验检疫。

2 规范性引用文件

下列文件中的条款通过SN/T 1791本部分的引用而成为本部分的条款。凡是注日期的引用文件，其随后所有的修改单(不包括勘误的内容)或修订版均不适用于本部分，然而，鼓励根据本部分达成协议的各方研究是否可使用这些文件的最新版本。凡是不注日期的引用文件，其最新版本适用于本部分。

GB/T 4756 石油液体手工取样法

GB 5085(所有部分) 危险废物鉴别标准

GB/T 6680 液体化工产品采样通则

QB/T 2684—2005 甘蔗糖蜜 试验方法

SN 0570 进口废金属放射性污染检验规程

SN/T 1254 入出境废旧物品卫生检疫查验规程

《国家危险废物名录》

3 定义

下列术语和定义适用于SN/T 1791的本部分。

3.1

纯度 purity

总糖分与折射锤度的百分比。

4 要求

4.1 单证和标志

进口废物原料境外供货企业注册证书、可用作原料的固体废物进口许可证和装运前检验证书及其他相关单证应真实、齐全、一致。

4.2 检疫

4.2.1 卫生检疫

甘蔗糖蜜中不应携带下列卫生检疫物：

a) 病原体；

b) 医学媒介生物；

c) 被病原微生物污染的物品。

4.2.2 动植物检疫

甘蔗糖蜜中不应携带下列动植物检疫物：

a) 动植物病原体(包括菌种、毒种等)、害虫及其他有害生物；

b) 动植物疫情流行的国家和地区的有关动植物、动植物产品和其他检疫物；

c) 动物尸体；

d) 土壤。

4.3 检验

4.3.1 夹杂物

甘蔗糖蜜中禁止混有下列夹杂物：

a) 放射性废物；

b) 根据 GB 5085 鉴别为危险废物的物质；

c) 《国家危险废物名录》中的其他废物。

4.3.2 感官

色泽深棕、呈粘稠状液体、无异味。

4.3.3 限量

限量要求见表 1。

表 1 限 量 要 求

项 目		指 标
纯度/(%)	≥	60.0
总灰分/(%)	≤	12.0
铜(以 Cu 计)/(mg/kg)	≤	10.0
菌落总数/(cfu/g)	≤	5.0×10^{5}

5 取样

按 GB/T 6680 和 GB/T 4756 取样。

6 检验检疫

6.1 货证及标志一致性检查

检查船名与装运前检验证书是否相符。

6.2 卫生检疫、动植物检疫和夹杂物、感官检验

开启所有船舱，并分别取上、中、下部位样品进行检疫和检验。

6.2.1 卫生检疫查验按 SN/T 1254 实施。

6.2.2 检查货物中是否存在动植物病原体(包括菌种、毒种等)、害虫及其他有害生物。检查货物中是否存在动植物疫情流行的国家和地区的有关动植物、动植物产品和其他检疫物。检查货物中是否存在动物尸体及土壤。

6.2.3 检查是否混有禁止夹杂物，放射性检测按 SN 0570 实施。

6.2.4 检查色泽、状态及是否有异味。

检验过程中发现有 4.3.1a)情形时，应停止现场检验；发现有和 4.3.1b)和 c)的可疑物时，应抽样送实验室按 GB 5085 进行检测和判断。

6.3 限量检验

随机交替开启部分舱，分别取上、中、下部位样品以等体积混合成平均样品，作为代表性样品。按 QB/T 2684—2005 第 4 章试验方法检验纯度、总灰分、铜、菌落总数。

7 结果判定

7.1 经检验检疫，未发现不符合 4.2 和 4.3 要求的，判定为合格。

7.2 经检疫,发现不符合4.2要求的,判定为检疫不合格。

7.3 经检验,发现不符合4.3要求的,判定为检验不合格。

8 处置

8.1 对属于7.1情况的,应向报检人出具《入境货物通关单》。

8.2 对属于7.2情况的,若有有效的检疫处理方法,进行检疫处理,并向报检人出具相关单证;若没有有效的检疫处理方法,应向报检人出具《检验证书》,移交海关、环境保护部门处理。

8.3 对属于7.3情况的,应向报检人出具《检验证书》,移交海关、环境保护部门处理。

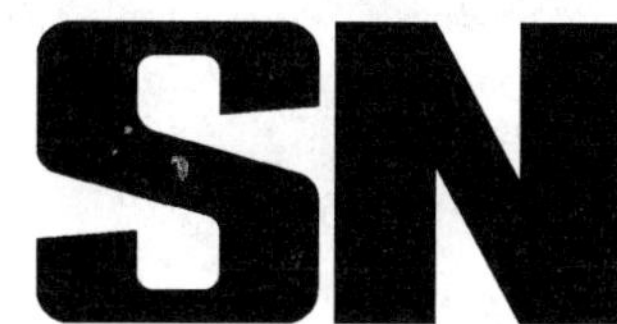

中华人民共和国出入境检验检疫行业标准

SN/T 1791.3—2006
代替 SN 0572—1996

进口可用作原料的废物检验检疫规程 第3部分：木、木制品废料

Rules for the inspection and quarantine of waste imported as raw material—Part 3：Wood and wood articles wastes

2006-08-28 发布　　2007-03-01 实施

中华人民共和国国家质量监督检验检疫总局　发布

前　言

SN/T 1791《进口可用作原料的废物检验检疫规程》共分为十三个部分：

——第 1 部分：废塑料；

——第 2 部分：甘蔗糖蜜；

——第 3 部分：木、木制品废料；

——第 4 部分：废钢铁；

——第 5 部分：供拆卸的船舶及其他浮动结构体；

——第 6 部分：废五金电器；

——第 7 部分：废电线电缆；

——第 8 部分：废电机；

——第 9 部分：废有色金属；

——第 10 部分：冶炼渣；

——第 11 部分：废汽车压件；

——第 12 部分：纺织品废料；

——第 13 部分：废纸或纸板。

本部分为 SN/T 1791 的第 3 部分。

本部分根据 GB 16487.3《进口可用作原料的固体废物环境保护控制标准　木及木制品废料》有关条款，对 SN 0572—1996《进口可用作原料用木及木制品废料检验规程(试行)》进行了适当的调整和修订，在原规程范围基础上增加了 2 种商品目录，在其框架结构上增加了"要求"一章、检疫和检验规则的转移，并根据进口可用作原料的固体废物的特点，对其他章节的一些条款进行了充实。

本部分自实施之日起，代替 SN 0572—1996。

本部分由国家认证认可监督管理委员会提出并归口。

本部分起草单位：中华人民共和国江苏出入境检验检疫局。

本部分主要起草人员：李宁生、郇明、何贤伟、张洁。

本部分所代替标准的历次版本发布情况为：

——SN 0572—1996。

进口可用作原料的废物检验检疫规程 第3部分:木、木制品废料

1 范围

SN/T 1791 的本部分规定了进口废木料及丧失原有利用价值的木制品废料的术语和定义、要求、抽样与制样、检验检疫、品质检验、水分测定和重量鉴定及其结果判定和处置。

本部分适用于以下海关商品编号的检验检疫:

HS 编码	废物原料名称
4401.3000	锯末、木废料及碎片,不论是否粘结成圆大段、块、片或类似形状
4501.9000	软木废料,碎的、粒状的或粉状的软木

2 规范性引用文件

下列文件中的条款通过 SN/T 1791 本部分的引用而成为本部分的条款。凡是注日期的引用文件,其随后所有的修改单(不包括勘误的内容)或修订版均不适用于本部分,然而,鼓励根据本部分达成协议的各方研究是否可使用这些文件的最新版本。凡是不注日期的引用文件,其最新版本适用于本部分。

GB 5085(所有部分) 危险废物鉴别标准

GB/T 15555(所有部分) 固体废物浸出毒性检测方法

GB 16487.3 进口可用作原料的固体废物环境保护控制标准 木、木制品废料

SN/T 0188 进出口商品重量鉴定规程 衡器鉴重

SN 0570 进口废金属放射性污染检验规程

SN/T 1791.13 进口可用作原料的废物检验检疫规程 第13部分:废纸或纸板

SN/T 1253 入出境集装箱及其货物消毒规程

SN/T 1254 入出境废旧物品卫生检疫查验规程

《国家危险废物目录》

3 术语及定义

下列术语和定义适用于 SN/T 1791 的本部分。

3.1

检验检疫批 inspection and quarantine lot

一次报检的同一份运单(提单)和(或)同一份装运前检验证书的货物。

3.2

废木料 waste wood

在木材加工过程中产生的下脚料及丧失原有利用价值的木制品。

3.3

霉变废料 mouldy waste

废木料、软木废料中有部分轻微霉变,但尚未全部腐烂变质者。

3.4

夹杂物 mixed substance

在收集、包装和运输过程中混入的除废木材或软木废料以外的其他废弃物(包括:禁止进境夹杂物、

严控夹杂物和一般夹杂物)。

3.5

形状分类 sort by shape

按废木料、软木废料的物理形态分为三类:粉(粒)形、条块形、纸板形。

3.6

成交小样 contracted sample

买卖双方确认签封的实物样品。

4 要求

4.1 单证和标志

进口废物原料境外供货企业注册证书、可用作原料的固体废物进口许可证和必要的装运前检验证书及其他相关单证应齐全、一致。

集装箱箱号、箱封号和箱封代码应与装运前检验证书等相关单证所列明的一致。

4.2 检疫

4.2.1 卫生检疫

木、木制品废料中不应携带下列卫生检疫物:

a) 病原体;

b) 医学媒介生物;

c) 被病原微生物污染的物品。

4.2.2 动植物检疫

木、木制品废料中不应携带下列动植物检疫物:

a) 动植物病原体(包括菌种、毒种等)、害虫及其他有害生物;

b) 动植物疫情流行的国家和地区的有关动植物、动植物产品和其他检疫物;

c) 除棉籽外的植物种子和具有繁殖能力的植物枝叶;

d) 动物尸体;

e) 土壤。

4.3 检验

4.3.1 木、木制品废料中不应混有的禁止进境夹杂物

a) 放射性废物;

b) 废弃炸弹、炮弹等爆炸性武器弹药;

c) 根据 GB 5085 鉴别为危险废物的物质;

d) 《国家危险废物名录》中的其他废物。

4.3.2 严格控制的进境夹杂物

木、木制品废料中应严格限制下列夹杂物的混入,总质量不应超过进口废木料质量的 0.01%:

a) 棉籽;

b) 石棉废物或含石棉的废物;

c) 废感光材料;

d) 密闭容器;

e) 可以充分说明在进口废木料的产生、收集、包装和运输过程中难以避免混入的其他危险废物。

4.3.3 一般控制的进境夹杂物

木、木制品废料中应限制其他夹杂物(包括废金属、木废料、废纸、废塑料、废橡胶、废玻璃等废物)的混入,总质量不应超过进口废木料质量的 1%。

4.3.4 **放射性检测**

木、木制品废料的放射性污染控制水平应符合 SN 0570 的要求。

5 抽样

5.1 集装箱装运的木、木制品废料应按不低于检验批集装箱数量的 50%实施开箱查验，并对其中的10%实施掏箱检验，检验过程中发现集装箱承运货物密实封顶的，宜实施掏箱检验。不足一箱的按一箱计算。

5.2 对集装箱箱号、封识号、封识代码与相关单证不符的木、木制品废料，须对相关集装箱实施掏箱检验。

5.3 集装箱装运的废木料的抽样分拣按每一集装箱内货物件(包、袋、捆)数的 3%随机抽取，并不得少于 3 件(包、袋、捆)；对可疑物需送实验室分析时，应对其进行抽样，抽样数量以满足实验室检测要求为准。

6 检验检疫

警示：现场检验检疫过程中应注意安全。遇有威胁到人身安全、健康的情形时，应采取必要的防护措施，必要时应立即停止检验检疫，并采取相应的隔离防护措施。

6.1 **检查货证及标志是否相符**

检查集装箱箱号、封识号、集装箱箱封代码与相关单证是否相符，相符的按照 5.1、5.2 检验，不符的按照 5.3 检验。

6.2 **卫生检疫**

卫生处理按 SN/T 1253 实施，查验按 SN/T 1254 实施。

6.3 **动植物检疫**

检查货物中是否携带土壤。

检查货物中是否携带动植物产品、动植物性废弃物及其他有害生物。

6.4 **环境保护控制检验**

6.4.1 **放射性检测**

按 SN 0570 实施。

6.4.2 **开箱查验**

6.4.2.1 按 5.1 规定的比例随机抽取开箱查验的集装箱，对箱内货物实施感官检验。

6.4.2.2 检验过程中发现有 4.3.1b)所列夹杂物时，应停止现场检验；对发现有 4.3.1c)、d)的可疑物时，应按 5.3 要求抽样送实验室，并按 GB 5085、GB/T 15555 进行检测。

6.4.2.3 检验过程中发现有 4.3.2 和 4.3.3 所列夹杂物，但不能确定是否超过比例时，应对查验箱货物实施掏箱检验，也可实施全部集装箱掏箱检验。

6.4.3 **掏箱检验**

6.4.3.1 将集装箱内的货物全部卸离，对货物实施感官检验。

6.4.3.2 检验过程中发现有 4.3.1 所列夹杂物时，应按 6.4.2.2 执行。

6.4.3.3 检验过程中发现有 4.3.2 和 4.3.3 所列夹杂物，但不能确定是否超过比例时，应实施抽样分拣检验；也可实施全部集装箱货物全数分拣检验。

6.4.3.4 抽样分拣检验按 5.3 规定实施。实施分拣前应称出样件(包、袋、捆)的质量；样件(包、袋、捆)分拣后，应分别称出严格控制夹杂物和一般控制夹杂物的质量，然后分别按式(1)计算夹杂物含量。

$$X = W_x / W_p \times 100 \qquad (1)$$

式中：

X——夹杂物的含量，%；

W_x——样件(包、袋、捆)中夹杂物的质量,单位为千克(kg);

W_p——样件(包、袋、捆)质量,单位为千克(kg)。

6.4.3.5 分拣过程中发现有4.3.1所列夹杂物时,应按6.4.2.2执行。

6.4.3.6 分拣过程中,如分拣出的夹杂物的质量已占查验集装箱货物质量的比例已超过GB 16487.8规定的限值,可停止检验。

6.5 船舱、车(皮)箱装运货物的检验

按照SN 0574的要求实施。

6.6 品质检验

按合同要求和(或)参照成交小样实施。

6.7 重量鉴定

按合同要求和(或)参照SN/T 0188规定实施。

7 结果判定

7.1 经检验检疫,未发现不符合4.2和4.3要求的,判定为合格。

7.2 经检疫,发现不符合4.2要求的,判定为检疫不合格。

7.3 经检验,发现不符合4.3要求的,判定为检验不合格。

8 处置

8.1 对属于7.1情况的,向报检人出具《入境货物通关单》。

8.2 对属于7.2情况的,应根据相关规定进行检疫处理,并向报检人出具相关单证。

8.3 对属于7.3情况的,应向报检人出具《检验证书》,移交海关、环境保护部门处理。

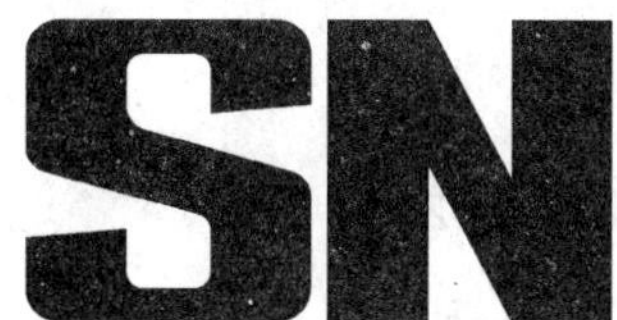

中华人民共和国出入境检验检疫行业标准

SN/T 1791.4—2006
代替 SN 0581—1996

进口可用作原料的废物检验检疫规程 第4部分:废钢铁

Rules for the inspection and quarantine of waste imported as raw material—Part 4: scrap of iron and steel

2006-08-28 发布　　2007-03-01 实施

中华人民共和国国家质量监督检验检疫总局 发布

前　言

SN/T 1791《进口可用作原料的废物检验检疫规程》共分为13个部分：

——第1部分：废塑料；

——第2部分：甘蔗糖蜜；

——第3部分：木、木制品废料；

——第4部分：废钢铁；

——第5部分：供拆卸的船舶及其他浮动结构体；

——第6部分：废五金电器；

——第7部分：废电线电缆；

——第8部分：废电机；

——第9部分：废有色金属；

——第10部分：冶炼渣；

——第11部分：废汽车压件；

——第12部分：纺织品废料；

——第13部分：废纸或纸板。

本部分为SN/T 1791的第4部分。

本部分根据GB 16487.6《进口可用作原料的固体废物环境保护控制标准　废钢铁》有关条款，对SN 0581—1996《进口可用作原料废钢铁检验规程(试行)》进行了适当的调整和修订，在原标准基础上，增加了"要求"一章以及有关检疫的内容，并根据口岸实际情况和进口废钢铁的特点，对其他章节的一些条款进行了充实。

本部分从实施之日起，代替SN 0581—1996。

本部分由国家认证认可监督管理委员会提出并归口。

本部分起草单位：中华人民共和国江苏出入境检验检疫局、中国出入境检验检疫协会。

本部分主要起草人：郜明、钱保元、吴建峰、朱金连、张洁、李宁生、薛庆波、何贤伟。

本部分所代替标准的历次版本发布情况为：

——SN 0581—1996。

进口可用作原料的废物检验检疫规程 第4部分:废钢铁

1 范围

SN/T 1791的本部分规定了进口可用作原料的废钢铁的术语和定义、要求、抽样、检验检疫、结果判定和处置。

本部分适用于以下海关商品编号的废钢铁的检验检疫:

海关商品编号	商品名称
7204.1000.00	铸铁废碎料
7204.2100.00	不锈钢废碎料
7204.2900.00	其他合金钢废碎料
7204.3000.00	镀锡钢铁废碎料
7204.4100.00	车、刨、铣、磨、锯、锉、剪、冲加工过程中产生的钢铁废料,不论是否成捆
7204.4900.90	其他钢铁废碎料
7204.5000.00	供再熔的碎料钢铁锭(含废机床、废机车、废机车头等)

2 规范性引用文件

下列文件中的条款通过SN/T 1791本部分的引用而成为本部分的条款。凡是注日期的引用文件,其随后所有的修改单(不包括勘误的内容)或修订版均不适用于本部分,然而,鼓励根据本部分达成协议的各方研究是否可使用这些文件的最新版本。凡是不注日期的引用文件,其最新版本适用于本部分。

GB 5085(所有部分) 危险废物鉴别标准

GB 13015 含多氯联苯废物污染控制标准

GB/T 15555(所有部分) 固体废物浸出毒性检测方法

GB 16487.6 进口可用作原料的固体废物环境保护控制标准 废钢铁

SN/T 0187 进出口商品重量鉴定规程 水尺计重

SN/T 0188 进出口商品重量鉴定规程 衡器计重

SN 0570 进口废金属放射性污染检验规程

SN/T 1253 入出境集装箱及其货物消毒规程

SN/T 1254 入出境废旧物品卫生检疫查验规程

SN/T 1270 入出境散装货物消毒规程

SN/T 1281 入出境集装箱及其货物除虫规程

SN/T 1286 入出境集装箱及其货物除鼠规程

SN/T 1302 入出境散装货物除虫规程

SN/T 1331 入出境散装货物除鼠规程

《国家危险废物名录》

3 术语和定义

下列术语和定义适用于SN/T 1791的本部分。

3.1

夹杂物 carried waste

在产生、收集、包装和运输过程中混入进口废钢铁中的其他物质(不包括进口废钢铁的包装物及在运输过程中需使用的其他物质)。

3.2

检验批 inspection lot

一次报检的同一份运单(提单)和(或)同一份装运前检验证书的货物。

4 要求

4.1 单证和标志

进口废物原料境外供货企业注册证书编号、可用作原料的废物进口许可证和装运前检验证书及其他相关单证应真实、齐全、一致。

集装箱箱号、封识号和封识代码应与装运前检验证书等相关单证所列明的一致。

4.2 检疫

4.2.1 卫生检疫

废钢铁中不应携带下列卫生检疫物：

a) 病原体；

b) 医学媒介生物；

c) 被病原微生物污染的物品。

4.2.2 动植物检疫

废钢铁中不应携带下列动植物检疫物：

a) 动植物病原体(包括菌种、毒种等)、害虫及其他有害生物；

b) 动植物疫情流行的国家和地区的有关动植物、动植物产品和其他检疫物；

c) 动物尸体；

d) 土壤。

4.3 检验

4.3.1 废钢铁中禁止混有下列夹杂物(包含在4.3.2、4.3.3中的废物除外)：

a) 放射性废物；

b) 废弃炸弹、炮弹等爆炸性武器弹药；

c) 含多氯联苯废物；

d) 根据GB 5085鉴别为危险废物的物质；

e) 《国家危险废物名录》中的其他废物。

4.3.2 废钢铁中应严格限制下列夹杂物的混入，总质量不应超过进口废钢铁质量的0.01%：

a) 石棉废物或含石棉的废物；

b) 废感光材料；

c) 密闭容器；

d) 可以充分说明在进口废钢铁的产生、收集、包装和运输过程中难以避免混入的其他危险废物。

4.3.3 除4.3.1、4.3.2所列夹杂物外，废钢铁中应限制其他夹杂物(包括木废料、废纸、废玻璃、剥离铁锈、废塑料、废橡胶等废物)的混入，总质量不应超过进口废钢铁质量的2%。

4.3.4 废钢铁的放射性污染控制水平应符合SN 0570的要求。

4.3.5 货物质量、品质应符合相关规定要求。

5 抽样

5.1 集装箱装运的废钢铁开箱查验数量应不少于检验批集装箱数量的50%，掏箱检验不少于检验批的10%，对集装箱箱号、封识号、封识代码与装运前检验证书不符以及有疑问的集装箱应实施掏箱检验，开箱查验和掏箱检验不足一箱的按一箱计算。

5.2 现场抽样分拣检验时，集装箱装运的废钢铁样品按集装箱内货物质量的5%以上随机抽取；散装海运的废钢铁样品按船舱内货物质量的1%以上随机抽取；散装陆运的废钢铁样品按检验批货物质量的5%以上随机抽取。

需送实验室分析时，应对可疑物进行抽样，抽样数量以满足实验室检测要求为准。

6 检验检疫

警示：现场开箱、掏箱等过程中应注意操作安全。遇有威胁到现场检验检疫人员的安全、健康的情形时，应采取必要的防护措施，必要时应立即停止检验检疫，并采取相应的隔离防护措施。

6.1 货证及标志一致性检查

检查集装箱箱号(或其他运载工具)、封识号、封识代码或货物的品名、类别与装运前检验证书是否相符。

6.2 卫生检疫

卫生检疫查验按SN/T 1254实施，卫生处理根据不同装运方式、不同处理目的分别按SN/T 1253、SN/T 1270、SN/T 1281、SN/T 1286、SN/T 1302和SN/T 1331实施。

6.3 动植物检疫

6.3.1 检查货物中是否存在动植物病原体(包括菌种、毒种等)、害虫及其他有害生物。

6.3.2 检查货物中是否存在动植物疫情流行的国家和地区的有关动植物、动植物产品和其他检疫物。

6.3.3 检查货物中是否存在动物尸体及土壤。

6.4 集装箱装运货物的检验

6.4.1 放射性检测

按SN 0570实施检验。

6.4.2 开箱查验

6.4.2.1 按5.1规定的比例，随机抽取开箱查验的集装箱，对箱内货物实施感官检验。

6.4.2.2 检验过程中发现有4.3.1 b)情形时，应停止现场检验；对发现有4.3.1c)、d)和e)的可疑物时，应按5.2要求抽样送实验室，并按GB 5085、GB 13015、GB/T 15555进行检测和判断。

6.4.2.3 检验过程中发现有4.3.2和4.3.3所列夹杂物不能确定是否超标时，应对查验箱货物实施掏箱检验。

6.4.3 掏箱检验

6.4.3.1 按5.1规定的比例，抽取掏箱检验的集装箱，将集装箱内的货物掏出并对其实施感官检验。

6.4.3.2 检验过程中发现有不符4.3.1要求的情形时，应按6.4.2.2执行。

6.4.3.3 检验过程中发现有4.3.2和4.3.3所列夹杂物不能确定是否超标时，应实施抽样分拣检验，也可对掏箱检验货物实施全数分拣检验。

6.4.3.4 抽样检验应按5.2抽取样品并实施分拣。实施分拣前应称出样品的质量，分拣后应称出夹杂物的质量，然后按式(1)计算夹杂物含量。

$$X = W_x / W_p \times 100 \qquad \cdots\cdots(1)$$

式中：

X——夹杂物的含量，%；

W_x——样品中夹杂物的质量，单位为千克(kg)；

W_p——样品质量，单位为千克(kg)。

6.4.3.5 分拣过程中发现有不符4.3.1要求的情形时，应按6.4.2.2执行。

6.4.3.6 全数分拣过程中，如已分拣出的夹杂物的质量占掏箱检验货物质量的比例已超过GB 16487.6规定的限值，可停止检验。

6.5 散装海运货物的检验

6.5.1 放射性检测

按 SN 0570 实施检验。

6.5.2 开舱查验

6.5.2.1 对舱面的货物实施感官检验。

6.5.2.2 检验过程中发现有 4.3.1b)情形时,应停止现场检验;对发现有 4.3.1c)、d)和 e)的可疑物时,应按 5.2 要求抽样送实验室,并按 GB 5085、GB 13015、GB/T 15555 进行检测和判断。

6.5.2.3 检验过程中发现有 4.3.2 和 4.3.3 所列夹杂物不能确定是否超标时,应按 6.5.3.3 要求,在卸货过程或卸货后进行分拣检验。

6.5.3 落地检验

6.5.3.1 对卸至指定检验检疫场地的货物实施感官检验。

6.5.3.2 检验过程中发现有不符 4.3.1 要求的情形时,应按 6.5.2.2 执行。

6.5.3.3 检验过程中发现有 4.3.2 和 4.3.3 所列夹杂物不能确定是否超标时,应实施抽样分拣检验,也可实施全数分拣检验。

6.5.3.4 抽样检验应按 5.2 抽取样品并实施分拣。实施分拣前应称出样品的质量,分拣后应称出夹杂物的质量,然后按式(1)计算夹杂物含量。

6.5.3.5 分拣过程中发现有不符 4.3.1 要求的情形时,应按 6.5.2.2 执行。

6.5.3.6 全数分拣过程中,如已分拣出的夹杂物的质量占全批货物质量的比例已超过 GB 16487.6 规定的限值,可停止检验。

6.6 散装陆运货物的检验

散装陆运货物的检验参照 6.5 实施。

6.7 品质/质量检验

需要对货物实施品质/质量检验时,参照有关规程实施。

7 结果判定

7.1 经检验检疫,未发现不符合 4.2 和 4.3 要求的,判定为合格。

7.2 经检疫,不符合 4.2 要求的,判定为检疫不合格。

7.3 经检验,不符合 4.3.1～4.3.4 要求的,判定为环境保护项目不合格。

7.4 经检验,不符合 4.3.5 要求的判定为品质或质量项目不合格。

8 处置

8.1 对属于 7.1 情况的,向报检人出具《入境货物通关单》。

8.2 对属于 7.2 或 7.4 情况的,应根据相关规定进行处理,并向报检人出具相关单证。

8.3 对属于 7.3 情况的,应向报检人出具《检验证书》,移交海关、环境保护部门处理。

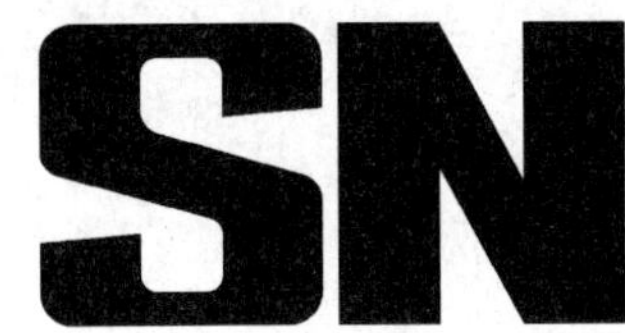

中华人民共和国出入境检验检疫行业标准

SN/T 1791.5—2006
代替 SN 0578—1996

进口可用作原料的废物检验检疫规程 第5部分:供拆卸的船舶及其他浮动结构体

Rules for the inspection and quarantine of waste imported as raw material—Part 5: Vessels and other floating structures for breaking up

2006-08-28 发布　　　　2007-03-01 实施

中华人民共和国
国家质量监督检验检疫总局 发布

前　言

SN/T 1791《进口可用作原料的废物检验检疫规程》共分为13个部分：

——第1部分：废塑料；

——第2部分：甘蔗糖蜜；

——第3部分：木、木制品废料；

——第4部分：废钢铁；

——第5部分：供拆卸的船舶及其他浮动结构体；

——第6部分：废五金电器；

——第7部分：废电线电缆；

——第8部分：废电机；

——第9部分：废有色金属；

——第10部分：冶炼渣；

——第11部分：废汽车压件；

——第12部分：纺织品废料；

——第13部分：废纸或纸板。

本部分为SN/T 1791的第5部分。

本部分根据GB 16487.11《进口可用作原料的固体废物环境保护控制标准　供拆卸的船舶及其他浮动结构体》有关条款，对SN 0578—1996《进口废运输设备检验规程　供拆卸的船舶及其他浮动结构体》进行了适当的调整和修订，在原标准范围基础上增加了商品目录，在其框架结构上增加了“要求”一章，并根据进口可用作原料的废物的特点，对其他章节的一些条款进行了充实。

本部分从实施之日起，代替SN 0578—1996。

本部分由国家认证认可监督管理委员会提出并归口。

本部分起草单位：中华人民共和国浙江出入境检验检疫局、中国出入境检验检疫协会。

本部分主要起草人：沈烨、张洁、戴骐、朱永林、沈荣、杜哲明、卢滕源。

本部分所代替标准的历次版本发布情况为：

——SN 0578—1996。

进口可用作原料的废物检验检疫规程 第5部分:供拆卸的船舶及其他浮动结构体

1 范围

SN/T 1791 的本部分规定了进口可用作原料的废船的术语和定义、要求、检验检疫、结果判定和处置。

本部分适用于海关编号为 8908.0000.00 的供拆卸的船舶及其他浮动结构体的检验检疫。

2 规范性引用文件

下列文件中的条款通过 SN/T 1791 本部分的引用而成为本部分的条款。凡是注日期的引用文件，其随后所有的修改单(不包括勘误的内容)或修订版均不适用于本部分，然而，鼓励根据本部分达成协议的各方研究是否可使用这些文件的最新版本。凡是不注日期的引用文件，其最新版本适用于本部分。

GB 5085(所有部分) 危险废物鉴别标准

GB 13015 含多氯联苯废物污染控制标准

GB/T 15555(所有部分) 固体废物浸出毒性检测方法

GB 16487.11 进口可用作原料的固体废物环境保护控制标准 供拆卸的船舶及其他浮动结构体

SN 0570 进口废金属放射性污染检验规程

SN/T 1288 入境废旧船舶卫生处理规程

SN/T 1289 入境废旧交通工具卫生检疫查验规程

SN/T 1343 入出境船舶压舱水消毒规程

《国家危险废物名录》

3 术语和定义

下列术语和定义适用于 SN/T 1791 的本部分。

3.1

废船舶 hulk

用作原料的供拆卸报废船舶及其他浮动结构体。

3.2

夹带物 carrled-waste

进口废船舶中随行船员的生活废物和运输货物的残余物。船舶航行中应使用的物品、海难船所载货物及其残余物除外。

3.3

含油污水或渣 oily sewage or residue

含有原油和各种石油产品的污水或渣。

3.4

洗舱 cleanout oil tank

油船的全洗舱或半洗舱。全洗舱要求舱壁、舱底均无残油渣;半洗舱要求舱内四壁无残油。

4 要求

4.1 单证和标志

可用作原料的固体废物进口许可证和装运前检验证书及其他相关单证应真实、齐全、一致。

4.2 **检疫**

4.2.1 **卫生检疫**

废船舶中不应携带下列卫生检疫物：

a) 病原体；

b) 医学媒介生物；

c) 被病原微生物污染的物品。

4.2.2 **动植物检疫**

废船舶中不应携带下列动植物检疫物：

a) 动植物病原体(包括菌种、毒种等)、害虫及其他有害生物；

b) 动植物疫情流行的国家和地区的有关动植物、动植物产品和其他检疫物；

c) 动物尸体；

d) 土壤。

4.3 **检验**

4.3.1 未经洗舱的废油船禁止进口。

4.3.2 曾经承运过 4.3.3、4.3.4 所列货物以及其他危险化学物质专用运输船舶需进行清洗。进口者应向检验机构申报曾经承运过 4.3.3、4.3.4 所列物质以及其他危险化学物质的名称及主要成分。

4.3.3 废船舶中禁止混有下列夹杂物(包含在 4.3.4 中的废物除外)：

a) 放射性废物；

b) 废弃炸弹、炮弹等爆炸性武器弹药；

c) 含多氯联苯废物；

d) 根据 GB 5085 鉴别为危险废物的物质；

e) 《国家危险废物名录》中的其他废物。

4.3.4 废船舶中应严格限制下列夹杂物的混入，总质量不应超过进口废船舶轻吨的 0.01%：

a) 石棉废物或含石棉的废物(船舶本身的石棉隔热和绝缘材料除外)；

b) 废船货舱中油及油泥的残留量；

c) 废感光材料；

d) 密闭容器(船舶自身的密闭容器除外)；

e) 可以充分说明在进口废船舶的产生和运输过程中难以避免混入的其他危险废物。

4.3.5 废船舶中作为船舶本身的隔热和绝缘材料的石棉含量不应超过其轻吨的 0.08%。

4.3.6 除上述各条所列夹杂物外，采取拖航行形式进口的废船舶中应限制其他夹杂物的混入，总质量不应超过其轻吨的 0.05%。

采取自航行进口的废船舶中其他夹杂物(携带物)总质量 $W_{废}$ 应满足式(1)要求：

$$W_{废} \leqslant 1.5tN \quad \cdots\cdots (1)$$

式中：

$W_{废}$——船舶废弃物总质量，单位为千克(kg)；

t——船舶入港后停泊时间，单位为天(d)；

N——船舶应载船员人数，单位为人；

1.5——系数，单位为千克每人每天〔kg/(人·d)〕。

4.3.7 废船舶的放射性污染控制水平应符合 SN 0570 的要求。

5 检验检疫

警示：现场检验检疫过程中应注意安全，遇有威胁到人身安全、健康的情形时，应采取必要的防护措施，必要时应立即停止检验检疫，并采取相应的隔离防护措施。

5.1 货证核查

检查进口废船舶的相关单证应齐全、一致。

5.2 卫生检疫

5.2.1 按 SN/T 1343 对压舱水进行处理。

5.2.2 按 SN/T 1288 对废船进行卫生处理，并按 SN/T 1289 进行卫生检疫查验。

5.3 动植物检疫

5.3.1 检查是否存在动植物病原体(包括菌种、毒种等)、害虫及其他有害生物。

5.3.2 检查是否存在动植物疫情流行的国家和地区的有关动植物、动植物产品和其他检疫物。

5.3.3 检查是否存在动物尸体及土壤。

5.4 环境保护控制检验

5.4.1 按 SN 0570 对废船舶进行放射性检测。

5.4.2 检验过程中发现有 4.3.3 b)情形时，可停止现场检验；发现有 4.3.3 c)、d)和 e)的可疑物时，应抽样送实验室按 GB 13015、GB 5085、GB/T 15555 进行检测和判断。

5.4.3 检查废船舶中易燃易爆有毒物品数量和存放安全情况。

5.4.4 检查油船、化学品专用船的洗舱除气及安全情况。

5.5 品质检验

根据废船舶成交合同要求，对废船舶的船型、轻吨位、主尺度、结构、船上设备、备品备件、燃料等项目进行检验。

5.5.1 有效图纸资料核验

船方应依据废船舶成交合同提供以下检验必备的有效图纸资料：

a) 船舶入级登记证书(查核是否盖有船级社章)；

b) 总布置图；

c) 配载图；

d) 舱容图；

e) 稳性计算书；

f) 设备清单。

上述所列有效图纸资料应盖有原设计部门或造船厂章；废船舶经过改装，应提供改装船图纸资料；废船舶经过多次改装，应以最后一次改装的同类图纸资料为准。

对特殊情况废船舶(如：火烧船、死船等)，可免予提供。

5.5.2 船型检验

船舶入级登记证书上验定的船型、船名应与合同所指船型、船名一致。

5.5.3 轻吨位检验

根据舱容图、配载图及稳性计算书验核轻吨位[轻吨位＝空船质量－非金属固定压载物质量(单位：长吨，1 长吨＝1.016 吨)]是否与合同标明的相符。

5.5.4 主尺度检验

根据总布置图检验核实船外形是否相符。

5.5.5 结构检验

验核船体结构有无拆除或因海事造成的结构破损。

5.5.6 船上主要设备检验

根据合同和船上设备配置清单点验主要设备数量。

5.5.7 备品备件检验

根据合同验核大型备品备件的数量、材质是否与合同相符，如备用螺旋浆、备用艉轴、备用锚等。

5.5.8 **燃料检验**

根据合同检查油舱柜内剩余的燃油量。

5.5.9 **油船特别检验**

根据合同检查油船的洗舱情况。对合同所定的全洗舱油船，应提供国际法定机构(船舶检验或独立的化学检验机构)签发有效的全洗舱可燃气体清除证书。对半洗舱油船，按合同规定验核。

6 结果判定

6.1 经检验检疫，未发现不符合 4.2 和 4.3 要求的，判定为合格。

6.2 经检疫，发现不符合 4.2 要求的，判定为检疫不合格。

6.3 经检验，发现不符合 4.3 要求的，判定为检验不合格。

7 处置

7.1 对属于 6.1 情况的，应向报检人出具《入境货物通关单》。

7.2 对属于 6.2 情况的，应根据相关规定进行检疫处理，并向报检人出具相关单证。

7.3 对属于 6.3 情况的，应向报检人出具《检验证书》，移交海关、环境保护部门处理。

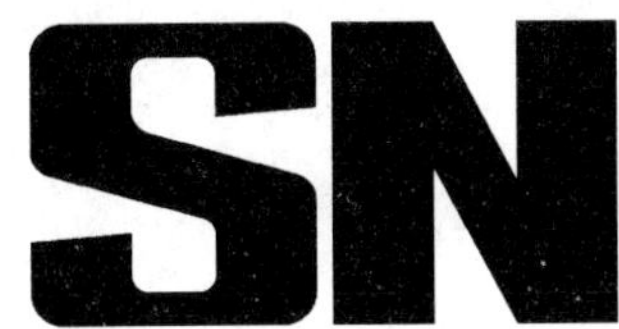

中华人民共和国出入境检验检疫行业标准

SN/T 1791.6—2006
代替 SN 0579—1996

进口可用作原料的废物检验检疫规程
第6部分:废五金电器

**Rules for the inspection and quarantine of waste imported as raw material—
Part 6: Scrap metal and electrical appliance**

2006-08-28 发布　　　　2007-03-01 实施

中华人民共和国
国家质量监督检验检疫总局　发布

前　言

SN/T 1791《进口可用作原料的废物检验检疫规程》共分为13个部分：

——第1部分：废塑料；

——第2部分：甘蔗糖蜜；

——第3部分：木、木制品废料；

——第4部分：废钢铁；

——第5部分：供拆卸的船舶及其他浮动结构体；

——第6部分：废五金电器；

——第7部分：废电线电缆；

——第8部分：废电机；

——第9部分：废有色金属；

——第10部分：冶炼渣；

——第11部分：废汽车压件；

——第12部分：纺织品废料；

——第13部分：废纸或纸板。

本部分为SN/T 1791的第6部分。

本部分根据GB 16487.10《进口可用作原料的固体废物环境保护控制标准　废五金电器》有关条款，对SN 0579—1996《进口废五金电器检验规程(试行)》进行了适当的调整和修订，在原标准范围基础上增加了商品目录，增加了“要求”一章以及有关检疫的内容，并根据废五金电器的特点和口岸实际情况，对其他章节的一些条款进行了充实。

本部分从实施之日起，代替SN 0579—1996。

本部分的附录A为规范性附录。

本部分由国家认证认可监督管理委员会提出并归口。

本部分起草单位：中华人民共和国浙江出入境检验检疫局。

本部分主要起草人：朱青青、沈烨、朱永林、沈荣、卢小芬。

本部分所代替标准的历次版本发布情况为：

——SN 0579—1996。

进口可用作原料的废物检验检疫规程 第6部分:废五金电器

1 范围

SN/T 1791 的本部分规定了进口可用作原料的废五金电器的术语和定义、要求、抽样、检验检疫、结果判定和处置。

本部分适用于以下海关商品编号的废五金电器的检验检疫:

海关商品编号	固体废物名称
7204.4900.20	以回收钢铁为主的废五金电器
7404.0000.10	以回收铜为主的废五金电器
7602.0000.10	以回收铝为主的废五金电器

2 规范性引用文件

下列文件中的条款通过 SN/T 1791 本部分的引用而成为本部分的条款。凡是注日期的引用文件，其随后所有的修改单(不包括勘误的内容)或修订版均不适用于本部分，然而，鼓励根据本部分达成协议的各方研究是否可使用这些文件的最新版本。凡是不注日期的引用文件，其最新版本适用于本部分。

GB 5085(所有部分) 危险废物鉴别标准

GB 13015 含多氯联苯废物污染控制标准

GB/T 15555(所有部分) 固体废物浸出毒性检测方法

GB 16487.10 进口可用作原料的固体废物环境保护控制标准 废五金电器

SN 0570 进口废金属放射性污染检验规程

SN/T 1253 入出境集装箱及其货物消毒规程

SN/T 1254 入出境废旧物品卫生检疫查验规程

SN/T 1270 入出境散装货物消毒规程

SN/T 1281 入出境集装箱及其货物除虫规程

SN/T 1286 入出境集装箱及其货物除鼠规程

SN/T 1302 入出境散装货物除虫规程

SN/T 1331 入出境散装货物除鼠规程

《国家危险废物名录》

3 术语和定义

下列术语和定义适用于 SN/T 1791 的本部分。

3.1

废五金电器 scrap metal and electriacal appliance

废弃的、不再具备原用途或者使用功能的但可作为原料回收利用的五金电器。

3.2

夹杂物 carried waste

在产生、收集、包装和运输过程中混入进口废五金电器中的其他物质(不包括进口废五金电器的包装物及在运输过程中需使用的其他物质）。

3.3

检验批　inspection lot

一次报检的同一份装运前检验证书和（或）同一份运单（提单）的货物。

4　要求

4.1　单证和标志

进口废物原料境外供货企业注册证书、可用作原料的固体废物进口许可证和装运前检验证书及其他相关单证应真实、齐全、一致。

集装箱箱号、封识号和封识代码应与装运前检验证书等相关单证所列明的一致。

4.2　检疫

4.2.1　卫生检疫

废五金电器中不应携带下列卫生检疫物：

a)　病原体；

b)　医学媒介生物；

c)　被病原微生物污染的物品。

4.2.2　动植物检疫

废五金电器中不应携带下列动植物检疫物：

a)　动植物病原体（包括菌种、毒种等）、害虫及其他有害生物；

b)　动植物疫情流行的国家和地区的有关动植物、动植物产品和其他检疫物；

c)　动物尸体；

d)　土壤。

4.3　检验

4.3.1　废五金电器中禁止混有下列夹杂物（包含在4.3.2中的废物除外）：

a)　放射性废物；

b)　废弃炸弹、炮弹等爆炸性武器弹药；

c)　未清除绝缘油材料的变压器、镇流器和压缩机；

d)　含多氯联苯废物；

e)　根据GB 5085鉴别为危险废物的物质；

f)　《国家危险废物名录》中的其他废物。

4.3.2　废五金电器中应严格限制下列夹杂物的混入，总质量不应超过进口废五金电器质量的0.01%：

a)　石棉废物或含石棉的废物；

b)　废感光材料；

c)　密闭容器；

d)　可以充分说明在进口废五金电器的产生、收集、包装和运输过程中难以避免混入的其他危险废物。

4.3.3　除4.3.1和4.3.2所列夹杂物外，废五金电器中应限制其他夹杂物（包括木废料、废纸、剥离铁锈以及国家禁止进口的废机电产品等废物）的混入，总质量不应超过进口废五金电器质量的2%。

4.3.4　进口废五金电器可回收利用的材料应不低于废五金电器总质量的80%，其中可利用金属的含量应不低于废五金电器总质量的60%。

4.3.5　废五金电器的放射性污染控制水平应符合SN 0570的要求。

5　抽样

5.1　集装箱装运的货物开箱查验数量应不少于检验批集装箱数量的50%，掏箱检验数量应不少于检验批集装箱数量的10%,不足一箱的按一箱计算。

5.2 需抽取分拣检验样品时,集装箱装运的货物按所查验集装箱内货物质量的5%以上随机抽取;散装海运的货物按检验批货物质量的5%以上随机抽取;散装陆运的货物按检验批货物质量的5%以上随机抽取。

5.3 需对可疑物进行抽样送实验室检测时,抽样数量以满足实验室检测要求为准。

6 检验检疫

警示:现场检验检疫过程中应注意安全,遇有威胁到人身安全、健康的情形时,应采取必要的防护措施,必要时应立即停止检验检疫,并采取相应的隔离防护措施。

6.1 货证及标志一致性检查

检查集装箱箱号、封识号、封识代码与装运前检验证书是否相符,不相符的应实施掏箱检验。

6.2 卫生检疫

卫生检疫查验按SN/T 1254实施,卫生处理根据不同装运方式、不同处理目的分别按SN/T 1253、SN/T 1270、SN/T 1281、SN/T 1286、SN/T 1302和SN/T 1331实施。

6.3 动植物检疫

检查货物中是否存在动植物病原体(包括菌种、毒种等)、害虫及其他有害生物。

检查货物中是否存在动植物疫情流行的国家和地区的有关动植物、动植物产品和其他检疫物。

检查货物中是否存在动物尸体及土壤。

6.4 集装箱装运货物的检验

6.4.1 放射性检测

按SN 0570实施。

6.4.2 开箱查验

6.4.2.1 按5.1规定随机抽取开箱查验的集装箱,对箱内货物实施感官检验。

6.4.2.2 检验过程中发现有4.3.1b)和c)情形时,可停止现场检验;发现有4.3.1d)、e)和f)的可疑物时,应按5.2要求抽样送实验室,并按GB 13015、GB 5085、GB/T 15555进行检测和判断。

6.4.2.3 检验过程中发现有4.3.2和4.3.3所列夹杂物且暂不能确定是否超标时,应对查验箱货物实施陶箱检验。

6.4.3 掏箱检验

6.4.3.1 对按5.1规定抽取的集装箱和其他需要掏箱检验的集装箱实施掏箱,并对掏箱货物实施感官检验。

6.4.3.2 检验过程中发现有4.3.1所列夹杂物时,应按6.4.2.2执行。

6.4.3.3 检验过程中发现有4.3.2和4.3.3所列夹杂物且暂不能确定是否超标时,应实施抽样分拣检验,也可对掏箱检验货物实施全数分拣检验。

6.4.3.4 检验过程中不能确定货物是否符合4.3.4时,按照附录A实施。

6.4.3.5 抽样分拣检验应按5.2抽取样品并实施分拣。实施分拣前应称出样品的质量,分拣后应称出夹杂物的质量,然后按式(1)计算夹杂物含量:

$$X = \frac{W_x}{W_p} \times 100 \qquad (1)$$

式中:

X——夹杂物的含量,%;

W_x——样品中夹杂物的质量,单位为千克(kg);

W_p——样品质量,单位为千克(kg)。

6.4.3.6 分拣过程中发现有4.3.1所列夹杂物时,应按6.4.2.2执行。

6.4.3.7 分拣过程中,如已分拣出的夹杂物比例已超过GB 16487.10规定的限值,可停止检验。

6.5 散装海运货物的检验

6.5.1 放射性检测

按SN 0570实施。

6.5.2 开舱查验

6.5.2.1 对舱面的货物实施感官检验。

6.5.2.2 检验过程中发现有4.3.1b)和c)情形时,应停止现场检验;发现有4.3.1d)、e)和f)的可疑物时,应按5.2要求抽样送实验室,并按GB 13015、GB 5085、GB/T 15555进行检测和判断。

6.5.2.3 检验过程中发现有4.3.2和4.3.3所列夹杂物且暂不能确定是否超标时,应在卸货过程或卸货后进行分拣检验。

6.5.3 落地检验

6.5.3.1 对卸至指定检验检疫场地的货物实施感官检验。

6.5.3.2 检验过程中发现有4.3.1所列夹杂物时,应按6.5.2.2执行。

6.5.3.3 检验过程中发现有4.3.2和4.3.3所列夹杂物且暂不能确定是否超标时,应实施抽样分拣检验,也可实施全数分拣检验。

6.5.3.4 检验过程中不能确定货物是否符合4.3.4时,按照附录A实施。

6.5.3.5 抽样分拣检验应按5.2抽取样品并实施分拣。实施分拣前应称出样品的质量,分拣后应称出夹杂物的质量,然后按式(1)计算夹杂物含量。

6.5.3.6 分拣过程中发现有4.3.1所列夹杂物时,应按6.5.2.2执行。

6.5.3.7 分拣过程中,如已分拣出的夹杂物比例已超过GB 16487.10规定的限值,可停止检验。

6.6 散装陆运废货物的检验

散装陆运货物的检验参照6.5实施。

7 结果判定

7.1 经检验检疫,未发现不符合4.2和4.3要求的,判定为合格。

7.2 经检疫,发现不符合4.2要求的,判定为检疫不合格。

7.3 经检验,发现不符合4.3要求的,判定为检验不合格。

8 处置

8.1 对属于7.1情况的,应向报检人出具《入境货物通关单》。

8.2 对属于7.2情况的,应根据相关规定进行检疫处理,并向报检人出具相关单证。

8.3 对属于7.3情况的,应向报检人出具《检验证书》,移交海关、环境保护部门处理。

附 录 A
（规范性附录）
废五金电器可回收利用材料的检测方法

A.1 取样

A.1.1 取样方案

按检验批选择下列方案之一进行，代表性样品的质量应大于检验批质量的5%：

a) 在堆货的场地上按一定的规律或方法任意选取若干份（质量基本相同的）货物组成一份代表性样品；

b) 在卸货或运输过程中按机械随机取样法任意选取若干份（质量基本相同的）货物组成一份代表性样品。

A.1.2 取样方法

根据货物的实际情况，按检验批选择下列方法之一进行：

a) 按图A.1所示的“*”号位置取样；

b) 按图A.2所示的“*”号位置取样；

c) 按图A.3所示的“*”号位置取样；

d) 在卸货或运输过程，采用定时或定间隔的方法取样。

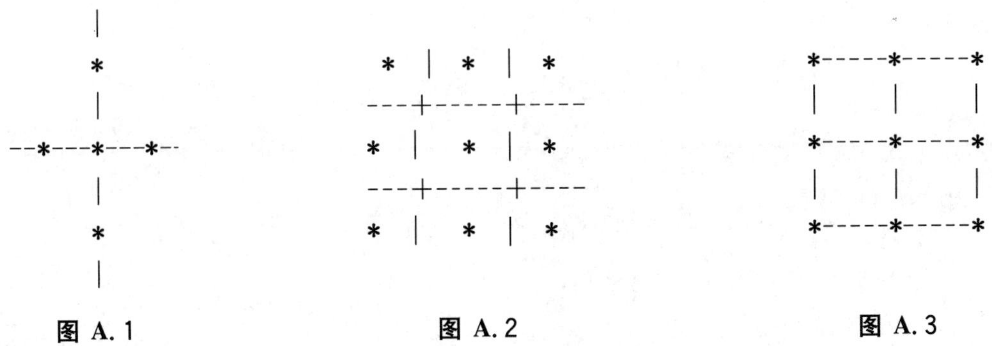

图 A.1　　图 A.2　　图 A.3

A.2 检验

A.2.1 代表性样品的衡重

用校准之衡器称出各代表性样品的质量，如代表性样品质量达不到该检验批质量5%的，应采用适当的办法补足。

A.2.2 可利用金属的检测

A.2.2.1 可利用金属的拆解

对代表性样品中的金属材料采用拆卸或其他合适的物理方法将其分离出来，用校准之衡器称出金属材料的质量。

A.2.2.2 可利用金属的含量计算

按式(A.1)计算可利用金属的含量：

$$X_a = \frac{W_a}{W_d} \times 100 \qquad \text{(A.1)}$$

式中：

X_a——可利用金属的含量，%；

W_a——代表性样品中可利用金属的质量，单位为千克(kg)；

W_d——代表性样品的质量，单位为千克(kg)。

A.2.3 其他可回收利用材料的检测

参照A.2.2实施。

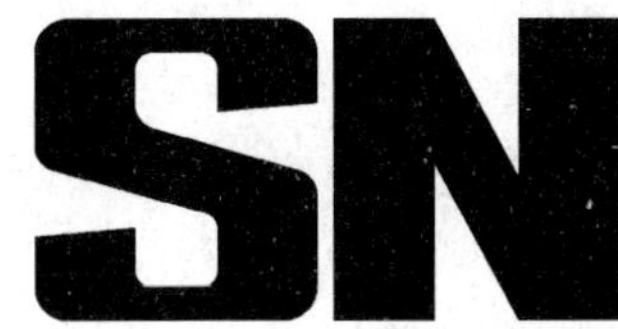

中华人民共和国出入境检验检疫行业标准

SN/T 1791.7—2006
代替 SN 0580—1996

进口可用作原料的废物检验检疫规程
第7部分：废电线电缆

Rules for the inspection and quarantine of waste imported as raw material—Part 7: Scrap wires and cables

2006-08-28 发布　　2007-03-01 实施

中华人民共和国
国家质量监督检验检疫总局　发布

前　言

SN/T 1791《进口可用作原料的废物检验检疫规程》共分为 13 个部分：

——第 1 部分：废塑料；

——第 2 部分：甘蔗糖蜜；

——第 3 部分：木、木制品废料；

——第 4 部分：废钢铁；

——第 5 部分：供拆卸的船舶及其他浮动结构体；

——第 6 部分：废五金电器；

——第 7 部分：废电线电缆；

——第 8 部分：废电机；

——第 9 部分：废有色金属；

——第 10 部分：冶炼渣；

——第 11 部分：废汽车压件；

——第 12 部分：纺织品废料；

——第 13 部分：废纸或纸板。

本部分为 SN/T 1791 的第 7 部分。

本部分根据 GB 16487.9《进口可用作原料的固体废物环境保护控制标准　废电线电缆》有关条款，对 SN 0580—1996《进口废电线电缆检验规程(试行)》进行了适当的调整和修订，在原标准范围基础上增加了商品目录，增加了“要求”一章以及有关检疫的内容，并根据废电线电缆的特点和口岸实际情况，对其他章节的一些条款进行了充实。

本部分从实施之日起，代替 SN 0580—1996。

本部分由国家认证认可监督管理委员会提出并归口。

本部分起草单位：中华人民共和国浙江出入境检验检疫局。

本部分主要起草人：朱青青、沈烨、朱永林、沈荣。

本部分所代替标准的历次版本发布情况为：

——SN 0580—1996。

进口可用作原料的废物检验检疫规程 第7部分:废电线电缆

1 范围

SN/T 1791 的本部分规定了进口可用作原料的废电线电缆的术语和定义、要求、抽样、检验检疫、结果判定和处置。

本部分适用于以下海关商品编号的废电线电缆的检验检疫:

海关商品编号	固体废物名称
7404.0000.10	以回收铜为主的废电线、电缆
7602.0000.10	以回收铝为主的废电线、电缆

2 规范性引用文件

下列文件中的条款通过 SN/T 1791 本部分的引用而成为本部分的条款。凡是注日期的引用文件,其随后所有的修改单(不包括勘误的内容)或修订版均不适用于本部分,然而,鼓励根据本部分达成协议的各方研究是否可使用这些文件的最新版本。凡是不注日期的引用文件,其最新版本适用于本部分。

GB 5085(所有部分) 危险废物鉴别标准

GB 13015 含多氯联苯废物污染控制标准

GB/T 15555(所有部分) 固体废物浸出毒性检测方法

GB 16487.9 进口可用作原料的固体废物环境保护控制标准 废电线电缆

SN 0570 进口废金属放射性污染检验规程

SN/T 1253 入出境集装箱及其货物消毒规程

SN/T 1254 入出境废旧物品卫生检疫查验规程

SN/T 1270 入出境散装货物消毒规程

SN/T 1281 入出境集装箱及其货物除虫规程

SN/T 1286 入出境集装箱及其货物除鼠规程

SN/T 1302 入出境散装货物除虫规程

SN/T 1331 入出境散装货物除鼠规程

《国家危险废物名录》

3 术语和定义

下列术语和定义适用于 SN/T 1791 的本部分。

3.1

废电线电缆 scrap wires and cables

废弃的、不再具备原用途或者使用功能的但可作为原料回收利用的电线电缆。

3.2

夹杂物 carried waste

在产生、收集、包装和运输过程中混入进口废电线电缆中的其他物质(不包括进口废电线电缆的包装物及在运输过程中需使用的其他物质)。

3.3

检验批　inspection lot

一次报检的同一份装运前检验证书和(或)同一份运单(提单)的货物。

4　要求

4.1　单证和标志

进口废物原料境外供货企业注册证书、可用作原料的固体废物进口许可证和装运前检验证书及其他相关单证应真实、齐全、一致。

集装箱箱号、封识号和封识代码应与装运前检验证书等相关单证所列明的一致。

4.2　检疫

4.2.1　卫生检疫

废电线电缆中不应携带下列卫生检疫物：

a)　病原体；

b)　医学媒介生物；

c)　被病原微生物污染的物品。

4.2.2　动植物检疫

废电线电缆中不应携带下列动植物检疫物：

a)　动植物病原体(包括菌种、毒种等)、害虫及其他有害生物；

b)　动植物疫情流行的国家和地区的有关动植物、动植物产品和其他检疫物；

c)　动物尸体；

d)　土壤。

4.3　检验

4.3.1　废电线电缆中禁止混有下列夹杂物(包含在4.3.2中的废物除外)：

a)　放射性废物；

b)　废弃炸弹、炮弹等爆炸性武器弹药；

c)　油封电缆、光缆，铅皮电缆；

d)　含多氯联苯废物；

e)　根据GB 5085鉴别为危险废物的物质；

f)　《国家危险废物名录》中的其他废物。

4.3.2　废电线电缆中应严格限制下列夹杂物的混入，总质量不应超过进口废电线电缆质量的0.01%：

a)　石棉废物或含石棉的废物；

b)　废感光材料；

c)　密闭容器；

d)　可以充分说明在进口废电线电缆的产生、收集、包装和运输过程中难以避免混入的其他危险废物。

4.3.3　除4.3.1和4.3.2所列夹杂物外，废电线电缆中应限制其他夹杂物(包括废纸、木废料、废玻璃、剥离铁锈等废物)的混入，总质量不应超过进口废电线电缆质量的2%。

4.3.4　废电线电缆的放射性污染控制水平应符合SN 0570的要求。

5　抽样

5.1　集装箱装运的货物开箱查验数量应不少于检验批集装箱数量的50%，掏箱检验数量应不少于检验批集装箱数量的10%，不足一箱的按一箱计算。

5.2　需抽取分拣检验样品时，集装箱装运的货物按所查验集装箱内货物质量的5%以上随机抽取；散装海运的货物按检验批货物质量的5%以上随机抽取;散装陆运的货物按检验批货物质量的5%以上随机抽取。

5.3 需对可疑物进行抽样送实验室检测时,抽样数量以满足实验室检测要求为准。

6 检验检疫

警示:现场检验检疫过程中应注意安全,遇有威胁到人身安全、健康的情形时,应采取必要的防护措施,必要时应立即停止检验检疫,并采取相应的隔离防护措施。

6.1 货证及标志一致性检查

检查集装箱箱号、封识号、封识代码与装运前检验证书是否相符,不相符的应实施掏箱检验。

6.2 卫生检疫

卫生检疫查验按SN/T 1254实施,卫生处理根据不同装运方式、不同处理目的分别按SN/T 1253、SN/T 1270、SN/T 1281、SN/T 1286、SN/T 1302和SN/T 1331实施。

6.3 动植物检疫

检查货物中是否存在动植物病原体(包括菌种、毒种等)、害虫及其他有害生物。

检查货物中是否存在动植物疫情流行的国家和地区的有关动植物、动植物产品和其他检疫物。

检查货物中是否存在动物尸体及土壤。

6.4 集装箱装运货物的检验

6.4.1 放射性检测

按SN 0570实施。

6.4.2 开箱查验

6.4.2.1 按5.1规定随机抽取开箱查验的集装箱,对箱内货物实施感官检验。

6.4.2.2 检验过程中发现有4.3.1b)和c)情形时,可停止现场检验;发现有4.3.1d)、e)和f)的可疑物时,应按5.2要求抽样送实验室,并按GB 13015、GB 5085、GB/T 15555进行检测和判断。

6.4.2.3 检验过程中发现有4.3.2和4.3.3所列夹杂物且暂不能确定是否超标时,应对查验箱货物实施掏箱检验。

6.4.3 掏箱检验

6.4.3.1 对按5.1规定抽取和其他需要掏箱检验的集装箱实施掏箱,并对掏箱货物实施感官检验。

6.4.3.2 检验过程中发现有4.3.1所列夹杂物时,应按6.4.2.2执行。

6.4.3.3 检验过程中发现有4.3.2和4.3.3所列夹杂物且暂不能确定是否超标时,应实施抽样分拣检验,也可对掏箱检验货物实施全数分拣检验。

6.4.3.4 抽样分拣检验应按5.2抽取样品并实施分拣。实施分拣前应称出样品的质量,分拣后应称出夹杂物的质量,然后按式(1)计算夹杂物含量:

$$X=\frac{W_x}{W_p}\times 100 \qquad (1)$$

式中:

X——夹杂物的含量,%;

W_x——样品中夹杂物的质量,单位为千克(kg);

W_p——样品质量,单位为千克(kg)。

6.4.3.5 分拣过程中发现有4.3.1所列夹杂物时,应按6.4.2.2执行。

6.4.3.6 分拣过程中,如已分拣出的夹杂物比例已超过GB 16487.9规定的限值,可停止检验。

6.5 散装海运货物的检验

6.5.1 放射性检测

按SN 0570实施。

6.5.2 **开舱查验**

6.5.2.1 对舱面的货物实施感官检验。

6.5.2.2 检验过程中发现有 4.3.1b)和 c)情形时,应停止现场检验;发现有 4.3.1d)、e)和 f)的可疑物时,应按 5.2 要求抽样送实验室,并按 GB 13015、GB 5085、GB/T 15555 进行检测和判断。

6.5.2.3 检验过程中发现有 4.3.2 和 4.3.3 所列夹杂物且暂不能确定是否超标时,应在卸货过程或卸货后进行分拣检验。

6.5.3 **落地检验**

6.5.3.1 对卸至指定检验检疫场地的货物实施感官检验。

6.5.3.2 检验过程中发现有 4.3.1 所列夹杂物时,应按 6.5.2.2 执行。

6.5.3.3 检验过程中发现有 4.3.2 和 4.3.3 所列夹杂物且暂不能确定是否超标时,应实施抽样分拣检验,也可实施全数分拣检验。

6.5.3.4 抽样分拣检验应按 5.2 抽取样品并实施分拣。实施分拣前应称出样品的质量,分拣后应称出夹杂物的质量,然后按式(1)计算夹杂物含量。

6.5.3.5 分拣过程中发现有 4.3.1 所列夹杂物时,应按 6.5.2.2 执行。

6.5.3.6 分拣过程中,如已分拣出的夹杂物比例已超过 GB 16487.9 规定的限值,可停止检验。

6.6 散装陆运货物的检验

散装陆运货物的检验参照 6.5 实施。

7 结果判定

7.1 经检验检疫,未发现不符合 4.2 和 4.3 要求的,判定为合格。

7.2 经检疫,发现不符合 4.2 要求的,判定为检疫不合格。

7.3 经检验,发现不符合 4.3 要求的,判定为检验不合格。

8 处置

8.1 对属于 7.1 情况的,应向报检人出具《入境货物通关单》。

8.2 对属于 7.2 情况的,应根据相关规定进行检疫处理,并向报检人出具相关单证。

8.3 对属于 7.3 情况的,应向报检人出具《检验证书》,移交海关、环境保护部门处理。

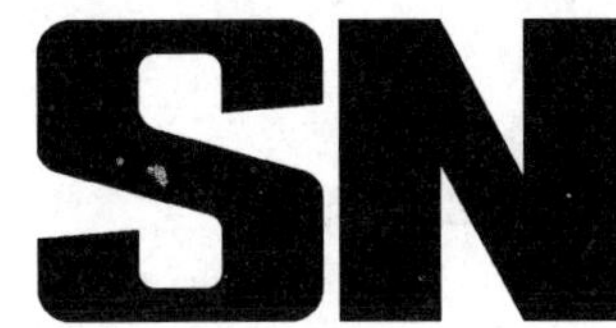

中华人民共和国出入境检验检疫行业标准

SN/T 1791.8—2006
代替 SN 0577—1996

进口可用作原料的废物检验检疫规程 第8部分:废电机

Rules for the inspection and quarantine of waste imported as raw material—Part 8:Scrap motor

2006-08-28 发布　　2007-03-01 实施

中华人民共和国
国家质量监督检验检疫总局 发布

前　言

SN/T 1791《进口可用作原料的废物检验检疫规程》共分为十三个部分：

——第1部分：废塑料；

——第2部分：甘蔗糖蜜；

——第3部分：木、木制品废料；

——第4部分：废钢铁；

——第5部分：供拆卸的船舶及其他浮动结构体；

——第6部分：废五金电器；

——第7部分：废电线电缆；

——第8部分：废电机；

——第9部分：废有色金属；

——第10部分：冶炼渣；

——第11部分：废汽车压件；

——第12部分：纺织品废料；

——第13部分：废纸或纸板。

本部分为SN/T 1791的第8部分。

本部分根据GB 16487.8《进口可用作原料的固体废物环境保护控制标准　废电机》有关条款，对SN 0577—1996《进口废电机检验规程(试行)》进行了适当的调整和修订，在原规程基础上，增加了“要求”一章以及有关检疫的内容，并根据口岸实际情况和进口废电机的特点，对其他章节的一些条款进行了充实。

本部分从实施之日起，代替SN 0577—1996。

本部分由国家认证认可监督管理委员会提出并归口。

本部分起草单位：中华人民共和国浙江出入境检验检疫局、中国出入境检验检疫协会废旧物资再生资源检验检疫分会。

本部分起草人：罗海滨、张洁。

本部分所代替标准的历次版本发布情况为：

——SN 0577—1996。

进口可用作原料的废物检验检疫规程 第8部分:废电机

1 范围

SN/T 1791的本部分规定了进口可用作原料的废电机的术语和定义、要求、抽样、检验检疫、结果判定和处置。

本部分适用于海关商品编号为7404.0000.10的以回收铜为主的废电机的检验检疫,以回收其他金属材料为主的废电机亦可参照使用。

2 规范性引用文件

下列文件中的条款通过SN/T 1791本部分的引用而成为本部分的条款。凡是注日期的引用文件,其随后所有的修改单(不包括勘误的内容)或修订版均不适用于本部分,然而,鼓励根据本部分达成协议的各方研究是否可使用这些文件的最新版本。凡是不注日期的引用文件,其最新版本适用于本部分。

GB 5085(所有部分) 危险废物鉴别标准

GB 13015 含多氯联苯废物污染控制标准

GB/T 15555(所有部分) 固体废物浸出毒性检测方法

GB 16487.8 进口可用作原料的固体废物环境保护控制标准 废电机

SN 0570 进口废金属放射性污染检验规程

SN/T 1253 入出境集装箱及其货物消毒规程

SN/T 1254 入出境废旧物品卫生检疫查验规程

SN/T 1270 入出境散装货物消毒规程

SN/T 1281 入出境集装箱及其货物除虫规程

SN/T 1286 入出境集装箱及其货物除鼠规程

SN/T 1302 入出境散装货物除虫规程

SN/T 1331 入出境散装货物除鼠规程

《国家危险废物名录》

3 术语和定义

下列术语和定义适用于SN/T 1791的本部分。

3.1

废电机 scrap motor

已丧失原有利用价值或者虽未丧失利用价值但被抛弃或者放弃的,用于拆解回收金属及非金属材料的电动机或发电机。

3.2

夹杂物 carried waste

在产生、收集、包装和运输过程中混入进口废电机中的其他物质(不包括进口废电机的包装物及在运输过程中需使用的其他物质)。

3.3

检验批 inspection lot

一次报检的同一份装运前检验证书和(或)同一份运单(提单)的货物。

4 要求

4.1 单证和标志

进口废物原料境外供货企业注册证书、可用作原料的固体废物进口许可证和装运前检验证书及其他相关单证应真实、齐全、一致。

集装箱箱号、封识号和封识代码应与装运前检验证书等相关单证所列明的一致。

4.2 检疫

4.2.1 卫生检疫

废电机中不应携带下列卫生检疫物：

a) 病原体；

b) 医学媒介生物；

c) 被病原微生物污染的物品。

4.2.2 动植物检疫

废电机中不应携带下列动植物检疫物：

a) 动植物病原体(包括菌种、毒种等)、害虫及其他有害生物；

b) 动植物疫情流行的国家和地区的有关动植物、动植物产品和其他检疫物；

c) 动物尸体；

d) 土壤。

4.3 检验

4.3.1 废电机中禁止混有下列夹杂物(包含在 4.3.2 中的废物除外)：

a) 放射性废物；

b) 废弃炸弹、炮弹等爆炸性武器弹药；

c) 含多氯联苯废物；

d) 根据 GB 5085 鉴别为危险废物的物质；

e) 《国家危险废物名录》中的其他废物。

4.3.2 废电机中应严格限制下列夹杂物的混入，总质量不应超过进口废电机质量的 0.01%：

a) 石棉废物或含石棉的废物；

b) 废感光材料；

c) 废电机中可剥离的油污；

d) 密闭容器；

e) 可以充分说明在进口废电机的产生、收集、包装和运输过程中难以避免混入的其他危险废物。

4.3.3 除 4.3.1 和 4.3.2 所列废物外，废电机中应限制其他夹杂物(包括废木块、废纸、废纤维、废玻璃、剥离铁锈、废塑料、废橡胶等废物)的混入，总质量不应超过进口废电机质量的 2%。

4.3.4 废电机的放射性污染控制水平应符合 SN 0570 的要求。

5 抽样

5.1 集装箱装运的货物开箱查验数量应不少于检验批集装箱数量的 50%，掏箱检验数量应不少于检验批集装箱数量的 10%，不足一箱的按一箱计算。

5.2 需抽取分拣检验样品时，集装箱装运的货物按所查验集装箱内货物质量的 5%以上随机抽取；散装海运的货物按检验批货物质量的 2%以上随机抽取；散装陆运的货物按检验批货物质量的 5%以上随机抽取。

5.3 需对可疑物进行抽样送实验室检测时，抽样数量以满足实验室检测要求为准。

6 检验检疫

警示：现场检验检疫过程中应注意安全，遇有威胁到人身安全、健康的情形时，应采取必要的防护措施，必要时应立即停止检验检疫，并采取相应的隔离防护措施。

6.1 货证及标志一致性检查

检查集装箱箱号、封识号、封识代码与装运前检验证书是否相符，不相符的应实施掏箱检验。

6.2 卫生检疫

卫生检疫查验按 SN/T 1254 实施，卫生处理根据不同装运方式、不同处理目的分别按 SN/T 1253、SN/T 1270、SN/T 1281、SN/T 1286、SN/T 1302 和 SN/T 1331 实施。

6.3 动植物检疫

检查货物中是否存在动植物病原体(包括菌种、毒种等)、害虫及其他有害生物。

检查货物中是否存在动植物疫情流行国家和地区的有关动植物、动植物产品和其他检疫物。

检查货物中是否存在动物尸体及土壤。

6.4 集装箱装运货物的检验

6.4.1 放射性检测

按 SN 0570 实施。

6.4.2 开箱查验

6.4.2.1 按 5.1 规定的比例随机抽取开箱查验的集装箱，对箱内货物实施感官检验。

6.4.2.2 检验过程中发现有 4.3.1b)情形时，应停止现场检验；发现有 4.3.1c)、d)和 e)的可疑物时，应按 5.2 要求抽样送实验室，并按 GB/T 15555、GB 13015、GB 5085 进行检测和判断。

6.4.2.3 检验过程中发现有 4.3.2 和 4.3.3 所列夹杂物且暂不能确定是否超标时，应对查验箱货物实施掏箱检验。

6.4.3 掏箱检验

6.4.3.1 对掏箱货物实施感官检验。

6.4.3.2 检验过程中发现有 4.3.1 所列夹杂物时，应按 6.4.2.2 执行。

6.4.3.3 检验过程中发现有 4.3.2 和 4.3.3 所列夹杂物且暂不能确定是否超标时，应实施抽样分拣检验，也可对掏箱检验货物实施全数分拣检验。

6.4.3.4 抽样检验应按 5.2 抽取样品并实施分拣。实施分拣前应称出样品的质量，分拣后应称出夹杂物的质量，然后按式(1)计算夹杂物含量：

$$X = \frac{W_x}{W_p} \times 100 \qquad \cdots\cdots(1)$$

式中：

X——夹杂物的含量，%；

W_x——样品中夹杂物的质量，单位为千克(kg)；

W_p——样品质量，单位为千克(kg)。

6.4.3.5 分拣过程中发现有 4.3.1 所列夹杂物时，应按 6.4.2.2 执行。

6.4.3.6 分拣过程中，如已分拣出的夹杂物的质量占掏箱检验货物质量的比例已超过 GB 16487.8 规定的限值，可停止检验。

6.5 散装海运货物的检验

6.5.1 放射性检测

按 SN 0570 实施。

6.5.2 开舱查验

6.5.2.1 对舱面的货物实施感官检验。

6.5.2.2 检验过程中发现有4.3.1b)情形时，应停止现场检验；发现有4.3.1c)、d)和e)的可疑物时，应按5.2要求抽样送实验室，并按GB/T 15555、GB 13015、GB 5085进行检测和判断。

6.5.2.3 检验过程中发现有4.3.2和4.3.3所列夹杂物且暂不能确定是否超标时，应按6.5.3.3的要求，在卸货过程或卸货后进行分拣检验。

6.5.3 落地检验

6.5.3.1 对卸至指定检验检疫场地的货物实施感官检验。

6.5.3.2 检验过程中发现有4.3.1情形时，应按6.5.2.2执行。

6.5.3.3 检验过程中发现有4.3.2和4.3.3所列夹杂物且暂不能确定是否超标时，应实施抽样分拣检验，也可实施全数分拣检验。

6.5.3.4 抽样检验应按5.2抽取样品并实施分拣。实施分拣前应称出样品的质量，分拣后应称出夹杂物的质量，然后按式(1)计算夹杂物含量。

6.5.3.5 分拣过程中发现有4.3.1情形时，应按6.5.2.2执行。

6.5.3.6 分拣过程中，如已分拣出的夹杂物的质量占全批货物质量的比例已超过GB 16487.8规定的限值，可停止检验。

6.6 散装陆运货物的检验

散装陆运货物的检验参照6.5实施。

7 结果判定

7.1 经检验检疫，未发现不符合4.2和4.3要求的，判定为合格。

7.2 经检疫，发现不符合4.2要求的，判定为检疫不合格。

7.3 经检验，发现不符合4.3要求的，判定为检验不合格。

8 处置

8.1 对属于7.1情况的，向报检人出具《入境货物通关单》。

8.2 对属于7.2情况的，应根据相关规定进行检疫处理，并向报检人出具相关单证。

8.3 对属于7.3情况的，应向报检人出具《检验证书》，移交海关、环境保护部门处理。

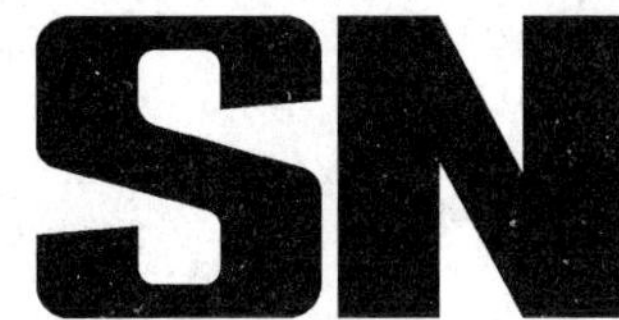

中华人民共和国出入境检验检疫行业标准

SN/T 1791.9—2006
代替 SN 0571.1—1996, SN 0571.2—1996

进口可用作原料的废物检验检疫规程 第9部分：废有色金属

Rules for the inspection and quarantine of waste imported as raw material—Part 9: Non-ferrous metal scraps

2006-08-28 发布

2007-03-01 实施

中华人民共和国国家质量监督检验检疫总局 发布

前　言

SN/T 1791《进口可用作原料的废物检验检疫规程》共分为十三个部分：

——第1部分：废塑料；

——第2部分：甘蔗糖蜜；

——第3部分：木、木制品废料；

——第4部分：废钢铁；

——第5部分：供拆卸的船舶及其他浮动结构体；

——第6部分：废五金电器；

——第7部分：废电线电缆；

——第8部分：废电机；

——第9部分：废有色金属；

——第10部分：冶炼渣；

——第11部分：废汽车压件；

——第12部分：纺织品废料；

——第13部分：废纸或纸板。

本部分为SN/T 1791的第9部分。

本部分根据有关规则和GB 16487.7《进口可用作原料的固体废物环境保护控制标准　废有色金属》有关条款，对SN 0571.1—1996《进口可用作原料废有色金属检验规程——废铜(试行)》和SN 0571.2—1996《进口可用作原料废有色金属检验规程——除废铜外的有色金属(试行)》进行了适当的调整和修订，在原规程的基础上将两个规程合二为一，在其框架结构上增加了“要求”一章、检疫和检验内容，并根据进口废有色金属的特点，对其他章节的一些条款进行了充实。

本部分自实施之日起，代替SN 0571.1—1996和SN 0571.2—1996。

本部分附录A为资料性附录。

本部分由国家认证认可监督管理委员会提出并归口。

本部分起草单位：中华人民共和国上海出入境检验检疫局。

本部分起草人：沈泽敏。

本部分所代替标准的历次版本发布情况为：

——SN 0571.1—1996，SN 0571.2—1996。

进口可用作原料的废物检验检疫规程
第9部分：废有色金属

1 范围

SN/T 1791的本部分规定了进口可用作原料的废有色金属的术语和定义、要求、抽样、检验检疫、结果判定和处置。

本部分适用于以下海关商品编号的废有色金属的检验检疫：

海关商品编号	固体废物名称	备　注
7404.0000.90	铜废碎料	不包括废五金电器，废电线电缆，废电机
7503.0000.00	镍废碎料	
7602.0000.90	铝废碎料	不包括废五金电器，废电线电缆，废电机
7902.0000.00	锌废碎料	
8002.0000.00	锡废碎料	
8103.1000.00	钽废碎料	
8101.9700.00	钨废碎料	
8104.2000.00	镁废碎料	
8108.3000.00	钛废碎料	

2 规范性引用文件

下列文件中的条款通过SN/T 1791本部分的引用而成为本部分的条款 凡是注日期的引用文件，其随后所有的修改单(不包括勘误的内容)或修订版均不适用于本部分，然而，鼓励根据本部分达成协议的各方研究是否可使用这些文件的最新版本。凡是不注日期的引用文件，其最新版本适用于本部分。

GB 5085(所有部分)　危险废物鉴别标准

GB 13015　含多氯联苯废物污染控制标准

GB/T 15555(所有部分)　固体废物浸出毒性检测方法

SN 0570　进口废金属放射性污染检验规程

SN/T 1253　入出境集装箱及其货物消毒规程

SN/T 1254　入出境废旧物品卫生检疫查验规程

SN/T 1270　入出境散装货物消毒规程

SN/T 1281　入出境集装箱及其货物除虫规程

SN/T 1286　入出境集装箱及其货物除鼠规程

SN/T 1302　入出境散装货物除虫规程

SN/T 1331　入出境散装货物除鼠规程

《国家危险废物目录》

3 术语和定义

下列术语和定义适用于SN/T 1791的本部分。

3.1

夹杂物 carried-waste

在产生、收集、包装和运输过程中混入废有色金属中的其他物质(不包括进口固体废物的包装物及在运输过程中需使用的其他物质)。

3.2

检验批 inspection lot

一次报检的同一份运单(提单)和(或)同一份装运前检验证书的货物。

4 要求

4.1 单证和标志

进口废物原料境外供货企业注册证书、可用作原料的固体废物进口许可证和装运前检验证书及其他相关单证应真实、齐全、一致。

集装箱箱号、封识号和封识代码应与装运前检验证书等相关单证所列明的一致。

4.2 检疫

4.2.1 卫生检疫

废有色金属中不应携带下列卫生检疫物:

a) 病原体;

b) 医学媒介生物;

c) 被病原微生物污染的物品。

4.2.2 动植物检疫

废有色金属中不应携带下列动植物检疫物:

a) 动植物病原体(包括菌种、毒种等)、害虫及其他有害生物;

b) 动植物疫情流行的国家和地区的有关动植物、动植物产品和其他检疫物;

c) 动物尸体;

d) 土壤。

4.3 检验

4.3.1 废有色金属中禁止混有下列夹杂物(包含在4.3.2中的废物除外):

a) 放射性废物;

b) 废弃炸弹、炮弹等爆炸性武器弹药;

c) 含多氯联苯废物;

d) 根据GB 5085鉴别为危险废物的物质;

e) 《国家危险废物名录》中的其他废物。

4.3.2 废有色金属中应严格限制下列夹杂物的混入,总质量不应超过进口废有色金属质量的0.01%:

a) 石棉废物或含石棉的废物;

b) 废感光材料;

c) 密闭容器;

d) 可以充分说明在进口废有色金属的产生、收集、包装和运输过程中难以避免混入的其他危险废物。

4.3.3 废有色金属中应限制其他夹杂物(包括木废料、废纸、废塑料、废橡胶、废玻璃等废物)的混入,总质量不应超过进口废有色金属质量的2%。

4.3.4 废有色金属中夹杂的粉状废物(冶炼渣、除尘灰等)总质量不应超过进口废有色金属质量的0.1%。

4.3.5 废有色金属的放射性污染控制水平应符合SN 0570的要求。

4.3.6 货物质量、品质应符合相关规定。

5 抽样

5.1 集装箱装运的废有色金属开箱查验数量应不少于检验批集装箱数量的50%，掏箱检验不少于开箱数的10%，对集装箱箱号、封识号、封识代码与装运前检验证书不符及存在疑问的集装箱实施掏箱检验，开箱查验和掏箱检验不足一箱的按一箱计算。

5.2 散装陆运的废有色金属查验数量应不少于检验批数量的50%，落地检验不少于查验数量的10%，落地检验数量不足一车的按一车计算。

5.3 散装海运的废有色金属需实施100%开舱查验，并实施落地查验。

5.4 分拣检验时，检验样品按不少于每检验批货物重量的5%随机抽取。

5.5 需对可疑物进行抽样送实验室检测时，抽样数量以满足实验室检测要求为准。

6 检验检疫

警示：现场检验检疫过程中应注意安全，遇有威胁到人身安全、健康的情形时，应采取必要的防护措施，必要时应立即停止检验检疫，并采取相应的隔离防护措施。

6.1 货证及标志一致性检查

检查集装箱箱号、封识号和封识代码或货物的品名、类别及其他装载工具与装运前检验证书是否相符。

6.2 卫生检疫

卫生检疫查验按SN/T 1254实施，卫生处理根据不同装运方式、不同处理目的分别按SN/T 1253、SN/T 1270、SN/T 1281、SN/T 1286、SN/T 1302和SN/T 1331实施。

6.3 动植物检疫

6.3.1 检查货物中是否存在动植物病原体(包括菌种、毒种等)、害虫及其他有害生物。

6.3.2 检查货物中是否存在动植物疫情流行的国家和地区的有关动植物、动植物产品和其他检疫物。

6.3.3 检查货物中是否存在动物尸体及土壤。

6.4 集装箱装运货物的检验

6.4.1 放射性检测

按SN 0570实施。

6.4.2 开箱查验

6.4.2.1 按5.1要求随机抽取开箱的集装箱，对箱内货物实施感官检验。

6.4.2.2 检验过程中发现有4.3.1a)和b)所列夹杂物情形时，应停止检验；对发现有4.3.1c)、d)和4.3.1e)的可疑物时，应按5.5要求抽样送实验室，并按GB 5085、GB 13015、GB/T 15555进行检测和判断。

6.4.2.3 检验过程中发现有4.3.2、4.3.3和4.3.4所列夹杂物情形不能确定是否超标时，可对查验箱货物实施掏箱检验，也可对全部集装箱实施掏箱检验。

6.4.3 掏箱检验

6.4.3.1 按5.1规定的比例，抽取掏箱检验的集装箱，将集装箱内的货物掏出，并对货物实施感官检验。

6.4.3.2 检验过程中发现有4.3.1所列夹杂物或可疑物情形时，应按6.4.2.2执行。

6.4.3.3 检验过程中发现有4.3.2、4.3.3、4.3.4所列情形不能确定是否超标时，应实施抽样分拣检验，直至全数分拣检验。

6.4.3.4 抽样检验应按5.4抽取样品并实施分拣。实施分拣前应称出样品的质量，分拣后应分别称出严格限制夹杂物，限制夹杂物和夹杂的粉状废物的质量，然后分别按6.4.3.5计算夹杂物含量。

6.4.3.5 夹杂物含量的计算见式(1)：

$$X = W_x / W_p \times 100 \qquad (1)$$

式中：

X——夹杂物的含量,%；

W_x——样品中夹杂物的质量,单位为千克(kg)；

W_p——样品质量,单位为千克(kg)。

6.4.3.6 分拣过程中发现有 4.3.1 所列夹杂物或可疑物情形时,应按 6.4.2.2 执行。

6.4.3.7 全数分拣过程中,若已分拣出的夹杂物的含量不符合 4.3.2 或 4.3.3 或 4.3.4 规定时,可停止检验。

6.5 散装海运货物的检验

6.5.1 放射性检查

按 SN 0570 实施。

6.5.2 开仓查验

6.5.2.1 对仓面货物实施感官检验。

6.5.2.2 检验过程中发现有 4.3.1 所列夹杂物或可疑物情形时,应按照 6.4.2.2 执行。

6.5.2.3 检验过程中发现有 4.3.2、4.3.3 和 4.3.4 所列夹杂物情形不能确定是否超标时,应在卸货过程中或卸货后进行分拣检验。

6.5.3 落地检验

6.5.3.1 将货物全部卸至指定检验检疫场地,对货物实施感官检验。

6.5.3.2 检验过程中发现有 4.3.1 所列夹杂物或可疑物的情形时,应按 6.4.2.2 执行。

6.5.3.3 检验过程中发现有 4.3.2、4.3.3、4.3.4 所列情形不能确定是否超标时,应实施抽样分拣检验,直至全数分拣检验。

6.5.3.4 抽样检验按照 6.4.3.4 实施。

6.5.3.5 分拣过程中发现有 4.3.1 所列夹杂物或可疑物情形时,应按 6.4.2.2 执行。

6.5.3.6 全数分拣过程中,如已分拣出的夹杂物含量不符 4.3.2 或 4.3.3 或 4.3.4 规定时,可停止检验。

6.6 散装陆运货物的检验

散装陆运货物的检验参照 6.5 实施。

6.7 品质/重量检验

需要对货物实施品质、重量检验时按相关规定实施,或参见附录 A 实施。

7 结果判定

7.1 经检验检疫,未发现不符合 4.2 和 4.3 要求的,判为合格。

7.2 经检疫,发现不符合 4.2 要求的,判定检疫不合格。

7.3 经检验,发现不符合 4.3 要求的,判为检验不合格。

8 处置

8.1 对属于 7.1 情况的,向报检人出具《入境货物通关单》。

8.2 对属于 7.2 情况的,应根据相关规定进行检疫处理,并向报检人出具相关单证。

8.3 对属于 7.3 情况的(除不符 4.3.6 要求外),应向报检人出具《检验证书》,移交海关、环境保护部门处理。

附　录　A
（资料性附录）
火法熔融取制样及金属含量测定方法

根据装载运输工具的不同，以每个集装箱、或每个车皮、或每个舱位、或每辆货车等装载货物分别抽取5%代表性样品进行分拣，对分拣出的废有色金属称量后，按火法熔融方法进行制样，测量每个代表性样品的金属含量，最后加权平均得出检验批的各金属含量。

A.1　以一个检验批按质量的5%抽取代表性样品组成一次试样(采取样品时要分布均匀)。

A.2　将一次试样称量，倒在干净的水泥地上(最好是钢板上)，按照废有色金属的物性、形态进行大致分类并称量，同时计算质量百分比。

A.3　依据分类后的废有色金属所占一次试样质量的百分比，再次分类取样，并按比例组成供火法熔融用试样约40 kg～100 kg。

A.4　将采集到的准备供火法熔融用的试样称量。

A.5　将混入试样中的铁件等非有色金属材料尽可能拣出。

A.6　过筛去除试样中易于脱落的粉尘和氧化物等。

A.7　把清理过各类杂物的试样重新称量，并适当切割以便放入石墨坩埚内。

A.8　将整理过的试样置于40 kg～100 kg容量的无污染的石墨坩埚内，于适当温度条件下熔融。为净化熔块可加入适当助熔剂造渣。

A.9　将熔融后的金属倒入铸模中，铸成金属锭并称量。收集本批熔融过程中产生的灰渣(包括粘附在石墨坩埚壁上的残留有色金属渣)并称量。

A.10　用直径不小于12.5 mm的钻头，选择钻速200 r/min左右的钻床，从每个锭中钻五个均布通孔。收集全部钻屑混合均匀并适当粉碎，缩分组成锭的金属含量分析样品(铸成的锭也可直接加工成光谱分析样，进行检测)。

A.11　将称量后的灰渣尽可能的粉碎，从中缩分出供分析灰渣中金属含量的样品。

A.12　金属含量(%)计算见式(A.1)：

$$X = (X_1 \times W_1 + X_2 \times W_2)/W_p \times 100 \qquad \cdots\cdots(A.1)$$

式中：

X——某金属含量，%；

X_1——锭中含某金属的含量，%；

W_1——锭质量，单位为千克(kg)；

X_2——渣中某金属含量，%；

W_2——渣质量，单位为千克(kg)；

W_p——供熔融用试样的质量，单位为千克(kg)。

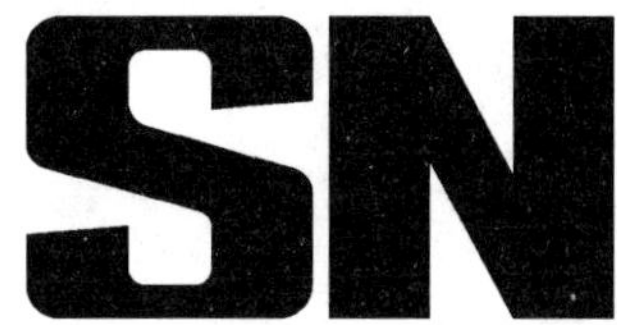

中华人民共和国出入境检验检疫行业标准

SN/T 1791.10—2006
代替 SN 0576—1996

进口可用作原料的废物检验检疫规程 第10部分:冶炼渣

Rules for the inspection and quarantine of waste imported as raw material—Part 10:Smelt slag

2006-08-28 发布

2007-03-01 实施

中华人民共和国国家质量监督检验检疫总局 发布

前　言

SN/T 1791《进口可用作原料的废物检验检疫规程》共分为十三个部分：

——第1部分：废塑料；

——第2部分：甘蔗糖蜜；

——第3部分：木、木制品废料；

——第4部分：废钢铁；

——第5部分：供拆卸的船舶及其他浮动结构体；

——第6部分：废五金电器；

——第7部分：废电线电缆；

——第8部分：废电机；

——第9部分：废有色金属；

——第10部分：冶炼渣；

——第11部分：废汽车压件；

——第12部分：纺织品废料；

——第13部分：废纸或纸板。

本部分为SN/T 1791的第10部分。

本部分根据有关规则和GB 16487.2《进口可用作原料的固体废物环境保护控制标准　冶炼渣》有关条款，对SN 0576—1996《进口可作原料用冶炼渣检验规程(试行)》进行了适当的调整和修订，在其框架结构上增加了“要求”一章、检验和检疫的内容，并根据进口冶炼渣的特点，对其他章节的一些条款进行了充实。

本部分从实施之日起，代替SN 0576—1996。

本部分的附录A为资料性的附录。

本部分由国家认证认可监督管理委员会提出并归口。

本部分起草单位：中华人民共和国上海出入境检验检疫局。

本部分主要起草人：王芳。

本部分所代替标准的历次版本发布情况为：

——SN 0576—1996。

进口可用作原料的废物检验检疫规程 第10部分:冶炼渣

1 范围

SN/T 1791的本部分规定了进口可用作原料的冶炼渣的术语和定义、要求、抽样、检验检疫、结果判定和处置。

本部分适用于以下海关商品编号的冶炼渣的检验检疫:

海关商品编号	固体废物名称
2619.0000.00	熔渣、浮渣,氧化皮及其他废料[冶炼钢铁产生的(粒状熔渣除外)]
2620.9990.10	含五氧化二钒大于10%的矿灰及残渣

2 规范性引用文件

下列文件中的条款通过SN/T 1791本部分的引用而成为本部分的条款。凡是注日期的引用文件,其随后所有的修改单(不包括勘误的内容)或修订版均不适用于本部分,然而,鼓励根据本部分达成协议的各方研究是否可使用这些文件的最新版本。凡是不注日期的引用文件,其最新版本适用于本部分。

GB 5085 危险废物鉴别标准

GB 13015 含多氯联苯废物污染控制标准

GB/T 15555 固体废物浸出毒性检测方法

SN 0570 进口废金属放射性污染检验规程

SN/T 1253 入出境集装箱及其货物消毒规程

SN/T 1254 入出境废旧物品卫生检疫查验规程

SN/T 1270 入出境散装货物消毒规程

SN/T 1281 入出境集装箱及其货物除虫规程

SN/T 1286 入出境集装箱及其货物除鼠规程

SN/T 1302 入出境散装货物除虫规程

SN/T 1331 入出境散装货物除鼠规程

《国家危险废物目录》

3 术语和定义

下列术语和定义适用于SN/T 1791的本部分。

3.1

夹杂物 carried waste

在产生、收集、包装和运输过程中混入进口冶炼渣中的其他物质(不包括进口冶炼渣的包装物及在运输过程中需使用的其他物质)。

3.2

检验批 inspection lot

一次报检的同一份运单(提单)和(或)同一份装运前检验证书的货物。

4 要求

4.1 单证和标志

进口废物原料境外供货企业注册证书、可用作原料的固体废物进口许可证和装运前检验证书及其他相关单证应真实、齐全、一致。

集装箱箱号、封识号和封识代码应与装运前检验证书等相关单证所列明的一致。

4.2 检疫

4.2.1 卫生检疫

进口冶炼渣中不应携带下列卫生检疫物：

a) 病原体；

b) 医学媒介生物；

c) 被病原微生物污染的物品。

4.2.2 动植物检疫

进口冶炼渣中不应携带下列动植物检疫物：

a) 动植物病原体(包括菌种、毒种等)、害虫及其他有害生物；

b) 动植物疫情流行的国家和地区的有关动植物、动植物产品和其他检疫物；

c) 动物尸体；

d) 土壤。

4.3 检验

4.3.1 进口冶炼渣中禁止混有下列夹杂物(包含在4.3.2和4.3.3条中的废物除外)：

a) 放射性废物；

b) 废弃炸弹、炮弹等爆炸性武器弹药；

c) 含多氯联苯废物；

d) 根据GB 5085鉴别为危险废物的物质；

e) 《国家危险废物名录》中的其他废物。

4.3.2 进口冶炼渣中应严格限制下列夹杂物的混入，总质量不应超过进口冶炼渣质量的0.01%：

a) 石棉废物或含石棉的废物；

b) 废感光材料；

c) 密闭容器；

d) 可以充分说明在进口冶炼渣的产生、收集、包装和运输过程中难以避免混入的其他危险废物。

4.3.3 除4.3.1和4.3.2所列废物外，进口冶炼渣中应限制其他夹杂物(包括废木块、废纸、废纤维、废玻璃、剥离铁锈、废塑料、废橡胶等废物)的混入，总质量不应超过进口冶炼渣质量的2%。

4.3.4 进口冶炼渣的放射性污染控制水平应符合SN 0570的要求。

4.3.5 货物质量、品质应符合相关规定

5 抽样

5.1 集装箱装运的进口冶炼渣应按不少于检验批数量的50%实施开箱查验，掏箱检验不少于开箱数的10%，掏箱检验数量不足一箱的按一批计算。若集装箱承运货物密实封顶的，应对该箱货物实施掏箱检验。

5.2 散装陆运的进口冶炼渣应按不少于检验批数量的50%实施查验，并对不少于10%的检验批实施落地检验，落地检验数量不足一车的按一批计算。

5.3 散装海运的进口冶炼渣需实施100%开舱查验，并实施落地查验。

5.4 分拣检验时，检验样品按不少于每检验批货物重量的5%随机抽取。

5.5 需对可疑物进行抽样送实验室检测时，抽样数量以满足实验室检测要求为准。

6 检验检疫

警示：现场检验检疫过程中应注意安全，遇有威胁到人身安全、健康的情形时，应采取必要的防护措施，必要时应立即停止检验检疫，并采取相应的隔离防护措施。

6.1 货证及标志一致性检查

检查集装箱箱号、封识号、封识代码或货物的品名、类别及其他装载工具与装运前检验证书相符。

6.2 卫生检疫

卫生检疫查验按 SN/T 1254 实施，卫生处理根据不同装运方式、不同处理目的分别按 SN/T 1253、SN/T 1270、SN/T 1281、SN/T 1286、SN/T 1302 和 SN/T 1331 实施。

6.3 动植物检疫

6.3.1 检查货物中是否存在动植物病原体(包括菌种、毒种等)、害虫及其他有害生物。

6.3.2 检查货物中是否存在动植物疫情流行的国家和地区的有关动植物、动植物产品和其他检疫物。

6.3.3 检查货物中是否存在动物尸体及土壤。

6.4 集装箱装运货物的检验

6.4.1 放射性检测

按 SN 0570 实施。

6.4.2 开箱查验

6.4.2.1 按 5.1 的要求随机抽取开箱的集装箱，对箱内货物实施感官检验。

6.4.2.2 检验过程中发现有 4.3.1a)和 b)情形时，应停止现场检验；发现有 4.3.1c)、d)和 e)的可疑物时，应暂时停止检验，取样送实验室按 GB 5085、GB 13015、GB/T 15555 进行检测。

6.4.2.3 检验过程中发现有 4.3.2 和 4.3.3 所列夹杂物情形时，应对该箱货物实施掏箱检验，也可对全部集装箱实施掏箱检验。

6.4.3 掏箱检验

6.4.3.1 将集装箱内的货物全部卸离，对货物实施感官检验。

6.4.3.2 检验过程中发现有 4.3.1 所列夹杂物时，应按 6.4.2.2 执行。

6.4.3.3 检验过程中发现有 4.3.2，所列情形不能确定是否超标时，应实施全数分拣检验；发现有和 4.3.3、4.3.4 所列情形不能确定是否超标时，应实施抽样分拣检验，直至全数分拣检验。

6.4.3.4 抽样检验应按 5.4 抽取样品并实施分拣。实施分拣前应称出样品的质量，分拣后应分别称出严格限制夹杂物和限制夹杂物的质量，然后按 6.4.3.5 计算夹杂物含量。

6.4.3.5 夹杂物含量的计算见式(1)：

$$X = W_x / W_p \times 100 \qquad (1)$$

式中：

X——夹杂物的含量，%；

W_x——样品中夹杂物的质量，单位为千克(kg)；

W_p——样品质量，单位为千克(kg)。

6.4.3.6 分拣过程中发现有 4.3.1 所列夹杂物时，应按 6.4.2.2 执行。

6.4.3.7 全数分拣过程中，若已分拣出的夹杂物的含量不符 4.3.2 或 4.3.3 时可停止检验。

6.5 散装海运货物的检验

6.5.1 放射性检查

按 SN 0570 实施。

6.5.2 开舱查验

6.5.2.1 对舱面的货物实施感官检验。

6.5.2.2 检验过程中发现有4.3.1情形时,应按照6.4.2.2实施。

6.5.2.3 检验过程中发现有4.3.2,4.3.3所列夹杂物情形时,则应实施落地检验。

6.5.3 落地检验

6.5.3.1 将货物全部卸至指定检验检疫场地,对货物实施感官检验。

6.5.3.2 检验过程中发现有4.3.1的情形时,应按6.4.2.2执行。

6.5.3.3 检验过程中发现有4.3.2所列情形且暂不能确定是否超标时,应实施全数分拣检验;发现有4.3.3所列情形且暂不能确定是否超标时,应实施抽样分拣检验,直至全数分拣检验。

6.5.3.4 抽样检验应按照6.4.3.4实施。

6.5.3.5 分拣过程中发现有4.3.1情形时,应按6.4.2.2执行。

6.5.3.6 分拣过程中,若已分拣出的夹杂物的含量不符4.3.2或4.3.3时可停止检验。

6.6 散装陆运货物的检验

散装陆运货物的检验参照6.5实施。

6.7 品质质量检验

需要对货物实施品质、质量检验时按相关规定实施,或参见附录A实施。

7 结果判定

7.1 经检验检疫,未发现不符合4.2和4.3要求的,判定为合格。

7.2 经检疫,发现不符合4.2要求的,判定为检疫不合格。

7.3 经检验,发现不符合4.3要求的,判定为检验不合格。

8 处置

8.1 对属于7.1情况的,向报检人出具《入境货物通关单》。

8.2 对属于7.2情况的,应根据相关规定进行检疫处理,并向报检人出具相关单证。

8.3 对属于7.3情况的,应向报检人出具《检验证书》,移交海关、环境保护部门处理。

附　录　A
（资料性附录）
冶炼渣中钒渣有效成分的检验

A.1　抽样

A.1.1　抽样方案

按表A.1规定拣取份样点数。

表A.1　拣取份样点数表

质量/t	份样点数
1 501 以上	400
1 001～1 500	300
501～1 000	200
500 以下	100

A.1.2　抽样数量

根据样品块粒大小，按表A.2规定每个份样的质量。

表A.2　份样质量表

最大粒度/mm	每个份样的最小量/kg
51～100	15
21～50	10
11～20	8
10 以下	5

A.1.3　抽样方法

根据装卸情况和运输方式可采取不同的操作方法。

如在卸货过程中，可每隔一定吨数（从批量除以份样数算出），用取样铲取一定量（按规定份样量）样品作为一个份样，放入盛样桶中。

如系货车装运（一般每车约50 t），每车取10个份样。取样时先将货堆表面平整，然后均匀地选定10个取样点。各点离货车边至少50 cm，扒开表层约15 cm，按规定份样量取出各个份样，放入盛样桶中。

所取出的份样再按需要混成副样或大样。

A.2　制样

A.2.1　制样工具

a)　制样铲：能铲取粒度在10 mm左右，质量在2 kg左右样品的不锈钢铲；

b)　混样用钢板；

c) 榔头；

d) 磁铁；

e) 磅秤，台秤；

f) 分样器或圆锥形四分法分样工具；

g) 鄂式破碎机；

h) 筛子：20 目，120 目；

i) 盛样器。

水分样品的盛样器：能容 4 kg 且密封性能好的金属桶或塑料桶；品质样品的盛样器：能容 300 g 以上样品的内衬塑料袋的牛皮纸袋。

A.2.2 操作方法

将取得的大样(或副样)先称量，然后用目测及榔头击试，挑出大块金属铁。至剩余样品于破碎机中破碎，使最大块粒不超过 22.4 mm，在破碎过程中继续将不易破碎的金属铁粒拣出。合并拣出的金属块粒，称量为 A_0。

将样品充分混匀，用分样器(或圆锥四分法)逐次缩分至约 120 kg 以上样品两份，一份供制备水分样，另一份供制备品质样。记下已缩分次数(n_1)。

将供水分用样品置钢板上，混匀，铺成长方形，划分成 20 格，然后按网格法取出约 4 kg 样品装入密封的盛样器中供测定水分用。

将供制备品质用样品(约 120 kg 以上)继续破碎，用磁铁吸及手拣选出金属铁粒，直至样品力度小于 10 mm，并缩分之至约 30 kg 以上。称取拣出的金属铁量为 A_1，并记下缩分累计次数(n_2)。

将样品(约 30 kg 以上)继续研磨，破碎，用磁铁吸及手拣选出金属铁粒。破碎直至样品粒度小于 3 mm，并缩分至约 4 kg 左右，称取拣出的金属铁量为 A_2，并记下缩分累计次数(n_3)。

将样品(约 41 kg)继续研磨，破碎(必要时于 105℃±5℃干燥后再研磨，破碎)，用磁铁吸及手拣选出已发光亮的金属铁粒，直至样品全部通过 20 目筛，并缩分至约 1 kg 左右。称取拣出的金属铁量为 A_3，并记下缩分累记次数(n_4)。

将样品(约 1 kg)继续研磨至全部通过 120 目筛，在研磨过程中用磁铁吸及手拣挑选出已发亮光的金属铁粒。称取所挑选出金属铁粒量为 A_4。

将样品一分为四，各盛于品质样品盛样袋中，一份供品质成分分析用，另三份封存。

所称取的各阶段拣出的金属铁量及所记录的相应的缩分次数供计算总金属铁量用(见第 A.10 章)，制样流程参见图 A.1。

注 1：块粒状钒渣的粒度很不均匀，并含有金属铁块粒，且常被钒渣包住，不易识别。制样过程中应经过敲击，研磨至金属铁粒发亮，才能把它挑选出。经磁铁吸出的粒子也应经过反复研磨至发亮，才能把金属铁粒拣出。

注 2：每次缩分，即每次将样品一分为二，应严格、仔细地进行，分成两份的量基本相等，因总金属铁量是以缩分次数的整倍数来计算的。

注 3：总金属铁的百分含量也可从各阶段拣出的金属铁量以及称取各相应的样品量来计算而求得。这样就应在各阶段称取所拣出的金属铁量时，同时称取相应的样品量。

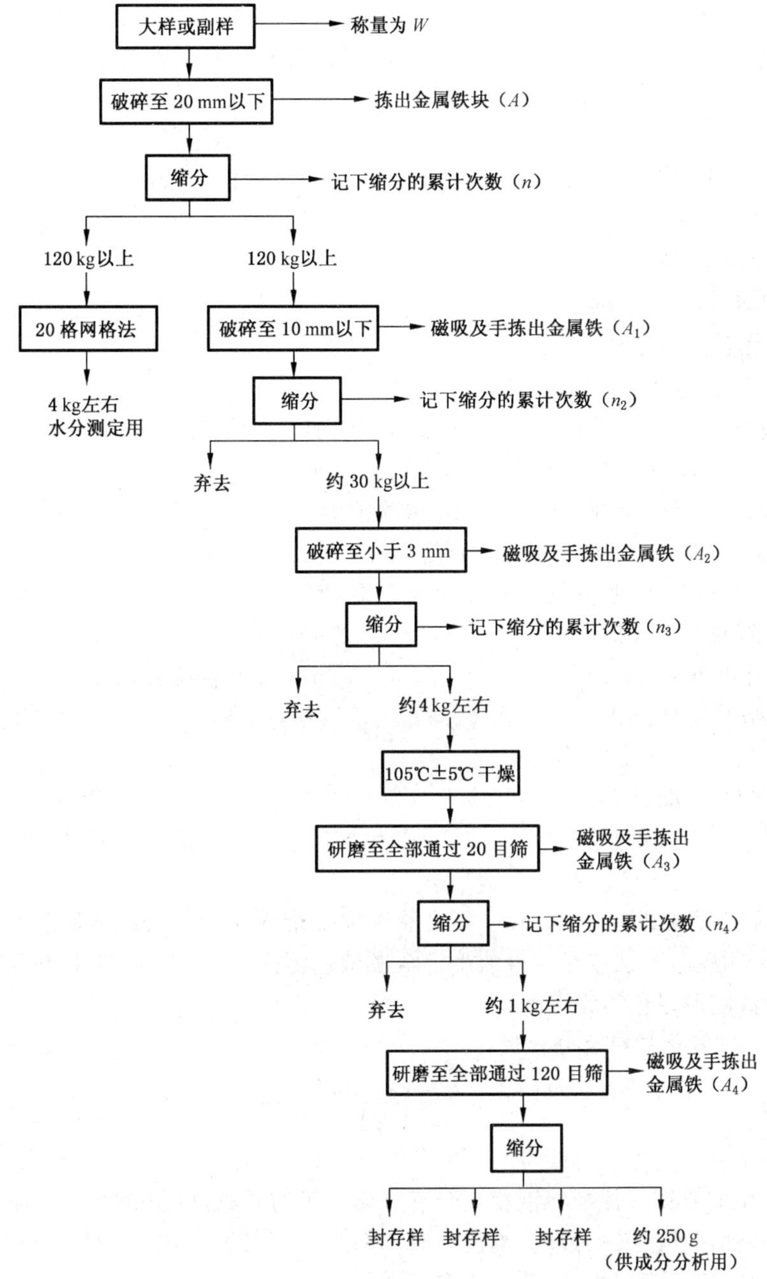

图 A.1　制样流程

A.3　有效成分的测定

A.3.1　定义

由含钒矿石经高炉冶炼成钒生铁，再经氧吹炼，钒被氧化而转入炉渣，渣中含钒量大于定量（10%～26%）即为钒渣。

A.3.2　钒渣中总钒量测定法　碱熔硫酸亚铁铵滴定法

A.3.2.1　范围

本方法适用于钒渣中总钒量的测定，以 V_2O_5 计，进口钒渣中 V_2O_5 含量有 23%～24%，18%以上，26%以上数种（以去除金属铁后计）。

A.3.2.2　方法要点

试样以过氧化钠，碳酸钠混合溶剂分解，硫酸酸化，用亚铁将钒，铬等还原至低价，在调节酸度（以体积计，16%～17%硫酸溶液)，用高锰酸钾将钒氧化至 V^{+5}，过量的高锰酸钾以尿素，亚硝酸钠还原，然后以 *N*-苯基邻氨基苯甲酸为指示剂，以硫酸亚铁铵标准溶液滴定，从所耗硫酸亚铁铵标准溶液的毫升数计算钒含量。

A.3.2.3 试剂

a) 混合溶剂：两份过氧化钠和一份碳酸钠混合，搅匀，使用时配制。

b) 硫酸：(1+1)。

c) 磷酸：密度约 1.70 g/mL。

d) 高锰酸钾溶液：2.5%溶液。

e) 亚硝酸钠溶液：1%溶液。

f) 尿素溶液：10%溶液。

g) 硫酸亚铁铵溶液：10%溶液，每 100 mL 溶液中加 6 滴硫酸(1+1)。

h) *N*-苯基邻氨基苯甲酸指示剂：0.2%，配制方法如下：

溶液 A：取 0.2 g 指示剂溶于 100 mL 碳酸钠溶液(2%)，放于有色瓶中。

溶液 B：取 0.01 g 五氧化二钒(也可用 NH_4VO_3 灼烧成 V_2O_5)加 45 mL 硫酸(1+1)，5 mL 磷酸(1+1)，60 mL 水，加热溶解后冷却至室温，加 10 mL 溶液 A，以硫酸亚铁铵标准溶液滴至溶液呈亮绿色。使用时配制。

i) 重铬酸钾标准溶液[$c(1/6K_2Cr_2O_7)$=0.050 00 mol/L]：精确称取 2.451 5 g 经 150℃干燥过的基准级重铬酸钾，放入 1 000 mL 硫酸(5+95)中，摇匀。其精确浓度用重铬酸钾标准溶液标定。

j) 硫酸亚铁铵标准溶液 $c[(NH_4)_2Fe(SO_4)_2]$=0.05 mol/L：称取 19.6 g 硫酸亚铁铵[$FeSO_4(NH_4)_2SO_46H_2O$]溶于 1 000 mL 硫酸(5+95)中，摇匀。其精确浓度用重铬酸钾标准溶液标定。

标定方法：用滴定管放出约 20.00 mL 重铬酸钾标准溶液于 250 mL 锥形瓶中，加入 40 mL 硫酸(1+4)，5 mL 磷酸，用硫酸亚铁铵标准溶液滴定至橙黄色消失，加入 2 滴 *N*-苯基邻氨基苯甲酸指示剂继续小心滴定至溶液刚呈绿色为终点。

按式(A.1)计算五氧化二钒百分含量：

$$f = \frac{c \times V_1 \times 0.090\ 95}{V_2} \qquad \cdots\cdots\cdots\cdots(\text{A.1})$$

式中：

f——1 mL 硫酸亚铁铵标准溶液相当于五氧化二钒的质量，单位为克每毫升(g/mL)；

c——重铬酸钾标准溶液的浓度，单位为摩尔每升(mol/L)；

0.090 95——五氧化二钒的摩尔质量，单位为克每摩尔(g/moL)；

V_1——所取重铬酸钾标准溶液的体积，单位为毫升(mL)；

V_2——滴定所耗硫酸亚铁铵标准溶液的体积，单位为毫升(mL)。

A.3.2.4 操作步骤

称取干燥试样 0.5 g(精确至 0.000 2 g)，置于盛有 4 g 混合熔剂的铁坩埚中，混匀，再覆盖 1 g～2 g 混合熔剂，于 650℃～700℃熔融至试样全部溶解。取下，冷却，置于 250 mL 烧杯中，以 50 mL 水浸出，洗尽坩埚，用硫酸(1+1)中和至溶液恰呈酸性，再过量 50 mL。加热煮沸时可能存在的铁皮全部溶解，如铁皮不溶，可过滤除去。冷却，用水稀至 150 mL，加 10 mL 硫酸亚铁铵溶液(10%)，搅匀，滴加高锰酸钾溶液(2.5%)至紫红色保持 5 min 不褪，加 10 mL 尿素(10%)，以少量水冲洗杯壁，摇匀，静置 2 min，加 7 mL *N*-苯基邻氨基苯甲酸指示剂溶液 B，立即用硫酸亚铁铵标准溶液滴定至溶液由紫红转暗红色。

A.3.2.5 计算

按式(A.2)计算总钒百分含量(%)：

$$V_2O_5 = \frac{f \cdot V}{m} \times 100 \quad \cdots\cdots(A.2)$$

式中：

V——滴定试样所耗硫酸亚铁铵标准溶液的毫升数，单位为毫升(mL)；

f——1 mL 硫酸亚铁铵标准溶液相当于五氧化二钒的质量，单位为克每毫升(g/mL)；

m——试样质量，单位为克(g)。

A.3.3 钒渣中总钒量测定法 磷酸溶解硫酸亚铁铵滴定法

A.3.3.1 范围

本方法应用范围同 A.3.2.1。

A.3.3.2 方法要点

试样用磷酸、硝酸溶解，在 2.5 mol/L～4 mol/L 硫酸溶液中加过硫酸铵将钒从四价氧化至五价，以 *N*-苯基邻氨基苯甲酸为指示剂用硫酸亚铁铵标准溶液滴定。

A.3.3.3 试剂

a) 磷酸：密度约为 1.70 g/mL；

b) 硝酸：密度约为 1.4 g/mL；

c) 硫酸：(1+1)；

d) 过硫酸铵溶液：10%；

e) *N*-苯基邻氨基苯甲酸指示剂：0.2%，配制同 A.3.2.3；

f) 硫酸亚铁铵标准溶液 $c[(NH_4)_2Fe(SO_4)_2]=0.05$ mol/L；配制和标定同 A.3.2.3。

A.3.3.4 操作步骤

称取干燥试样 0.5 g(精确至 0.000 2 g)，置于 300 mL 锥形瓶中，加 20 mL 磷酸，1 mL 硝酸加热溶解，待微冒磷酸烟，取尽硝酸后，取下，稍冷，加入 40 mL 硫酸(1+1)，80 mL 水。摇匀后加 20 mL 过硫酸铵溶液(10%)，加热煮沸至冒大气泡，取下，冷却至室温，加 2 滴 *N*-苯基邻氨基苯甲酸指示剂，用硫酸亚铁铵标准溶液滴定至溶液由紫红色转为暗红色，经搅拌后呈亮绿色为终点。

A.3.3.5 计算

按式(A.3)计算总钒(以去除金属铁后计)的百分含量：

$$V_2O_5(\%) = \frac{f \cdot V}{m} \times 100 \times \frac{100}{100 - A} \quad \cdots\cdots(A.3)$$

式中：

V——滴定试样所耗硫酸亚铁铵标准溶液的毫升数，单位为毫升(mL)；

f——1 mL 硫酸亚铁铵标准溶液相当于五氧化二钒的质量，单位为克每毫升(g/mL)；

m——试样质量，单位为克(g)；

A——试样中金属铁的百分含量(从 A.3.7 求得)，%。

A.3.4 钒渣中磷量测定法 磷钼蓝光度法

A.3.4.1 范围

本方法是用于钒渣中磷的测定。进口钒渣中磷含量一般在 0.1%以下。

A.3.4.2 方法要点

试样在刚玉坩埚中用过氧化钠熔融，分解，在硫酸介质中磷与钼酸铵生成磷钼黄，用抗坏血酸还原为磷钼蓝，光度法测定。

A.3.4.3 试剂

a) 过氧化钠；

b) 盐酸：(1+1)；

c) 硫酸：4 mol/L；

d) 钼酸铵溶液:2.5%;

e) 抗坏血酸溶液:2%;

f) 磷标准溶液(A):称取磷酸氢二铵[$(NH_4)_2HPO_4$]0.426 4 g,溶于少量水中,移入1 000 mL容量瓶中。以水稀至刻度,摇匀。此溶液1 mL=0.1 mgP;

g) 磷标准溶液(B):取磷标准溶液(A)10 mL,置于100 mL容量瓶中,以水稀至标线混匀,此溶液1 mL=10 μgP;

h) 亚硫酸钠溶液:15%。

A.3.4.4 操作步骤

称取干燥试样0.2 g(精确至0.002 g),置于盛有3 g过氧化钠的刚玉坩埚(即高铝坩埚)中,混匀,再覆盖1 g过氧化钠,加盖,于700℃~750℃加热熔融,待坩埚内试样全溶解后保持1 min~2 min,取出,冷却,以40 mL盐酸溶液(1+1)浸出并清洗坩埚。加20 mL亚硫酸钠溶液(15%),加热煮沸1 min~2 min,冷却,将溶液移入100 mL容量瓶中,加水至标线,混匀。

吸取10 mL试样两份,分别置于50 mL容量瓶中。于一份中加水15 mL,硫酸(4 mol/L)4 mL,抗坏血酸(2%)10 mL,摇匀。用滴定管滴加(边加边摇)钼酸铵(2.5%)5 mL,置沸水浴中加热4 min,冷却,以水稀至标线,混匀,另一份作为参比液,所加试剂相同,但不加钼酸铵溶液。用2 cm比色皿,于640 nm波长处测试液的吸光度。

与试样测试的同时进行空白试验。

从工作曲线上查出磷量。

工作曲线按下法绘制:以含磷极低的钒铁合金制成100 mL溶液作为底液。与试样测试相同吸取10 mL溶液数份,分别置于一组50 mL容量瓶中,分别加磷标准溶液(B)0.00 mL、0.50 mL、1.00 mL、1.50 mL、2.00 mL、2.50 mL,以后按试样测试同样操作步骤进行。以不加磷标准溶液(B)的一份作参比,测定吸光度。以吸光度为纵坐标,磷含量为横坐标,绘制工作曲线。

A.3.4.5 计算

按式(A.4)计算磷的百分含量:

$$\mathrm{P}(\%)=\frac{m_1\cdot f\times10^{-3}}{m}\times100 \qquad \cdots\cdots(\mathrm{A}.4)$$

式中:

m_1——从工作曲线上查得的磷量,单位为毫克(mg);

f——试样溶液总体积之比;

m——试样质量,单位为克(g)。

注:方法中磷百分量的计算是以通过120目筛试样为基态,即不是以原态计算的,应包括120目筛以前的金属铁量,按式(A.5)计算磷的百分含量:

$$\mathrm{P}(\%)=\frac{m_1\cdot f\times10^{-3}}{m}\times100\times\left(1-\frac{W_1}{W}\right) \qquad \cdots\cdots(\mathrm{A}.5)$$

式中:

W_1——120目筛以前各阶段金属铁量之和(见A.3.8),单位为克(g);

W——大样(或用样)量,单位为克(g);

m_1,f,m——同式(A.4)。

A.3.5 钒渣中二氧化硅含量测定法 重量法

A.3.5.1 范围

本方法适用于钒渣中二氧化硅的测定。进口钒渣中二氧化硅含量一般在20%左右。

A.3.5.2 方法要点

试样用盐酸溶解,不溶物以碳酸钠-硼砂混合溶剂熔融,以酸浸出,加甲醇蒸发使硼成硼酸甲酯

$[B(OCH_3)_3]$挥发掉,用聚环氧乙烷凝聚硅酸胶溶体,重量法测定之。

A.3.5.3 试剂

a) 盐酸:密度约 1.19 g/mL;

b) 盐酸:(1+19);

c) 混合熔剂:两份无水碳酸钠与一份硼砂混合;

d) 硫酸:(1+1);

e) 氢氟酸:密度约 1.13 g/mL;

f) 甲醇:分析纯;

g) 聚环氧乙烷溶液:0.1%。

A.3.5.4 操作步骤

称取干燥试样 0.5 g(精确到 0.000 2 g),置于 250 mL 烧杯中,加 25 mL 盐酸,加热使试样溶解。加 40 mL 热水,煮沸。用定量滤纸过滤到 400 mL 烧杯中,用热盐酸(1+19)洗净烧杯上附着的残渣和沉淀物,再用热水洗 4 次~5 次。保存滤液。过滤纸连同沉淀置于铂坩埚中,灰化,灼烧,冷却,加 4 g~5 g 混合熔剂,混匀,于 900℃~950℃熔融至全部熔解。取出,稍冷,将坩埚置于盛溶液的烧杯中,加热,浸出熔块,用水洗出坩埚。将溶液蒸至约 10 mL,加入 40 mL 甲醇,再低温蒸发至湿润状态,加 5 mL 聚环氧乙烷溶液(0.1%),搅匀,于沸水浴上放置 5 min。用中速定量滤纸过滤(保留滤液测钙),用热盐酸(1+19)充分洗涤烧杯及沉淀物,最后用水洗涤数次。将沉淀物连同滤纸一起移入铂坩埚中,灰化,于 1 000℃灼烧至恒量。以 2 滴硫酸(1+1)湿润灼烧后残渣,加 2 mL~3 mL 氢氟酸,蒸干,再加 1 mL~2 mL氢氟酸,再蒸干,最后于 1 000℃灼烧至恒量。

A.3.5.5 计算

按式(A.6)计算二氧化硅百分含量:

$$SiO_2(\%) = \frac{m_1 - m_2}{m} \times 100 \quad \cdots\cdots(A.6)$$

式中:

m_1——氢氟酸处理前残渣及坩埚质量,单位为克(g);

m_2——氢氟酸处理后残渣及坩埚质量,单位为克(g);

m——试样量,单位为克(g)。

注:本方法中二氧化硅百分含量的计算是以通过 120 目筛试样为基态,即不是以原态计算的。如以原态计算,应包括 120 目筛以前的金属铁量,按式(A.7)计算二氧化硅百分含量:

$$SiO_2(\%) = \frac{m_1 - m_2}{m} \times 100 \times \left(1 - \frac{W_1}{W}\right) \quad \cdots\cdots(A.7)$$

式中:

W_1——120 目筛以前各阶段金属铁量的和(见 A.3.8),单位为克(g);

W——大样(或附样)量,单位为克(g);

m, m_1, m_2——同式(A.6)。

A.3.6 钒渣中钙量测定法 EDTA 滴定法

A.3.6.1 范围

本方法适用于钒渣中钙的测定。进口钒渣中钙量(以 CaO 计)一般在 3%以下。

A.3.6.2 方法要点

用测二氧化硅时所保留的滤液,以氢氧化钾调节溶液的 pH 为 5±0.5,使铁、铬、钒、钛、铝等沉淀,滤液再经除锰后,调节 pH,然后用 EDTA 标准溶液滴定。

A.3.6.3 试剂

a) 盐酸:(1+1);

b) 氨水:(1+1);

c) 氢氧化钾溶液:30%;

d) 盐酸羟胺溶液:10%;

e) 硫酸镁溶液:3%;

f) 三乙醇胺:(1+2);

g) 氯化铵;

h) 过硫酸铵;

i) 铜试剂(二乙氨基二硫代甲酸钠);

j) 钙指示剂:1份钙指示剂和100份氯化钾研匀,于干燥器中备用;

k) EDTA标准溶液(0.01 mol/L):称取3.7 g EDTA,溶于水中,以水稀至1 L,以基准级碳酸钙标定。计算出1 mL EDTA标准溶液相当于氧化钙的质量,g/mL。

A.3.6.4 操作步骤

于测定二氧化硅时所保留的滤液(见A.3.5)中加2 g氯化铵、10 mL氢氧化钾溶液(30%),以氨水(1+1)中和至pH为5~6,加0.5 g过硫酸铵,加热煮沸3 min,使过硫酸铵分解。取下,稍冷,用氨水(1+1)和盐酸(1+1)仔细调节溶液的pH为4~5。以定量滤纸过滤于250 mL容量瓶中,以温水洗涤7次~8次。以容量瓶中加5 mL盐酸羟胺溶液(10%)、1克铜试剂,以水稀至标线。放置20 min后干滤。取100 mL滤液,加入5 mL三乙醇胺(1+2)、20 mL氢氧化钾溶液(30%)、5滴硫酸镁溶液(3%)、0.1 g钙指示剂,以EDTA标准溶液滴定至溶液由酒红色变为纯蓝色为终点。

A.3.6.5 计算

按式(A.8)计算钙(以CaO计)的百分含量:

$$\mathrm{CaO}(\%)=\frac{V\cdot f}{m}\times 100 \qquad \cdots\cdots(\mathrm{A.8})$$

式中:

V——滴定试样所耗EDTA标准溶液的毫升数,单位为毫升(mL);

f——1 mL EDTA标准溶液相当于氧化钙的质量,单位为克每毫升(g/mL);

m——试样量,单位为克(g)。

注:方法中氧化钙百分含量的计算是以通过120目筛试样为基态,即不是以原态计算的。如以原态计算,应包括120目筛以前的金属铁量,按式(A.9)计算钙的百分含量:

$$\mathrm{CaO}(\%)=\frac{V\cdot f}{m}\times 100\times\left(1-\frac{W_1}{W}\right) \qquad \cdots\cdots(\mathrm{A.9})$$

式中:

W_1——120目筛以前各阶段金属铁量之和(见A.3.8),单位为克(g);

W——大样(或别样)量,单位为克(g);

V,f,m——同式(A.8)。

A.3.7 钒渣中金属铁量测定法 氯化汞溶样、滴定法

A.3.7.1 范围

本方法适用于通过120目筛供品质成分分析用的钒渣试样中金属铁含量的测定。120目筛以上的金属铁含量应通过制样过程中手拣、磁选出的金属铁,分别称量、计算而求得,从而计算总金属铁含量(见附录A.3.8)。

A.3.7.2 方法要点

在近中性溶液中,金属铁能被氯化汞($HgCl_2$)氧化成二价铁,滤去不溶物后,在硫酸介质中以二苯胺磺酸钠作指示剂,用重铬酸钾标准溶液滴定。

A.3.7.3 试剂

a) 氯化汞($HgCl_2$):优级纯;

b) 硫磷混合酸：150 mL 硫酸（ρ 约 1.84 g/mL）加入 700 mL 水中，冷却后加入 150 mL 磷酸（ρ 约 1.70 g/mL）；

c) 二苯胺磺酸钠指示剂，0.5%：称取 0.5 g 二苯胺磺酸钠，溶于 100 mL 水中。如不溶时，可加 3～4 滴硫酸；

d) 重铬酸钾标准溶液[$c(1/6K_2Cr_2O_7)=0.020\ 00$ mol/L]：精确称取 0.980 6 g 在 130℃ 干燥过的基准级重铬酸钾，放入 1 000 mL 容量瓶中，用水溶解并稀释至标线，充分混匀。

A.3.7.4 操作方法

称取干燥试样 0.2 g（精确至 0.000 2 g）置于盛有 3 g 氯化汞的 250 mL 锥形瓶中，加入 50 mL 新煮沸后冷却的蒸馏水。加热至沸，冒大气泡，再煮沸 3 min。流水冷却至室温，迅速过滤（用快速滤纸），用上述水洗涤锥形瓶 3 次，洗滤纸及残渣 3 次。于滤液中加入 20 mL 硫磷混合酸和 3 滴二苯胺磺酸钠指示剂，立即用重铬酸钾标准溶液滴定至溶液呈稳定紫色保持 30 s 不褪色为终点。

A.3.7.5 计算

按式（A.10）计算试样中金属铁的百分含量：

$$\mathrm{Fe}(\%)=\frac{V\cdot c\times 0.055\ 85}{m}\times 100 \qquad \cdots\cdots(\mathrm{A}.10)$$

式中：

V——滴定所耗重铬酸钾标准溶液的体积，单位为毫升（mL）；

c——重铬酸钾标准溶液的浓度，单位为摩尔每升（mol/L）；

m——试样质量，单位为克（g）；

0.055 85——铁的质量摩尔数。

A.3.8 钒渣中总金属铁量计算法

在制样过程中所称取的阶段所拣出的金属铁量（A, A_1, A_2, A_3, A_4）及所记录的相应的缩分累计次数（n_1, n_2, n_3, n_4），均见第 A.1 章，再加上通过 120 目筛样品中分析测得的金属铁量（见 A.3.7），按式（A.11）计算总金属铁的百分含量：

$$总金属铁(\mathrm{Fe})\%=\left[\frac{W_1}{W_2}+c\left(1-\frac{W_1}{W}\right)\right]\times 100 \qquad \cdots\cdots(\mathrm{A}.11)$$

式中：

W——大样（或副样）量，单位为克（g）；

W_1——通过 120 目筛以前所拣出的金属铁量的和，即（$A+A_1\times 2n_1+A_2\times 2n_2+A_3\times 2n_3+A_4\times 2n_4$），单位为克（g）；

c——通过 120 目筛的试样中分析测得的金属铁的百分含量除以 100。

注 1：如制样时分阶段拣出金属铁超出四次时，计算时可按 $W_1=A+\Sigma(A_{ni}\times 2n_i)$ 来求得。

注 2：计算时应注意，通过 120 目筛试样中所测得的金属铁以干态测定并计算的，计算时应换算到同样基态。

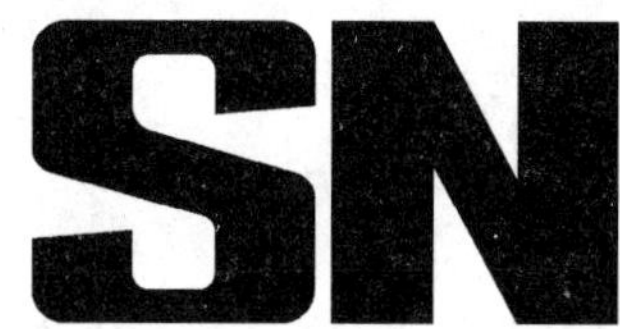

中华人民共和国出入境检验检疫行业标准

SN/T 1791.11—2006

进口可用作原料的废物检验检疫规程 第11部分:废汽车压件

Rules for inspection and quarantine of wastes imported as raw material—Part 11:Compressed piece of scrap automobile

2006-08-28 发布　　　　2007-03-01 实施

中华人民共和国国家质量监督检验检疫总局 发布

前　言

SN/T 1791《进口可用作原料的废物检验检疫规程》共分为13个部分：

——第1部分：废塑料；

——第2部分：甘蔗糖蜜；

——第3部分：木、木制品废料；

——第4部分：废钢铁；

——第5部分：供拆卸的船舶及其他浮动结构体；

——第6部分：废五金电器；

——第7部分：废电线电缆；

——第8部分：废电机；

——第9部分：废有色金属；

——第10部分：冶炼渣；

——第11部分：废汽车压件；

——第12部分：纺织品废料；

——第13部分：废纸或纸板。

本部分为SN/T 1791的第11部分。

根据GB 16487.13《进口可用作原料的固体废物环境保护控制标准　废汽车压件》有关条款，结合废汽车压件的特点和口岸实际情况，制定本部分。

本部分由国家认证认可监督管理委员会提出并归口。

本部分起草单位：中华人民共和国上海出入境检验检疫局、中华人民共和国浙江出入境检验检疫局。

本部分主要起草人：刘肖芳、滕矛、何迅、裴锡元、章昌龙、卢滕源。

本部分系首次发布的出入境检验检疫行业标准。

进口可用作原料的废物检验检疫规程 第11部分:废汽车压件

1 范围

SN/T 1791的本部分规定了进口可用作原料的废汽车压件的术语和定义、要求、抽样、检验检疫、结果判定和处置。

本部分适用于海关商品编号为7204490010的废汽车压件的检验检疫。

2 规范性引用文件

下列文件中的条款通过SN/T 1791本部分的引用而成为本部分的条款。凡是注日期的引用文件，其随后所有的修改单(不包括勘误的内容)或修订版均不适用于本部分,然而,鼓励根据本部分达成协议的各方研究是否可使用这些文件的最新版本。凡是不注日期的引用文件,其最新版本适用于本部分。

GB 5085 危险废物鉴别标准(所有部分)

GB 13015 含多氯联苯废物污染控制标准

GB/T 15555 固体废物浸出毒性检测方法(所有部分)

GB 16487.13 进口可用作原料的固体废物环境保护控制标准 废汽车压件

SN 0570 进口废金属放射性污染检验规程

SN/T 1253 入出境集装箱及其货物消毒规程

SN/T 1254 入出境废旧物品卫生检疫查验规程

SN/T 1270 入出境散装货物消毒规程

SN/T 1281 入出境集装箱及其货物除虫规程

SN/T 1286 入出境集装箱及其货物除鼠规程

SN/T 1302 入出境散装货物除虫规程

SN/T 1331 入出境散装货物除鼠规程

《国家危险废物名录》

3 术语和定义

下列术语和定义适用于SN/T 1791的本部分。

3.1

废汽车压件 compressed piece of scrap automobile

丧失使用功能而且经过压制成不可恢复原状的废汽车产品。

3.2

夹杂物 carried waste

在产生、收集、包装和运输过程中混入进口废汽车压件中的其他物质(包括遗留在废汽车内的生活用品,不包括进口废汽车压件的包装物及在运输过程中需使用的其他物质)。

3.3

检验批 inspection lot

一次报检的同一份运单(提单)和(或)同一份装运前检验证书的货物。

4 要求

4.1 单证和标志

进口废物原料境外供货企业注册证书、可用作原料的固体废物进口许可证和装运前检验证书及其他相关单证应真实、齐全、一致。

集装箱箱号、封识号和封识代码应与装运前检验证书等相关单证所列明的一致。

4.2 检疫

4.2.1 卫生检疫

进口废汽车压件中不应携带下列卫生检疫物：

a) 病原体；

b) 医学媒介生物；

c) 被病原微生物污染的物品。

4.2.2 动植物检疫

进口废汽车压件中不应携带下列动植物检疫物：

a) 动植物病原体(包括菌种、毒种等)、害虫及其他有害生物；

b) 动植物疫情流行的国家和地区的有关动植物、动植物产品和其他检疫物；

c) 动物尸体；

d) 土壤。

4.3 检验

4.3.1 进口废汽车压件中禁止混有下列夹杂物(包含在4.3.2、4.3.3中除外)：

a) 放射性废物；

b) 废弃炸弹、炮弹等爆炸性武器弹药；

c) 含多氯联苯废物；

d) 根据GB 5085鉴别为危险废物的物质；

e)《国家危险废物名录》中的其他废物。

4.3.2 废汽车压件中应严格限制下列夹杂物的混入，总质量不应超过废汽车压件总质量的0.01%：

a) 石棉废物或含石棉的废物；

b) 废感光材料；

c) 密闭容器；

d) 可以充分说明在进口废汽车压件的收集、处理、包装和运输过程中难以避免混入的其他危险废物。

4.3.3 进口废汽车压件应拆除或清除的废汽车本身的下列组成，这些组成部分的总质量不应超过废汽车总质量的0.01%。

a) 安全气囊；

b) 蓄电池；

c) 灭火器、密闭压力容器；

d) 机油、齿轮油、汽油、柴油、制动液、冷却液；

e) 制冷剂、催化剂；

f) 轮胎。

4.3.4 除4.3.1、4.3.2和4.3.3所列夹杂物外，废汽车压件中应限制其他夹杂物(包括木废料、废纸、废橡胶、热固性塑料、遗留在车上的生活废弃物等)的混入，总质量不应超过进口废汽车压件总质量的1%。

4.3.5 废汽车压件的放射性污染控制水平应符合SN 0570的要求。

5 抽样

5.1 感官检验

开箱查验的集装箱从检验批集装箱中随机抽取，抽样比例不少于检验批集装箱数的50%，掏箱检验的抽样比例不少于检验批集装箱数的10%，不足一箱的按一箱计算。

散装海运货物通常应对所有船舱开舱查验，落地检验的货物质量应不少于整批货物的30%。

散装陆运货物的抽样比例可参照集装箱装运货物执行。

5.2 拆解检验

需要拆解检验时，集装箱装运的样品通常从掏箱货物中随机抽取，散装海运或陆运的样品从落地检验货物中随机抽取，抽样数量不少于表1所列数量。

表1 拆解检验的抽样比例

废汽车压件批量/t	抽样数(以件计)
≤100	2
100～500	3
501～1 000	5
1 001～5 000	7
5 001～10 000	10

5.3 实验室检测

需对可疑物进行抽样送实验室检测时，抽样数量以满足实验室检测要求为准。

6 检验检疫

警示：现场检验检疫过程中应注意安全，遇有威胁到人身安全、健康的情形时，应采取必要的防护措施，必要时应立即停止检验检疫，并采取相应的隔离防护措施。

6.1 货证核查

检查集装箱箱号(或其他承运工具的标识)、封识号、封识代码并与装运前检验证书等报检单证核对，不相符的集装箱应实施掏箱检验。

6.2 卫生检疫

卫生检疫查验按SN/T 1254实施，卫生处理根据不同装运方式、不同处理目的分别按SN/T 1253、SN/T 1270、SN/T 1281、SN/T 1286、SN/T 1302和SN/T 1331实施。

6.3 动植物检疫

6.3.1 检查货物中是否存在动植物病原体(包括菌种、毒种等)、害虫及其他有害生物。

6.3.2 检查货物中是否存在动植物疫情流行的国家和地区的有关动植物、动植物产品和其他检疫物。

6.3.3 检查货物中是否存在动物尸体及土壤。

6.4 检验

6.4.1 放射性检测

按照SN 0570实施。

6.4.2 开箱/舱查验

6.4.2.1 集装箱装货物按照5.1规定抽取开箱查验的集装箱，对箱内货物实施感官检验。散装海运货物在卸货前对舱面货物实施感官检验。散装陆运货物可参照集装箱货物实施。

6.4.2.2 查验过程中发现有4.3.1b)可疑物的，应停止现场检验，必要时由专业人员或部门作进一步鉴定，并采取相应的安全措施；发现有4.3.1c)、d)和e)可疑物的，应按照5.3抽取代表性样品送实验室按GB 5085、GB/T 15555、GB 13015进行检测和判断。

6.4.2.3 查验过程中发现有4.3.2、4.3.3和4.3.4所列夹杂物或情况但不能确定是否超标时，集装箱装货物对所查集装箱实施掏箱检验或抽样拆解，散装货物在卸货过程实施落地检验或抽样拆解；发现有4.3.2和4.3.3所列可疑物的，应抽取代表性样品送专业部门作进一步鉴定，或由专业人员到现场作进一步鉴定。

6.4.3 **掏箱/落地检验**

6.4.3.1 集装箱装货物按照5.1规定抽样并实施掏箱，同时对6.1和6.4.2需要掏箱检验的集装箱实施掏箱，并对掏箱货物实施感官检验。散装货物按照5.1规定的比例对落地货物实施感官检验。

6.4.3.2 检验过程中发现有4.3.1所列情况时，应按6.4.2.2执行。

6.4.3.3 查验过程中发现有4.3.2、4.3.3和4.3.4所列夹杂物或情况但不能确定是否超标时，应按5.2抽样实施拆解检验，必要时扩大掏箱/落地检验的比例；发现有4.3.2、4.3.3所列可疑物的，应抽取代表性样品送专业部门作进一步鉴定，或由专业人员到现场作进一步鉴定。

6.4.3.4 对拆解检验的样品实施拆解、分拣。实施拆解前应称出样品的质量，分拣后应称出夹杂物的质量，然后按式(1)计算夹杂物含量。

$$X=\frac{W_x}{W_p}\times 100 \qquad \cdots\cdots(1)$$

式中：

X——夹杂物的含量，%；

W_x——样品中夹杂物的质量，单位为千克(kg)；

W_p——样品质量，单位为千克(kg)。

6.4.3.5 拆解过程中发现有4.3.1所列夹杂物时，应按6.4.2.2执行。

6.4.3.6 对拆解后的样品进行分拣过程中，如已分拣出的夹杂物比例已超过GB 16487.13规定的限值，可停止检验。

7 结果判定

7.1 经检验检疫，未发现不符合4.2和4.3要求的，判定为合格。

7.2 经检疫，发现不符合4.2要求的，判定为检疫不合格。

7.3 经检验，发现不符合4.3要求的，判定为检验不合格。

8 处置

8.1 对属于7.1情况的，应向报检人出具《入境货物通关单》。

8.2 对属于7.2情况的，应根据相关规定进行检疫处理，并向报检人出具相关单证。

8.3 对属于7.3情况的，应向报检人出具《检验证书》，移交海关、环境保护部门处理。

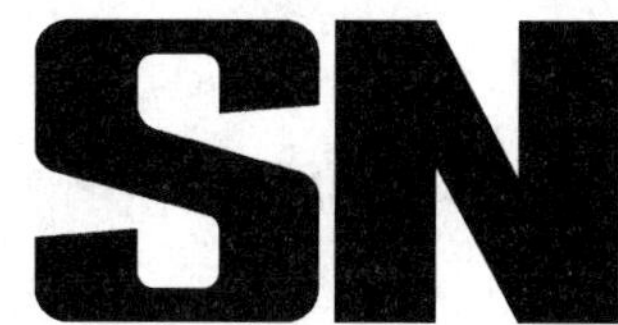

中华人民共和国出入境检验检疫行业标准

SN/T 1791.12—2006
代替 SN 0575—1996

进口可用作原料的废物检验检疫规程 第12部分:纺织品废料

Rules for the inspection and quarantine of waste imported as raw material—Part 12:Scrap textiles

2006-08-28 发布　　2007-03-01 实施

中华人民共和国国家质量监督检验检疫总局 发布

前　言

SN/T 1791《进口可用作原料的废物检验检疫规程》共分为13个部分：

——第1部分：废塑料；

——第2部分：甘蔗糖蜜；

——第3部分：木、木制品废料；

——第4部分：废钢铁；

——第5部分：供拆卸的船舶及其他浮动结构体；

——第6部分：废五金电器；

——第7部分：废电线电缆；

——第8部分：废电机；

——第9部分：废有色金属；

——第10部分：冶炼渣；

——第11部分：废汽车压件；

——第12部分：纺织品废料；

——第13部分：废纸或纸板。

本部分为SN/T 1791的第12部分。

本部分根据GB 16487.5《进口可用作原料的固体废物环境保护控制标准　废纤维》有关条款，对SN 0575—1996《进口可作原料用纺织品废物检验规程(试行)》进行了适当的调整和修订，在原标准范围基础上增加了四种海关商品编码，在其框架结构上增加了“要求”这一章节以及有关检疫的内容，并根据口岸实际情况和进口纺织品废料的特点，对其他章节的一些条款进行了充实。

本部分从实施之日起，代替SN 0575—1996。

本部分由国家认证认可监督管理委员会提出并归口。

本部分起草单位：中华人民共和国宁波出入境检验检疫局。

本部分主要起草人：孙文炬、石志全、高守坤、张洁。

本部分所代替标准的历次版本发布情况为：

——SN 0575—1996。

进口可用作原料的废物检验检疫规程 第12部分:纺织品废料

1 范围

SN/T 1791的本部分规定了进口可用作原料的纺织品废料的术语和定义、要求、抽样、检验检疫、结果判定和处置。

本部分适用于以下海关商品编码的纺织品废料的检验检疫:

商品HS编码	名 称
5202.1000.00	废棉纱线(包括废棉线)
5202.9900.00	其他废棉
5505.1000.00	合成纤维废料
5505.2000.00	人造纤维废料
6310.1000.10	新的或未使用过的纺织材料制品经分拣的碎织物等(包括废线、绳、索、缆及其制品)
6310.9000.10	新的或未使用过的纺织材料制品其他碎织物等(包括废线、绳、索、缆及其制品)

2 规范性引用文件

下列文件中的条款通过SN/T 1791本部分的引用而成为本部分的条款。凡是注日期的引用文件,其随后所有的修改单(不包括勘误的内容)或修订版均不适用于本部分,然而,鼓励根据本部分达成协议的各方研究是否可使用这些文件的最新版本。凡是不注日期的引用文件,其最新版本适用于本部分。

GB 5085 危险废物鉴别标准(所有部分)

GB/T 15555 固体废物浸出毒性检测方法(所有部分)

GB 16487.5 进口可用作原料的固体废物环境保护控制标准 废纤维

SN 0570 进口废金属放射性污染检验规程

SN/T 1253 入出境集装箱及其货物消毒规程

SN/T 1254 入出境废旧物品卫生检疫查验规程

SN/T 1270 入出境散装货物消毒规程

SN/T 1281 入出境集装箱及其货物除虫规程

SN/T 1286 入出境集装箱及其货物除鼠规程

SN/T 1302 入出境散装货物除虫规程

SN/T 1331 入出境散装货物除鼠规程

《国家危险废物名录》

3 术语和定义

下列术语和定义适用于SN/T 1791的本部分。

3.1

纺织品废料 scrap textiles

不能直接用作原用途的或失去原使用价值的未使用过的废棉纱线、废棉、废合成纤维、废人造纤维及碎织物。通常包括:

3.1.1

废棉纱线 scrap cotton yarn

纺纱、织布、制线各工序的断头、接头和下脚料，以及由于不合要求或其他原因而选取出的棉线或纱线。

3.1.2

废棉 scrap cotton

从开清棉机或梳棉机、精梳棉机等分离出的纤维。

3.1.3

废合成纤维 scrap fibre synthesized

有机单体物质经聚合而成的长丝在成形和加工过程中或在纺纱、织布、制线各工序的断头、接头和下脚料，或其他进行纺前加工所产生的或由于不合要求或其他原因而选取出的短纤维。

3.1.4

废人造纤维 scrap fibre artificially

天然原料经化学变化提取的有机聚合物长丝在成形和加工过程中或在纺纱、织布、制线各工序的断头、接头和下脚料，或其他进行纺前加工所产生的或由于不合要求或其他原因而选取出的短纤维。

3.1.5

碎织物 scrap fabrics

由纺织材料制成的针或钩编的织物、毡呢、无纺布、废线(包括绳、索、缆及其制品)的下脚料、边角料。

3.2

夹杂物 carried-waste

在产生、收集、包装和运输过程中混入进口纺织品废料中的其他物质(不包括进口纺织品废料的包装物及在运输过程中需使用的其他物质)。

3.3

检验批 inspection lot

一次报检的同一份运单(提单)和(或)同一份装运前检验证书的货物。

4 要求

4.1 单证和标志

进口废物原料境外供货企业注册证书、可用作原料废物的进口许可证和装运前检验证书及其他相关单证应真实、齐全、一致。

集装箱箱号、封识号和封识代码应与装运前检验证书等相关单证所列明的一致。

4.2 检疫

4.2.1 卫生检疫

纺织品废料中不应携带下列卫生检疫物：

a) 病原体；

b) 医学媒介生物；

c) 被病原微生物污染的物品。

4.2.2 动植物检疫

纺织品废料中不应携带下列动植物检疫物：

a) 动植物病原体(包括菌种、毒种等)、害虫及其他有害生物；

b) 动植物疫情流行的国家和地区的有关动植物、动植物产品和其他检疫物；

c) 除棉籽外的植物种子和具有繁殖能力的植物枝叶；

d) 动物尸体；

e) 土壤。

4.3 检验

4.3.1 不应混有的禁止进境夹杂物

纺织品废料中不应混有下列禁止进境夹杂物：

a) 放射性废物；

b) 废弃炸弹、炮弹等爆炸性武器弹药；

c) 根据 GB 5085 鉴别为危险废物的物质；

d) 《国家危险废物名录》中的其他废物。

4.3.2 严格控制的进境夹杂物

纺织品废料中应严格限制下列夹杂物的混入，总质量不应超过进口纺织品废料质量的 0.01%：

a) 棉籽；

b) 石棉废物或含石棉的废物；

c) 废感光材料；

d) 密闭容器；

e) 可以充分说明在进口纺织品废料的产生、收集、包装和运输过程中难以避免混入的其他危险废物。

4.3.3 一般控制的进境夹杂物

纺织品废料中应限制的其他夹杂物（包括废金属、木废料、废纸、废塑料、废橡胶、废玻璃等废物）的混入，总质量不应超过进口纺织品废料质量的 1%。

4.3.4 放射性检测

纺织品废料的放射性污染控制水平应符合 SN 0570 的要求。

5 抽样

5.1 集装箱装运的纺织品废料应按不低于检验批集装箱数量的 50% 实施开箱查验，并对检验批集装箱数量的 10% 实施掏箱检验；检验过程中不能确认集装箱内货物真实情况的，宜实施掏箱检验；不足一箱的按一箱计算。

5.2 对集装箱箱号、封识号、封识代码与相关单证不符的纺织品废料，应对相关集装箱实施掏箱检验。

5.3 集装箱装运的纺织品废料的抽样分拣按每一集装箱内货物件（包、袋、捆）数（散装按质量）的 3% 随机抽取，并不得少于 3 件（包、袋、捆）；对可疑物需送实验室分析时，应对其进行抽样，抽样数量以满足实验室检测要求为准。

6 检验检疫

警示：现场检验检疫过程中应注意安全。遇有威胁到人身安全、健康的情形时，应采取必要的防护措施，必要时应立即停止检验检疫，并采取相应的隔离防护措施。

6.1 货证和标志一致性检查

检查集装箱箱号、封识号、封识代码与相关单证是否相符。

6.2 卫生检疫

卫生检疫查验按 SN/T 1254 实施，卫生处理根据不同装运方式、不同处理目的分别按 SN/T 1253、SN/T 1270、SN/T 1281、SN/T 1286、SN/T 1302 和 SN/T 1331 实施。

6.3 动植物检疫

检查货物中是否存在动植物病原体（包括菌种、毒种等）、害虫及其他有害生物。

检查货物中是否存在动植物疫情流行的国家和地区的有关动植物、动植物产品和其他检疫物。

检查货物中是否存在除棉籽外的植物种子和具有繁殖能力的植物枝叶。

检查货物中是否存在动物尸体及土壤。

6.4 集装箱装运货物检验

6.4.1 放射性检测

按 SN 0570 实施。

6.4.2 开箱查验

6.4.2.1 按 5.1 规定的比例随机抽取开箱查验的集装箱，对箱内货物实施感官检验。

6.4.2.2 检验过程中发现有 4.3.1b)所列夹杂物时，应停止现场检验；对发现有 4.3.1c)和 d)的可疑物时，应按 5.3 要求抽样送实验室，并按 GB 5085、GB/T 15555 进行检测。

6.4.2.3 检验过程中发现有 4.3.2 和 4.3.3 所列夹杂物，但不能确定是否超过比例时，应对查验箱货物实施掏箱检验，也可实施全部集装箱掏箱检验。

6.4.3 掏箱检验

6.4.3.1 将集装箱内的货物全部卸离，对货物实施感官检验。

6.4.3.2 检验过程中发现有 4.3.1 所列夹杂物时，应按 6.4.2.2 执行。

6.4.3.3 检验过程中发现有 4.3.2 和 4.3.3 所列夹杂物，但不能确定是否超过比例时，应实施抽样分拣检验；也可实施全部集装箱货物全数分拣检验。

6.4.3.4 抽样分拣检验按 5.3 规定实施。实施分拣前应称出样件(包、袋、捆)的质量；样件(包、袋、捆)分拣后，应分别称出严格控制夹杂物和一般控制夹杂物的质量，然后分别按式(1)计算夹杂物含量。

$$X = W_x / W_p \times 100 \qquad (1)$$

式中：

X——夹杂物的含量，%；

W_x——样件(包、袋、捆)中夹杂物的质量，单位为千克(kg)；

W_p——样件(包、袋、捆)质量，单位为千克(kg)。

6.4.3.5 分拣过程中发现有 4.3.1 所列夹杂物时，应按 6.4.2.2 执行。

6.4.3.6 分拣过程中，如分拣出的夹杂物的质量已占查验集装箱货物质量的比例已超过 GB 16487.5 规定的限值，可停止检验。

6.5 船舱、车(皮)箱装运货物检验

可参照废纸或纸板的船舱、车(皮)箱装运的检验方法。

7 结果判定

7.1 经检验检疫，未发现不符合 4.2 和 4.3 要求的，判定为合格。

7.2 经检疫，发现不符合 4.2 要求的，判定为检疫不合格。

7.3 经检验，发现不符合 4.3 要求的，判定为检验不合格。

8 处置

8.1 对属于 7.1 情况的，向报检人出具《入境货物通关单》。

8.2 对属于 7.2 情况的，应根据相关规定进行检疫处理，并向报检人出具相关单证。

8.3 对属于 7.3 情况的，应向报检人出具《检验证书》，移交海关、环境保护部门处理。

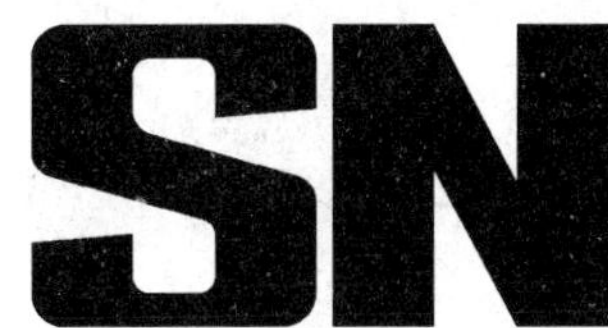

中华人民共和国出入境检验检疫行业标准

SN/T 1791.13—2006
代替 SN 0574—1996

进口可用作原料的废物检验检疫规程 第13部分：废纸或纸板

Rules for the inspection and quarantine of scrap imported as raw material—Part 13: Waste and scrap of paper or paperboard

2006-08-28 发布　　　　2007-03-01 实施

中华人民共和国国家质量监督检验检疫总局 发布

前　言

SN/T 1791《进口可用作原料的废物检验检疫规程》共分为13个部分：

——第1部分：废塑料；

——第2部分：甘蔗糖蜜；

——第3部分：木、木制品废料；

——第4部分：废钢铁；

——第5部分：供拆卸的船舶及其他浮动结构体；

——第6部分：废五金电器；

——第7部分：废电线电缆；

——第8部分：废电机；

——第9部分：废有色金属；

——第10部分：冶炼渣；

——第11部分：废汽车压件；

——第12部分：纺织品废料；

——第13部分：废纸或纸板。

本部分为SN/T 1791的第13部分。

本部分根据GB 16487.4《进口可用作原料的固体废物环境保护控制标准　废纸或纸板》有关条款，对SN 0574—1996《进口可作原料用回收(废碎)纸及纸板检验规程(试行)》进行了适当的调整和修订，在原标准基础上，增加了要求一章以及有关检疫的内容，并根据口岸实际情况和进口废纸的特点，对其他章节的一些条款进行了充实。

本部分从实施之日起，代替SN 0574—1996。

本部分由国家认证认可监督管理委员会提出并归口。

本部分起草单位：中华人民共和国天津出入境检验检疫局、中华人民共和国福建出入境检验检疫局、中华人民共和国浙江出入境检验检疫局。

本部分主要起草人：刘孟春、马俊岱、张日红、李耀华、沈庆辉、沈荣。

本部分所代替标准的历次版本发布情况为：

——SN 0574—1996。

进口可用作原料的废物检验检疫规程 第13部分:废纸或纸板

1 范围

SN/T 1791的本部分规定了进口可用作原料的废纸或纸板的术语和定义、要求、抽样、检验检疫、结果判定和处置。

本部分适用于以下海关商品编号的废纸或纸板的检验检疫:

海关商品编号	固体废物名称
47071000.00	回收(废碎)的未漂白牛皮纸或纸板及回收(废碎)的瓦楞纸和纸板
47072000.00	回收(废碎)的主要由漂白化学浆制未经本体染色的其他纸和纸板
47073000.00	回收(废碎)的主要由机械浆制纸或纸板(例如报纸、杂志及类似的印刷品)
47079000.00	回收(废碎)的其他纸及纸板,包括未分选的

2 规范性引用文件

下列文件中的条款通过SN/T 1791本部分的引用而成为本部分的条款。凡是注日期的引用文件,其随后所有的修改单(不包括勘误的内容)或修订版均不适用于本部分,然而,鼓励根据本部分达成协议的各方研究是否可使用这些文件的最新版本。凡是不注日期的引用文件,其最新版本适用于本部分。

GB 5085(所有部分) 危险废物鉴别标准

GB/T 15555(所有部分) 固体废物浸出毒性检测方法

GB 16487.4 进口可用作原料的固体废物环境保护控制标准 废纸或纸板

SN 0570 进口废金属放射性污染检验规程

SN/T 1253 入出境集装箱及其货物消毒规程

SN/T 1254 入出境废旧物品卫生检疫查验规程

SN/T 1270 入出境散装货物消毒规程

SN/T 1281 入出境集装箱及其货物除虫规程

SN/T 1286 入出境集装箱及其货物除鼠规程

SN/T 1302 入出境散装货物除虫规程

SN/T 1331 入出境散装货物除鼠规程

《国家危险废物名录》

3 术语和定义

下列术语和定义适用于SN/T 1791的本部分。

3.1

废纸或纸板 waste and scrap of paper or paperboard

回收的可直接用于纸张再生产的经分选的文化生活用纸、办公用纸、商品包装用纸及纸制品工业下脚料等。

3.2

夹杂物 carried waste

在产生、收集、包装和运输过程中混入进口废纸中的其他物质(不包括进口废纸的包装物及在运输过程中需使用的其他物质)。

3.3

检验批　inspection lot

一次报检的同一份运单(提单)和(或)同一份装运前检验证书的货物。

4　要求

4.1　单证和标志

境外供货企业注册证书、进口废物批准证书和必要的装运前检验证书及其他相关单证应齐全、一致、真实。

集装箱箱号、封识号和封识代码应与装运前检验证书等相关单证所列明的一致。

4.2　检疫

4.2.1　卫生检疫

废纸或纸板中不应携带有下列卫生检疫物：

a)　病原体；

b)　医学媒介动物；

c)　被病原微生物污染的物品。

4.2.2　动植物检疫

废纸或纸板中不应携带有下列动植物检疫物：

a)　动植物病原体(包括菌种、毒种等)、害虫及其他有害生物；

b)　动植物疫情流行的国家和地区的有关动植物、动植物产品和其他检疫物；

c)　动物尸体；

d)　土壤。

4.3　检验

4.3.1　废纸或纸板禁止混有下列夹杂物(包含在4.3.2条中的废物除外)：

a)　放射性废物；

b)　废弃炸弹、炮弹等爆炸性武器弹药；

c)　根据GB 5085鉴别为危险废物的物质；

d)　《国家危险废物名录》中的其他废物。

4.3.2　进口废纸中应严格限制下列夹杂物的混入，总质量不应超过进口废纸质量的0.01%：

a)　石棉废物或含石棉的废物；

b)　被焚烧或部分焚烧的废纸，被灭火剂污染的废纸；

c)　废感光材料；

d)　密闭容器；

e)　可以充分说明在进口废纸的产生、收集、包装和运输过程中难以避免混入的其他危险废物。

4.3.3　除4.3.1和4.3.2所列夹杂物外，进口废纸中应限制其他夹杂物[包括木废料、渣土、废金属、废玻璃、废塑料、废橡胶、废吸附剂、墙(壁)纸、涂蜡纸、浸蜡纸、复写纸等废物]的混入，总质量不应超过进口废纸质量的1.5%。

4.3.4　进口废纸或纸板的放射性控制水平应符合SN 0570的要求。

5　抽样

5.1　集装箱装运的货物的开箱查验数量应不少于检验批数量的50%，掏箱检验数量应不少于检验批数量的10%，开箱查验和掏箱检验不足一箱的按一箱计算(开箱查验集装箱从检验批集装箱中随机抽取，掏箱检验集装箱从开箱查验集装箱中代表性抽取)。每一掏箱检验集装箱内货物需随机选取1件

(包、捆)或以上货物进行拆包检验。

5.2 需抽取拆包分拣检验样品时,集装箱装运货物按每一集装箱内货物件(包、捆)数的5%或以上随机抽取,散装海运按每一船舱总件数的2%或以上随机抽取,并不得少于2件(包、捆)。

需对可疑物抽样送实验室检测时,抽样数量以满足实验室检测要求为准。

6 检验检疫

警示:现场检验检疫过程中应注意安全,遇有威胁到人身安全、健康的情形时,应采取必要的防护措施,必要时应立即停止检验检疫,并采取相应的隔离防护措施。

6.1 货证及标志一致性检查

检查集装箱箱号、封识号、封识代码与相关单证是否相符,对不相符的应实施掏箱检验。

6.2 卫生检疫

卫生检疫查验按 SN/T 1254 实施,卫生处理根据不同装运方式、不同处理目的分别按 SN/T 1253、SN/T 1270、SN/T 1281、SN/T 1286、SN/T 1302 和 SN/T 1331 实施。

6.3 动植物检疫

检查货物中是否存在动植物病原体(包括菌种、毒种等)、害虫及其他有害生物。

检查货物中是否存在动植物疫情流行的国家和地区的有关动植物、动植物产品和其他检疫物。

检查货物中是否存在动物尸体及土壤。

6.4 集装箱装运货物的检验

6.4.1 放射性检测

按 SN 0570 实施。

6.4.2 开箱查验

6.4.2.1 按5.1规定的比例,随机抽取开箱查验的集装箱,对箱内货物实施感官检验。

6.4.2.2 检验过程中发现有4.3.1b)情形时,应停止现场检验;对发现有4.3.1c)和d)的可疑物时,应抽样送实验室按 GB 5085、GB/T 15555 进行检测和判断。

6.4.2.3 检验过程中发现有4.3.2和4.3.3所列夹杂物且暂不能确定是否超标时,应对该箱货物实施掏箱检验。

6.4.3 掏箱检验

6.4.3.1 对按5.1规定抽取的集装箱和其他需要掏箱检验的集装箱实施(全部)掏箱和拆包,并对货物实施感官检验。

6.4.3.2 检验过程中目测发现有4.3.1的情形时,应按6.4.2.2执行。

6.4.3.3 检验过程中目测发现有4.3.2和4.3.3所列夹杂物且暂不能确定是否超标时,应按5.2规定抽样并实施拆包分拣检验,必要时可视情况加大掏箱检验或拆包分拣检验的比例。

6.4.3.4 对抽取的分拣检验样品进行拆包并实施分拣。实施分拣前应称出样件(包、捆)的质量,样件(包、捆)分拣后应分别称出严格控制夹杂物和一般控制的夹杂物的质量,然后分别按式(1)计算夹杂物含量。

$$X = W_x / W_p \times 100 \qquad \cdots\cdots(1)$$

式中:

X——夹杂物的含量,%;

W_x——样件(包、捆)中夹杂物的质量,单位为千克(kg);

W_p——样件(包、捆)质量,单位为千克(kg)。

6.4.3.5 分拣过程中发现有4.3.1所列夹杂物时,应按6.4.2.2执行。

6.5 散装海运货物检验

6.5.1 放射性检测

按 SN 0570 实施。

6.5.2 开舱查验

6.5.2.1 对舱面的货物实施感官检验。

6.5.2.2 检验过程中发现有 4.3.1b)情形时,应停止现场检验;对发现有 4.3.1c)和 d)的可疑物时,应按 5.2 要求抽样送实验室,并按 GB 5085、GB/T 15555 进行检测和判断。

6.5.2.3 检验过程中发现有 4.3.2 和 4.3.3 所列夹杂物且暂不能确定是否超标时,应在卸货过程或卸货后进行落地检验。

6.5.3 落地检验

6.5.3.1 对卸至指定检验检疫场地的货物实施感官检验。

6.5.3.2 检验过程中发现有 4.3.1 的情形时,应按 6.4.2.2 执行。

6.5.3.3 检验过程中发现有 4.3.2 和 4.3.3 所列夹杂物且暂不能确定是否超标时,应按 5.2 规定抽样并实施分拣检验。

6.5.3.4 对抽取的分拣检验样品拆包并实施分拣。实施分拣前应称出样品的质量,分拣后应称出夹杂物的质量,然后按式(1)计算夹杂物含量。

6.5.3.5 分拣过程中发现有 4.3.1 情形时,应按 6.4.2.2 执行。

6.5.3.6 抽样检验分拣过程中,如已分拣出的夹杂物占全批货物质量的比例已超过 GB 16487.4 规定的限值,可停止检验。

6.6 散装陆运货物检验

散装陆运货物的检验参照 6.5 实施。

7 结果判定

7.1 经检验检疫,未发现不符合第 4 章规定要求的,判定为合格。

7.2 经检疫,发现不符合 4.2 要求的,判定为检疫不合格。

7.3 经检验,发现不符合 4.3 要求的,判定为检验不合格。

8 处置

8.1 对属于 7.1 情况的,向报检人出具《入境货物通关单》。

8.2 对属于 7.2 情况的,应根据相关规定进行检疫处理,并向报检人出具相关单证。

8.3 对属于 7.3 和 7.4 情况的,应向报检人出具《检验证书》,移交海关、环境保护部门处理。

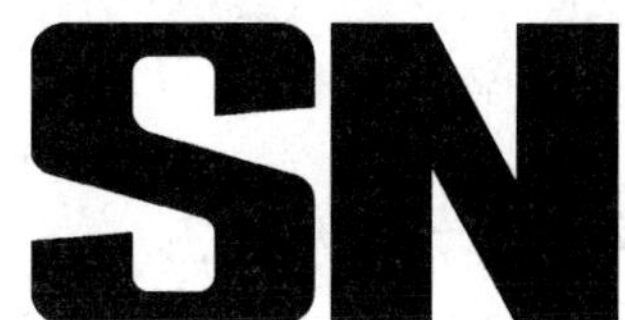

中华人民共和国出入境检验检疫行业标准

SN/T 2298.1—2009

进口可用作原料的固体废物检验检疫通用标准　第1部分：术语和定义

Inspection and quarantine general standard for imported solid wastes as raw materials—Part 1: Terms and definitions

2009-07-07 发布　　2010-01-16 实施

中华人民共和国国家质量监督检验检疫总局　发布

前　　言

SN/T 2298《进口可用作原料的固体废物检验检疫通用标准》系列标准共分为4部分：

——第1部分：术语和定义；

——第2部分：抽样方法；

——第3部分：卫生除害处理通用技术要求；

——第4部分：爆炸性物质检验方法。

本部分为SN/T 2298的第1部分。

本部分的附录A为资料性附录。

本部分由国家认证认可监督管理委员会提出并归口。

本部分起草单位：天津出入境检验检疫局、上海出入境检验检疫局、浙江出入境检验检疫局、深圳出入境检验检疫局、江苏出入境检验检疫局、广东出入境检验检疫局、山东出入境检验检疫局、厦门出入境检验检疫局。

本部分主要起草人：姚久红、于群利、张姝、魏红兵、刘孟春、关淳、李保家。

本部分系首次发布的出入境检验检疫行业标准。

进口可用作原料的固体废物检验检疫通用标准 第1部分:术语和定义

1 范围

SN/T 2298的本部分规定了进口可用作原料的固体废物检验检疫的常用术语和定义。

本部分适用于进口可用作原料的固体废物的检验检疫。

2 术语和定义

以下术语和定义适用于本部分,相关的海关释义参见附录A。

2.1 基本术语和定义

2.1.1

可用作原料的固体废物 solid wastes as raw materials

指在生产过程中产生的下脚料、边角料,或在生产、生活和其他活动中产生的丧失原有利用价值,或者虽未丧失利用价值但被抛弃或者放弃的,经过回收、加工处理,能够使其重新获得利用价值并可用作生产原料的各种废弃物。在检验检疫日常工作中简称为"废物原料"。

2.1.2

骨废料 wastes of bones

马、牛、羊、猪等动物骨头混合物的总称。

2.1.3

矿渣 mineral slag

冶炼金属过程中产生的熔渣、浮渣、氧化皮及其他废料。

2.1.4

木及软木废料 wood and soft wood wastes

在木材加工过程中产生的下脚料、使用过的旧木制品及软木废料等。

2.1.5

回收(废碎)纸及纸板 recycling (waste and scrap) paper and paperboard

回收的可直接用于纸张再生产的经分选的文化生活用纸、办公用纸、商品包装用纸及纸制品工业下脚料等。

2.1.6

纺织品废料 scrap of textiles

不能直接用作原用途的或失去原使用价值的未使用过的废棉纱线、废棉、废合成纤维、废人造纤维及碎织物等。

2.1.7

废钢铁 waste and scrap of iron and steel

炼钢、炼铁、铸造及铁合金冶炼时作为炉料使用的熔炼用钢铁碎料及钢铁制品,以及一般用途的非熔炼用钢铁碎料及钢铁制品。

2.1.8

废有色金属 nonferrous metal scraps

各种可作原料的有色金属的切头、冲制件废品、旧废料等。

2.1.9

废电机　waste electric motors

已丧失原有利用价值或者虽未丧失利用价值但被抛弃或者放弃的，用于拆解回收金属及非金属材料的电动机或发电机。

2.1.10

废电线电缆　waste wires and cables

废弃的、不再具备原用途或者使用功能的但可作为原料以回收铜、铝为主的电线电缆。

2.1.11

废五金电器　metal and electric appliance scraps

废弃的、不再具备原用途或者使用功能的，以回收利用其中各种可用材料的五金电器。

2.1.12

供拆卸的船舶及其他浮动结构体　vessels and other floating structures for breaking up

废船舶　hulk

报废的供拆卸用的船舶及其他浮动结构体。

2.1.13

塑料废碎料及下脚料　waste and scrap of plastics

在塑料生产及塑料制品的加工过程中产生的热塑性下脚料、边角料和残次品，或者使用过且经加工清洗干净的热塑性塑料。

2.1.14

废汽车压件　compressed piece of scrap automobile

丧失使用功能而且经过压制等处理的不可恢复原状的废汽车。

2.1.15

糖及糖食废料　scrap of sugarcane

在甘蔗制糖或其他制糖过程中从末端糖膏中分离出来的母液。

2.1.16

未硫化橡胶废碎料及下脚料　half finished rubber

在橡胶或橡胶制品生产或加工过程中由于切割、磨损或其他原因失去原有使用价值的未硫化橡胶及下脚料。

2.2　相关术语和定义

2.2.1

夹杂物　carried-waste

在产生、收集、包装和运输过程中混入可用作原料的固体废物中的其他物质（不包括可用作原料的固体废物的包装物及在运输过程中需使用的其他物质）。

2.2.2

禁止混有的夹杂物　forbidden carried-waste

GB 16487 中规定的各类禁止混有的夹杂物。包括但不限于下列夹杂物：

a）放射性废物；

b）废弃炸弹、炮弹等爆炸性武器弹药；

c）根据 GB 5085 鉴别为危险废物的物质；

d）含多氯联苯废物；

e）未清除绝缘油材料的变压器、镇流器和压缩机；

f）除棉籽外的植物种子和具有繁殖能力的植物枝叶；

g）油封电缆、光缆，铅皮电缆；

h) 《国家危险废物名录》中的其他废物。

2.2.3

严格限制夹杂物 strictly limited carried-waste

GB 16487 中规定的各类严格限制混入的夹杂物。

2.2.4

一般限制夹杂物 limited carried-waste

GB 16487 中规定的各类限制混入的夹杂物。

2.2.5

废感光材料 waste sensitization

从摄影化学品及感光材料的生产和使用过程中产生的废物,已被列入《国家危险废物名录》。主要包括废显影液、废定影液、废胶片、废像纸及感光药品等。

2.2.6

含多氯联苯废物 polychlorinated biphenyls for waste;mul-chlorin biphenyl waste

含有或沾染氯化联苯混合物的废弃物。主要指含有或沾染多氯联苯(PCBs)、多氯三联苯(PCTs)、多溴联苯(PBBs)的废物。

2.2.7

热塑性塑料 thermoplastics

在塑料整个特征温度范围内,能反复加热软化和反复冷却硬化,且在软化状态采用模塑、挤塑或二次成型通过流动能反复模塑为制品的塑料。

2.2.8

热固性塑料 thermosetting plastics

加热或通过其他方法(如辐射、催化等)固化时,能变成基本不溶、不熔状态的塑料。

2.2.9

氧化铁皮 iron scale

钢铁在锻打、热轧等加工过程中,在材料表面生成的铁元素含量不低于 68%,或其中氧化钙和二氧化硅总含量不大于 1%的金属氧化物。

2.3 检验检疫术语和定义

2.3.1

装运前检验 pre-shipment inspection

在进口可用作原料的固体废物运往中国大陆地区之前,由指定的装运前检验机构在指定区域内按照中国法律法规、相关环境保护控制标准和规程对其进行合格评定的活动。

2.3.2

口岸检验 inspection at ports

口岸检验检疫机构对运抵口岸的进口货物根据相关法律法规、标准和规程进行合格评定的活动。

2.3.3

落地检验 inspection in appropriate site

对自运输工具卸离的进口可用作原料的固体废物,按规定平摊于指定查验场地后,检验检疫机构按相关规定、标准和规程进行的检验。

2.3.4

开箱检验 opening container inspection

检验检疫机构对集装箱装载的可用作原料的固体废物,按相关规定和规程随机抽取一定数量的集装箱,开启箱门或掏出箱内部分进口可用作原料的固体废物后进行的检验。

2.3.5

掏箱检验 hollow out inspection

检验检疫机构对集装箱装载的可用作原料的固体废物，将集装箱内的货物全部掏出、卸离集装箱后，对货物进行的检验。

2.3.6

开舱检验 opening hatch inspection

检验检疫机构打开装运散装可用作原料的固体废物的船舱，对舱内所装可用作原料的固体废物实施的检验。

2.3.7

卸船检验 discharging inspection

检验检疫机构在散装可用作原料的固体废物的船舱卸货过程中，对进口可用作原料的固体废物实施的检验。

2.3.8

分拣检验 culling inspection

检验检疫机构为确定可用作原料的固体废物中夹杂物含量，对货物中的夹杂物按类别进行分选并称重的合格评定活动。

2.3.9

拆包检验 knocked-down inspection

检验检疫机构对捆扎、箱等包装的进口可用作原料的固体废物，随机抽取一定数量的包装件，打开包装后进行的检验。

2.3.10

国外供货商 overseas supplier

进口可用作原料的固体废物对外贸易合同的卖方。

2.3.11

国内收货人 domestic consignee

进口可用作原料的固体废物对外贸易合同的买方。

2.3.12

全数检验 complete inspection

对全批以集装箱、汽车或列车装运的可用作原料的固体废物，每箱、车、车皮均实施掏箱或落地检验；对散装船装运的可用作原料的固体废物，每舱均实施落地检验，并按照规定比例进行拆包检验的活动。

2.3.13

卫生除害处理 sanitary treatment and disinfestation

在出入境口岸针对进口可用作原料的固体废物进行的卫生处理和除害处理的总称。指检验检疫机构为防止人类传染病及其医学媒介生物、动物传染病和植物危害性病、虫、杂草及其他有害生物由国外传入依法采用化学、物理等方法，对进口的可用作原料的固体废物实施消毒、除虫、灭害(除鼠、有害杂草籽等)的工作过程。

2.3.14

卫生处理 sanitary treatment

消毒、除鼠、除虫等卫生措施。

2.3.15

除害处理 disinfestations

针对可用作原料的固体废物中夹带动物尸体及携带检疫性有害生物或一般生活害虫实施的处理

措施。

2.3.16

医学媒介生物　medical vector

可以对人类健康造成直接或间接危害、影响人们正常生活的一类生物。主要包括与人类疾病有密切关系的鼠类、蚊、蝇、蜱、螨、蚤、蜚蠊、蠓等生物。

2.3.17

有害生物　pest

任何对植物或植物产品有害的植物、动物或病原体的种、株(品)系或生物型。

附 录 A
（资料性附录）
相关术语的释义

A.1 废钢铁

通常把在金属生产或机械加工中产生的废料及碎屑以及因破裂、切断、磨损及其他原因而明显不能作为原物使用的金属货品或粗铸成形无缩孔或冒口的锭块产品，表面有明显瑕疵，化学成分上不同于生铁、镜铁及铁合金的碎料钢铁锭，统称为废钢铁。

废钢铁中不应有成套的机器设备及结构件（如有，则必须拆解且压碎或压扁成不可复原状），各种形状的容器（罐筒等）应全部从轴向割开。机械部件容器（发动机、齿轮箱等）应清除易燃品和润滑剂的残余物。

不包括可以再按原用途使用或适于作其他用途使用的钢铁制品，不论是否经修补、改造方可使用的；也不包括那些不须先经回收金属即可改作其他物品的钢铁制品。例如，把损坏零件更换后仍可使用的钢制构件；可用作矿柱或可通过重轧改作其他物品的废旧铁路道轨；经过擦净磨刃后仍可使用的钢锉。

还不包括冶炼钢铁所得的熔渣、浮渣、氧化皮或其他废料，即使适于回收金属用的；由于具有放射性而不能直接用于钢铁工业的废碎料；生铁或镜铁的碎片。

A.2 钢铁废碎料

钢铁废碎料通常用于熔融回收金属或用于制化学品。通常状态为，从钢铁生产或机械加工所得的废碎料（例如，切头、锉屑及切屑）；因破裂、切断、磨损或其他原因而明显不能作为原物使用的钢铁制品。

为了使其达到用户需要的尺寸和质量，钢铁废碎料通常要经过剪切或火焰切割、用液压机等将其（尤其是轻质碎料）压缩成包、将汽车车身或其他轻质碎料碎裂（切碎）、将钢铁锉屑及切屑压碎并粘聚成砖块状、将旧铁品破碎等加工。

A.3 供再熔的碎料钢铁锭

它们是炼钢中用作添加产品。由高合金钢的锭块构成，通过将精细废碎料（例如，磨粉、精细切屑）再熔后浇铸制得，未经轧制。

由于在用过的冷铸模中浇铸，它们的表面粗糙，凹凸水平，带有气泡、裂口、缝隙及收缩孔。浇铸这种锭块不需漏斗形铸口，因此，它们没有缩孔或冒口，但表面凹凸不平，有时锭块上端中心向里凹，常有些火山口状的裂缝，裂缝上可以看到有大量多孔铁渣。

A.4 镍废碎料

不包括矿灰及镍残渣和用镍废碎料再熔炼后铸成的镍锭及类似形状的未锻轧镍。

A.5 铜废碎料

铜废料包括拉丝铜泥屑，这些铜泥屑是在拉拔铜丝过程中产生的，主要由铜粉末与拉丝工艺所需的润滑油混合构成。

不包括矿灰及含铜炉渣和通过再熔铜废碎料制得的锭块及类似形状的未锻轧浇铸产品。

A.6 铝废碎料

铝的废碎料是炼铝工业重要的原料来源，在冶金工业中还可用作一种脱氧剂或脱碳剂。

不包括钢铁生产时产生的矿渣、熔渣等，含有可回收铝的硅酸盐；生产铝时所产生的矿灰及残渣；通过浇铸再熔铝废碎料所得的铝锭及类似未锻轧铝产品。

A.7 铅废碎料

不包括制铅时产生的矿灰及残渣(例如，铅锍)；用再熔铅废碎料浇铸而成的铅锭及类似形状的未锻轧铅。

A.8 锌废碎料

不包括制锌或镀锌时产生的矿灰及残渣(例如，电镀时沉积的淤渣及浸槽中的金属残渣)；用再熔锌废碎料浇铸而成的锌锭及类似的未锻轧锌。

A.9 锡废碎料

不包括制锡时产生的矿灰及残渣；用再熔锡废碎料浇铸而成的锡锭及类似形状的未锻轧锡。

也不包括镀锡生产过程产生的阳极泥。

A.10 熔炼渣/炉渣(新增)

冶炼钢铁产生的熔渣、浮渣，氧化皮及其他废料(粒状熔渣除外)。

火法冶炼过程中的以氧化物为主要成分，形成多组分熔体，金属提炼和精炼过程中的主要产物之一。

A.10.1 高炉炉渣

高炉冶炼过程中，杂质与加入的溶剂形成的氧化钙、二氧化硅含量较高的多组分熔体。

A.10.2 平炉炉渣

平炉冶炼过程中，杂质与加入的溶剂形成的氧化铁含量较高的多组分熔体。

A.10.3 转炉炉渣

转炉冶炼过程中，杂质与加入的溶剂形成的氧化铁含量较高的多组分熔体。

A.10.4 电炉炉渣

电炉冶炼过程中，杂质与加入的溶剂形成的还原性物质为主的多组分熔体。

A.11 粒状熔渣(熔渣砂)

冶炼钢铁所产生的粒状熔渣(熔渣砂)，例如，用出高炉后就倒入水中的液体浮渣制得。

不包括对熔化炉渣吹入蒸汽或压缩空气而制得的矿渣棉和在熔化的炉渣中加入少量水而制得的泡沫矿渣，也不包括矿渣水泥。

A.12 熔渣、浮渣

冶炼钢铁所产生的熔渣、浮渣(粒状熔渣除外)，包括在熔炼铁矿砂时或冶炼生铁或钢时所得的铝、钙或铁的硅酸盐(高炉渣或转炉渣)。包括不论是否含有足以回收金属铁的熔渣。但不包括含磷熔渣(“碱性熔渣”或“托马斯炉渣”)，这些熔渣是重要的肥料。

冶炼钢铁所产生的熔渣及浮渣用于制造水泥，作路基或筑路用。

A.13 氧化皮

冶炼钢铁所产生的氧化皮是钢铁在锻打、热轧等工序所产生的氧化铁皮。

包括高炉灰及冶炼钢铁所产生的其他废料，但不包括剪切、成形或其他金属加工工序中所产生的金属碎料。

A.14 矿灰及残渣

包括含有金属或金属化合物的矿灰及残渣。这些矿灰、残渣是处理矿砂或冶金中间产品(例如,锍)时所得或从不属机械加工金属的电解、化学或其他工序所得。在工业上,它们用于提取金属或作为生产金属化合物的基本原料。

包括机械加工有色金属时所产生的主要为氧化物的金属皮。但机械加工金属所剩的废料及残旧破烂的金属制品碎料不包括在内。

A.15 废纺织原料

A.15.1 废棉纱线

纺纱、织布、制线各工序的断头、接头和下脚料,以及由于不合要求或其他原因而选取出的棉线或纱线。

A.15.2 废棉

从开清棉机或梳棉机、精梳棉机等分离出的纤维。

A.15.3 废合成纤维

有机单体物质经聚合而成的长丝在成形和加工过程中或在纺纱、织布、制线各工序的断头、接头和下脚料,或其他进行纺前加工所产生的或由于不合要求或其他原因而选取出的短纤维。

A.15.4 废人造纤维

天然原料经化学变化提取的有机聚合物长丝在成形和加工过程中或在纺纱、织布、制线各工序的断头、接头和下脚料,或其他进行纺前加工所产生的或由于不合要求或其他原因而选取出的短纤维。

A.15.5 碎织物

由纺织材料制成的针或钩编的织物、毯呢、无纺布、废线(包括绳、索、缆及其制品)的下脚料、边角料。

A.15.6 化学纤维废料

包括落绵、废纱及回收纤维,不论是否漂白或染色,只要未经粗梳、精梳或其他纺前加工的。

但不包括絮胎,经粗梳、精梳或其他纺前加工的废纤,纺织纤维屑、粉末及球结,新的或旧的碎织物。

A.16 废橡胶、橡胶废碎料及下脚料

废橡胶由三个部分组成,一部分是废轮胎;一部分是废胶带、废胶管、废胶鞋及其他废橡胶制品;另外一部分是橡胶制品生产过程中产生的边角余料和报废产品。

橡胶废碎料及下脚料,是指在橡胶或橡胶制品生产或加工过程中由于切割、磨损或其他原因所造成没有使用价值的废橡胶及下脚料。

包括在未硫化或硫化橡胶(硬质橡胶除外)的生产或加工过程中产生的废碎料及下脚料:因划切、磨损或其他原因明显不可再作为原用途使用的橡胶货品(硬质橡胶的除外);这类货品包括不能再翻新的磨损橡胶轮胎,以及由其制得的碎料。

A.17 回收(废碎)纸或纸板

指未漂白的牛皮纸或纸板的废碎品及瓦楞纸或纸板的废碎品;主要由漂白化学木浆制成未经本体染色的其他纸和纸板的废碎品;主要由机械浆制成的纸或纸板(例如,报纸、杂志及类似印刷品)的废碎品;其他,包括未分选的废碎品。

包括削、切、剪、撕的废纸及纸板、旧报纸和旧杂志、校样、报废印刷品及类似废料,也包括纸或纸板的碎料。

但不包括主要用于回收贵金属的含贵金属或贵金属化合物的废碎纸或纸板,例如,含银或银化合物

的废碎感光纸或纸板;也不包括纸丝,即使是以废纸制成,也不归入本类。

A.18 碎玻璃及废玻璃

包括制造玻璃时产生的各种废、碎玻璃(包括溅泼在熔埚外面后经回收的废玻璃)和破碎玻璃制品。但不包括粉状、粒状或粉片状的玻璃。

A.19 废木料

在木材加工过程中产生的下脚料及丧失原有利用价值的木制品。

A.20 甘蔗糖蜜

在甘蔗糖提取或精制糖后所剩的物质(正常副产品),为棕色或黑灰色胶黏物质,含有相当大量不易结晶的糖,也可呈粉末状。

其主要用途是作为蒸馏酒精或酒精饮料(例如,从甘蔗糖蜜制得的朗姆酒)的原料,用作牲口饲料及咖啡代用品,有时也用于提取糖。

参 考 文 献

[1] 巴塞尔公约
[2] 固体废物鉴别导则(试行),五部委联合公告2006年第11号
[3] 固体废物进口管理办法
[4] 国家危险废物名录.2008年8月1日实施
[5] 中华人民共和国固体废物污染环境保护法.2004-12
[6] GB 13015—1991 含多氯联苯废物污染控制标准
[7] GB 14500—2002 放射性废物管理规定
[8] GB 16487.1—2005 进口可用作原料的固体废物环境保护控制标准 骨废料
[9] GB 16487.2—2005 进口可用作原料的固体废物环境保护控制标准 冶炼渣
[10] GB 16487.3—2005 进口可用作原料的固体废物环境保护控制标准 木、木制品废料
[11] GB 16487.4—2005 进口可用作原料的固体废物环境保护控制标准 废纸或纸板
[12] GB 16487.5—2005 进口可用作原料的固体废物环境保护控制标准 废纤维
[13] GB 16487.6—2005 进口可用作原料的固体废物环境保护控制标准 废钢铁
[14] GB 16487.7—2005 进口可用作原料的固体废物环境保护控制标准 废有色金属
[15] GB 16487.8—2005 进口可用作原料的固体废物环境保护控制标准 废电机
[16] GB 16487.9—2005 进口可用作原料的固体废物环境保护控制标准 废电线电缆
[17] GB 16487.10—2005 进口可用作原料的固体废物环境保护控制标准 废五金电器
[18] GB 16487.11—2005 进口可用作原料的固体废物环境保护控制标准 供拆卸的船舶及其他浮动结构体
[19] GB 16487.12—2005 进口可用作原料的固体废物环境保护控制标准 废塑料
[20] GB 16487.13—2005 进口可用作原料的固体废物环境保护控制标准 废汽车压件
[21] GB 18597—2001 危险废物贮存污染控制标准
[22] GB 4223—2004 废钢铁
[23] GB 5085.1—2007 危险废物鉴别标准 腐蚀性鉴别
[24] GB 5085.2—2007 危险废物鉴别标准 急性毒性初筛
[25] GB 5085.3—2007 危险废物鉴别标准 浸出毒性鉴别
[26] GB 5085.4—2007 危险废物鉴别标准 易燃性鉴别
[27] GB 5085.5—2007 危险废物鉴别标准 反应性鉴别
[28] GB 5085.6—2007 危险废物鉴别标准 毒性物质含量鉴别
[29] GB 5085.7—2007 危险废物鉴别标准 通则
[30] GB 5086.1—1997 固体废物浸出毒性浸出方法 翻转法
[31] GB 6944—2005 危险货物分类和品名编号
[32] GB 9133—1995 放射性废物的分类
[33] GB/T 2035—2008 塑料术语及其定义
[34] SN/T 0570—2007 进口可用作原料的废物放射性污染检验规程
[35] SN/T 1102—2002 出入境集装箱检验检疫规程
[36] SN/T 1124—2002 集装箱熏蒸规程
[37] SN/T 1235—2003 入出境集装箱卫生检疫查验规程
[38] SN/T 1253—2003 入出境集装箱及其货物消毒规程
[39] SN/T 1254—2003 入出境废旧物品卫生检疫查验规程

[40] SN/T 1270—2003 入出境散装货物消毒规程
[41] SN/T 1281—2003 入出境集装箱及其货物除虫规程
[42] SN/T 1286—2003 入出境集装箱及其货物除鼠规程
[43] SN/T 1288—2003 入境废旧船舶卫生处理规程
[44] SN/T 1289—2003 入境废旧交通工具卫生检疫查验规程
[45] SN/T 1302—2003 入出境散装货除虫规程
[46] SN/T 1331—2003 入出境散装货物除鼠规程
[47] SN/T 1503—2005 国境卫生检疫标准编写基本规则 术语和定义
[48] SN/T 1791.1—2006 进口可用作原料的废物检验检疫规程 第1部分:废塑料
[49] SN/T 1791.2—2006 进口可用作原料的废物检验检疫规程 第2部分:甘蔗糖蜜
[50] SN/T 1791.3—2006 进口可用作原料的废物检验检疫规程 第3部分:木、木制品废料
[51] SN/T 1791.4—2006 进口可用作原料的废物检验检疫规程 第4部分:废钢铁
[52] SN/T 1791.5—2006 进口可用作原料的废物检验检疫规程 第5部分:供拆卸的船舶及其他浮动结构体
[53] SN/T 1791.6—2006 进口可用作原料的废物检验检疫规程 第6部分:废五金电器
[54] SN/T 1791.7—2006 进口可用作原料的废物检验检疫规程 第7部分:废电线电缆
[55] SN/T 1791.8—2006 进口可用作原料的废物检验检疫规程 第8部分:废电机
[56] SN/T 1791.9—2006 进口可用作原料的废物检验检疫规程 第9部分:废有色金属
[57] SN/T 1791.10—2006 进口可用作原料的废物检验检疫规程 第10部分:冶炼渣
[58] SN/T 1791.11—2006 进口可用作原料的废物检验检疫规程 第11部分:废汽车压件
[59] SN/T 1791.12—2006 进口可用作原料的废物检验检疫规程 第12部分:纺织品废料
[60] SN/T 1791.13—2006 进口可用作原料的废物检验检疫规程 第13部分:废纸或纸板

中 文 索 引

英 文 索 引

C

D

F

H

I

K

L

M

N

O

P

R

S

T

V

W

中华人民共和国出入境检验检疫行业标准

SN/T 2298.2—2009

进口可用作原料的固体废物检验检疫通用标准 第2部分：抽样方法

Inspection and quarantine general standard for imported solid wastes as raw materials—Part 2: Sampling method

2009-07-07 发布 2010-01-16 实施

中华人民共和国国家质量监督检验检疫总局 发布

前　言

SN/T 2298《进口可用作原料的固体废物检验检疫通用标准》系列标准共分为4部分：

——第1部分：术语和定义；

——第2部分：抽样方法；

——第3部分：卫生除害处理通用技术要求；

——第4部分：爆炸性物质检验方法。

本部分为SN/T 2298的第2部分。

本部分的附录B为规范性附录；附录A、附录C为资料性附录。

本部分由国家认证认可监督管理委员会提出并归口。

本部分起草单位：中华人民共和国上海出入境检验检疫局、生态纺织教育部重点实验室（东华大学）、中华人民共和国天津出入境检验检疫局、中华人民共和国山东出入境检验检疫局、中华人民共和国浙江出入境检验检疫局、中华人民共和国广东出入境检验检疫局、中华人民共和国宁波出入境检验检疫局、中华人民共和国厦门出入境检验检疫局。

本部分主要起草人：谢秋慧、徐昱娈、王新厚、张姝、沈荣、骆书鸿。

本部分系首次发布的出入境检验检疫行业标准。

进口可用作原料的固体废物检验检疫通用标准　第2部分:抽样方法

1　范围

SN/T 2298 的本部分规定了进口可用作原料的固体废物在装运前检验和口岸检验检疫涉及的抽制样方法。

本部分适用于进口可用作原料的固体废物装运前检验和口岸检验的抽制样。不适用于进口可用作原料的固体废物的植物检疫、卫生除害处理涉及的抽、制样。

2　规范性引用文件

下列文件中的条款通过 SN/T 2298 的本部分的引用而成为本部分的条款。凡是注日期的引用文件,其随后所有的修改单(不包括勘误的内容)或修订版均不适用于本部分,然而,鼓励根据本部分达成协议的各方研究是否可使用这些文件的最新版本。凡是不注日期的引用文件,其最新版本适用于本部分。

GB/T 2828.1　计数抽样检验程序　第1部分:按接收质量限(AQL)检索的逐批检验抽样计划(GB/T 2828.1—2003,ISO 2859-1:1999,IDT)

GB 5085(所有部分)　危险废物鉴别标准

QB/T 2684—2005　甘蔗糖蜜

SN 0570　进口废金属放射性污染检验规程

SN/T 2293.1　进口可用作原料的固体废物分类鉴别　第1部分:导则

SN/T 2298.1　进口可用作原料的固体废物检验检疫通用标准　第1部分:术语和定义

《国家危险废物名录》

3　术语和定义

SN/T 2298.1 确立的以及下列术语和定义适用于本部分。

3.1

检验批　inspection lot

一次报检的同一份运单(提单)和(或)同一份装运前检验证书的货物。

3.2

批量　quantity of inspection lot

进口废物原料检验批中包含的货物的数(重)量。

3.3

样品　sample

从进口可用作原料的固体废物检验批中按照有关技术规范,抽取制备的供环保项目检验、品质检验、危险废物鉴别试验的,能够正确反映检验批各方面特性参数的实物样。

3.4

环保项目检验样品　sample for environmental inspection

满足进口废物原料口岸环保查验基本要求的样品。

3.5

品质检验样品 sample for quality inspection

满足进口废物原料品质检验基本要求的样品。

3.6

危险废物鉴定试验样品 sample for dangerous waste identification

按照国家危险废物鉴别标准，对进口废物原料进行危险性能鉴定所要求抽取的样品，含腐蚀性检验样品、急性毒性初筛检验样品、浸出液毒性检验样品。

3.7

连续批与特性批 continuous lot and characteristic lot

对于同一国外定点供应企业出品的，由同一装运前检验机构实施检验的，发货至国内同一口岸的同一品种、同一牌号、同一品质特性的均匀性进口废物原料，且可以利用最近已检批次提供质量信息，在装运前检验和到货的品质检验时环节可以视作是连续批。

不满足连续批要求的检验批为特性批。

4 检验抽样程序

4.1 连续批的抽样

连续批品质检验样品采用 GB/T 2828.1 逐批检验一次抽样方案进行，设定一般检验水平Ⅲ，AQL＝0.65，依照批量确定需要抽取的样品量，同时样品量应当满足实验需要。连续批环保项目检验和危险废物鉴定试验的抽样程序按照特性批抽样(4.2)处理。

4.2 特性批的抽样

特性批环保项目检验采用附录 B 方法抽样；特性批品质检验按照有关商品检验标准中规定的要求抽样；危险废物鉴定试验抽样，应针对性的抽取可疑物，且抽样量应满足实验室检测需要。

5 抽样计划

需要按照相应的鉴别标准(SN/T 2293.1)，对进口可用作原料的固体废物，采用附录 A 方法进行判别与归类。进口可用作原料的固体废物的一个完整的抽样方案应当包含以下要素：

a) 确定待抽样对象的批量；
b) 选派有资质的采样人员；
c) 符合检验检疫规程的抽样步骤；
d) 确定采样方法与份样量；
e) 必要的安全措施；
f) 信息完整的抽样记录。

6 制样

需要进行品质检验及危险废物鉴定试验的样品，应当按照相应的检测方法标准进行制样，制样样品的均匀性校核方法参见附录 C。

7 样品的保存、处置与追溯

7.1 保存

7.1.1 抽取的样品应当保存在适合的盛载容器中。对温度敏感的样品应当保存在规定的温度之下，对水、酸、碱易反应的应当置于隔绝水、酸、碱等条件下贮存，对光敏感的样品应该装入深色容器中并置于避光处。

7.1.2 样品的保存应当注意防潮和避免遭受灰尘等污染。

7.1.3 环保项目检验、品质检验的不合格留样应当至少保留1个月。若检验批结果正处于行政复议、仲裁或行政处罚程序中，应当保留至该程序结束。

7.1.4 需要进行危险性能鉴定的样品应当由专人保管，并在取样之后的2个工作日内流转至实验室。实验室从事进口废物原料危险性能鉴定(含腐蚀性检验、急性毒性初筛检验、浸出液毒性检验)的样品应当由专人保管，合理分样。除分析测试需要的样品量外，应当保存不少于测试样2倍的留样，以备重现性试验使用。

7.2 处置

样品的处理与销毁应当有合适的报批手续。

7.3 追溯

7.3.1 样品应当及时贴上标签，并注明检验批次、样品名称、数量等重要信息及与检验检疫工作相关的业务信息。

7.3.2 抽样人员对样品的唯一性负责，制样人员对实验室检测样品的可靠性负责。

附　录　A
（资料性附录）
限制进口及自动许可类进口可用作原料的固体废物目录

表 A.1　限制进口可用作原料的固体废物目录

序号	商品编码	废 物 名 称	证书名称	备注
一、糖及糖食废料				
1	1703100000	甘蔗糖蜜	甘蔗糖蜜	
2	1703900000	其他糖蜜	其他糖蜜	
二、矿渣				
3	2618001000	主要含锰的冶炼钢铁产生的粒状熔渣（包括熔渣砂）	含锰大于26%的冶炼钢铁产生的粒状熔渣	含锰量大于26%
4	2619000010	轧钢产生的氧化皮	轧钢产生的氧化皮	
5	2619000020	冶炼钢铁产生的含钒浮渣、熔渣（冶炼钢铁所产生的粒状熔渣除外）	冶炼钢铁产生的钒渣	用于回收钒
6	2620999010	含五氧化二钒>10%的矿渣、矿灰及残渣（冶炼钢铁所产生的除外）	含五氧化二钒>10%的矿渣、矿灰及残渣	
7	2620999020	含铜大于10%的铜冶炼转炉渣；其他铜冶炼渣	含铜大于10%的铜冶炼转炉渣	用于铜冶炼的原料
8			其他铜冶炼渣	用于修船业的除锈磨料
三、塑料废碎料及下脚料				
9	3915100000	乙烯聚合物的废碎料及下脚料	乙烯聚合物的废碎料及下脚料	
10	3915200000	苯乙烯聚合物的废碎料及下脚料	苯乙烯聚合物的废碎料及下脚料	
11	3915300000	氯乙烯聚合物的废碎料及下脚料	氯乙烯聚合物的废碎料及下脚料	
12	3915901000	聚对苯二甲酸乙二酯(PET)废碎料及下脚料	PET的废碎料及下脚料	
13	3915909000	其他塑料的废碎料及下脚料	聚碳酸酯废碎料及下脚料	
14			其他塑料的废碎料及下脚料（不包括聚碳酸酯）	
四、橡胶废碎料及下脚料				
15	4004000090	未硫化橡胶废碎料、下脚料及其粉、粒	未硫化橡胶废碎料及下脚料	

表 A.1(续)

序号	商品编码	废物名称	证书名称	备注
五、回收(废碎)纸及纸板				
16	4707900090	其他回收纸或纸板(包括未分选的废碎品)	其他废纸	不包括废墙(壁)纸、涂蜡纸、浸蜡纸、复写纸
六、废纺织原料				
17	5003001000	未梳废丝(包括不适于缫丝的蚕茧、废纱及回收纤维)	未梳废丝	
18	5003009000	其他废丝(包括不适于缫丝的蚕茧、废纱及回收纤维)	其他废丝	
19	5202100000	废棉纱线(包括废棉线)	废棉纱线	
20	5202990000	其他废棉	其他废棉	
21	5505100000	合成纤维废料(包括落棉、废纱及回收纤维)	合成纤维废料	
22	5505200000	人造纤维废料(包括落棉、废纱及回收纤维)	人造纤维废料	
23	6310100010	新的或未使用过的纺织材料制经分拣的碎织物等(包括废线、绳、索、缆及其制品)	纺织材料制碎织物	
24	6310900010	新的或未使用过的纺织材料制其他碎织物等(包括废线、绳、索、缆及其制品)	纺织材料制其他碎织物	
七、金属和金属合金废碎料				
25	7204210000	不锈钢废碎料	不锈钢废碎料	
26	7204490010	废汽车压件	废汽车压件	
27	7204490020	以回收钢铁为主的废五金电器	以回收钢铁为主的废五金电器	
28	7404000010	以回收铜为主的废电机等(包括废电机、电线、电缆、五金电器)	以回收铜为主的废电机等	
29	7602000010	以回收铝为主的废电线等(包括废电线、电缆、五金电器)	以回收铝为主的废电线等	
30	8101970000	钨废碎料	钨废碎料	
31	8104200000	镁废碎料	镁废碎料	
32	8108300000	钛废碎料	钛废碎料	
33	8113000010	碳化钨废碎料	碳化钨废碎料	
34	8908000000	供拆卸的船舶及其他浮动结构体	废船	

表 A.2 自动许可类进口可用作原料的固体废物目录

序号	商品编码	废物名称	证书名称	备注
一、木及软木废料				
1	4401300000	锯末、木废料及碎片(不论是否粘结成圆木段、块、片或类似形状)	木废料	
2	4501901000	软木废料	软木废料	
二、回收(废碎)纸及纸板				
3	4707100000	回收(废碎)的未漂白牛皮、瓦楞纸或纸板	废纸	
4	4707200000	回收(废碎)的漂白化学木浆制的纸和纸板(未经本体染色)	废纸	
5	4707300000	回收(废碎)的机械木浆制的纸或纸板(例如,废报纸、杂志及类似印刷品)	废纸	
三、金属和金属合金废碎料				
6	7112911010	金的废碎料	金的废碎料	
7	7112911090	包金的废碎料(含有其他贵金属除外)	包金的废碎料	
8	7112921000	铂及包铂的废碎料(含有其他贵金属除外、主要用于回收铂)	铂及包铂的废碎料	
9	7204100000	铸铁废碎料	废钢铁	
10	7204290000	其他合金钢废碎料	废钢铁	
11	7204300000	镀锡钢铁废碎料	废钢铁	
12	7204410000	机械加工中产生的钢铁废料(机械加工指车、刨、铣、磨、锯、锉、剪、冲加工)	废钢铁	
13	7204490090	未列明钢铁废碎料	废钢铁	
14	7204500000	供再熔的碎料钢铁锭	废钢铁	
15	7404000090	其他铜废碎料	铜废碎料	
16	7503000000	镍废碎料	镍废碎料	
17	7602000090	其他铝废碎料	铝废碎料	
18	7902000000	锌废碎料	锌废碎料	
19	8002000000	锡废碎料	锡废碎料	
20	8103300000	钽废碎料	钽废碎料	

附　录　B
（规范性附录）
各类进口可用作原料的固体废物检验检疫规程要求的抽样方法

B.1　范围

检验检疫规程规定了各类废物原料环保项目检验的抽样方法，本标准采录为规范性附录，作为实际使用中的工作中的抽样规范。

B.2　废塑料

B.2.1　集装箱装运的废塑料开箱查验数量应不少于检验批集装箱数量的50%，掏箱检验不少于10%，对集装箱箱号、封识号、封识代码与装运前检验证书不符以及存在疑问的集装箱实施掏箱检验，开箱查验和掏箱检验不足一箱的按一箱计算。

B.2.2　现场抽样时，集装箱装运的废塑料样品按所查验每一集装箱内货物质量的5%以上随机抽取；散装海运的废塑料样品按每一船舱内货物质量的5%以上随机抽取；散装陆运的废塑料样品按检验批货物质量的5%以上随机抽取。

B.2.3　需送实验室分析时，应对可疑物进行抽样，抽样数量以满足实验室检测要求为准。

B.3　甘蔗糖蜜

B.3.1　环保检验时开启所有船舱，并分别取上、中、下部位样品进行检疫和检验。卫生检疫与动植物检疫按照相应专业标准执行，检查是否混有禁止夹杂物，放射性检测按SN 0570实施。

B.3.2　检查色泽、状态及是否有异味。检验过程中发现有GB 5085所列的危险废物特性及《国家危险废物名录》中所列其他的可疑物时，应抽样送实验室按GB 5085进行检测和判断。为避免危险废物的风险，可以在检验所见范围内实施抽样。

B.3.3　限量检验：随机交替开启部分舱，分别取上、中、下部位样品以等体积混合成平均样品，作为代表性样品。按QB/T 2684—2005的第4章试验方法检验纯度、总灰分、铜、菌落总数。限量指标见表B.1。

表B.1　甘蔗糖蜜限量要求

项　　目	指　　标
检验纯度/%	＞60
总灰分/%	＜10
铜(以Cu计)/(mg/kg)	＜10
菌落总数/(cfu/g)	$<5\times10^5$

B.4　木、木制品废料

B.4.1　集装箱装运的木、木制品废料应按不低于检验批集装箱数量的50%实施开箱查验，并对其中的10%实施掏箱检验，检验过程中发现集装箱承运货物密实封顶的，宜实施掏箱检验。不足一箱的按一箱计算。

B.4.2　对集装箱箱号、封识号、封识代码与相关单证不符的木、木制品废料，须对相关集装箱实施掏箱检验。

B.4.3　集装箱装运的废木料抽样分拣按每一集装箱内货物件(包、袋、捆)数的3%随机抽取，并不得少于3件(包、袋、捆);对可疑物需送实验室分析时,抽样数量以满足实验室检测要求为准。

B.5 废钢铁

B.5.1 集装箱装运的废钢铁开箱查验数量应不少于检验批集装箱数量的50%,掏箱检验不少于检验批的10%,对集装箱箱号、封识号、封识代码与装运前检验证书不符以及有疑问的集装箱应实施掏箱检验,开箱查验和掏箱检验不足一箱的按一箱计算。

B.5.2 现场抽样分拣检验时,集装箱装运的废钢铁样品按集装箱内货物质量的5%以上随机抽取;散装海运的废钢铁样品按船舱内货物质量的1%以上随机抽取;散装陆运的废钢铁样品按检验批货物质量的5%以上随机抽取。

B.5.3 需送实验室分析时,应对可疑物进行抽样,抽样数量以满足实验室检测要求为准。

B.6 供拆卸的船舶及其他浮动结构体

按照检验检疫规程现场全数检验,需送实验室分析时,应对可疑物进行抽样,抽样数量以满足实验室检测要求为准。

B.7 废五金电器

B.7.1 集装箱装运的货物开箱查验数量应不少于检验批集装箱数量的50%,掏箱检验数量应不少于检验批集装箱数量的10%,不足一箱的按一箱计算。

B.7.2 需抽取分拣检验样品时,集装箱装运的货物按所查验集装箱内货物质量的5%以上随机抽取;散装海运的货物按检验批货物质量的5%以上随机抽取;散装陆运的货物按检验批货物质量的5%以上随机抽取。

B.7.3 需对可疑物进行抽样送实验室检测时,抽样数量以满足实验室检测要求为准。

B.8 废电线电缆

B.8.1 集装箱装运的货物开箱查验数量应不少于检验批集装箱数量的50%,掏箱检验数量应不少于检验批集装箱数量的10%,不足一箱的按一箱计算。

B.8.2 需抽取分拣检验样品时,集装箱装运的货物按所查验集装箱内货物质量的5%以上随机抽取;散装海运的货物按检验批货物质量的5%以上随机抽取;散装陆运的货物按检验批货物质量的5%以上随机抽取。

B.8.3 需对可疑物进行抽样送实验室检测时,抽样数量以满足实验室检测要求为准。

B.9 废电机

B.9.1 集装箱装运的货物开箱查验数量应不少于检验批集装箱数量的50%,掏箱检验数不少于检验批集装箱数量的10%,不足一箱的按一箱计算。

B.9.2 需抽取分拣检验样品时,集装箱装运的货物按所查验集装箱内货物质量的5%以上随机抽取;散装海运的货物按检验批货物质量的2%以上随机抽取;散装陆运的货物按检验批货物质量的5%以上随机抽取。

B.9.3 需对可疑物进行抽样送实验室检测时,抽样数量以满足实验室检测要求为准。

B.10 废有色金属

B.10.1 集装箱装运的废有色金属开箱查验数量应不少于检验批集装箱数量的50%,掏箱检验不少于开箱数的10%,对集装箱箱号、封识号、封识代码与装运前检验证书不符及存在疑问的集装箱实施掏箱检验,开箱查验和掏箱检验不足一箱的按一箱计算。

B.10.2 散装陆运的废有色金属查验数量应不少于检验批数量的50%，落地检验不少于查验数量的10%，落地检验数量不足一车的按一车计算。

B.10.3 散装海运的废有色金属需实施100%开舱查验，并实施落地查验。

B.10.4 分拣检验时，检验样品按不少于每检验批货物质量的5%随机抽取。

B.10.5 需对可疑物进行抽样送实验室检测时，抽样数量以满足实验室检测要求为准。

B.11 冶炼渣

B.11.1 集装箱装运的进口冶炼渣应按不少于检验批数量的50%实施开箱查验，掏箱检验应不少于开箱数的10%，掏箱检验数量不足一箱的按一箱计算。若集装箱承运货物密实封顶的，应对该箱货物实施掏箱检验。

B.11.2 散装陆运的进口冶炼渣应按不少于检验批数量的50%实施查验，并对不少于10%的检验批实施落地检验，落地检验数量不足一车的按一车计算。

B.11.3 散装海运的进口冶炼渣需实施100%开舱查验，并实施落地查验。

B.11.4 分拣检验时，检验样品按不少于每检验批货物质量的5%随机抽取。

B.11.5 需对可疑物进行抽样送实验室检测时，抽样数量以满足实验室检测要求为准。

B.12 废汽车压件

B.12.1 开箱查验的集装箱从检验批集装箱中随机抽取，抽样比例不少于检验批集装箱数的50%，掏箱检验的抽样比例不少于检验批集装箱数的10%，不足一箱的按一箱计算。

B.12.2 散装海运货物通常应对所有船舱开舱查验，落地检验的货物质量应不少于整批货物的30%。散装陆运货物的抽样比例可参照集装箱装运货物执行。

B.12.3 拆解检验：需要拆解检验时，集装箱装运的样品通常从掏箱货物中随机抽取，散装海运或陆运的样品从落地检验货物中随机抽取，抽样数量不少于表B.2所列数量。

表B.2 拆解检验的抽样比例

废汽车压件批量/t	抽样数(以件计)
≤100	2
100～500	3
501～1 000	5
1 001～5 000	7
5 001～10 000	10

B.12.4 实验室检测：需对可疑物进行抽样送实验室检测时，抽样数量以满足实验室检测要求为准。

B.13 纺织品废料

B.13.1 集装箱装运的纺织品废料应按不低于检验批集装箱数量的50%实施开箱查验，并对检验批集装箱数量的10%实施掏箱检验；检验过程中不能确认集装箱内货物真实情况的，宜实施掏箱检验；不足一箱的按一箱计算。

B.13.2 对集装箱箱号、封识号、封识代码与相关单证不符的纺织品废料，应对相关集装箱实施掏箱检验。

B.13.3 集装箱装运的纺织品废料的抽样分拣按每一集装箱内货物件(包、袋、捆)数(散装按质量)的3%随机抽取，并不得少于3件(包、袋、捆)。

B.13.4 对可疑物需送实验室分析时，抽样数量以满足实验室检测要求为准。

B.14 废纸或纸板

B.14.1 集装箱装运的货物的开箱查验数量应不少于检验批数量的50%，掏箱检验数量应不少于检验批数量的10%，开箱查验和掏箱检验不足一箱的按一箱计算(开箱查验集装箱从检验批集装箱中随机抽取，掏箱检验集装箱从开箱查验集装箱中代表性抽取)。每一掏箱检验集装箱内货物需随机选取1件(包、捆)或以上货物进行拆包检验。

B.14.2 需抽取拆包分拣检验样品时，集装箱装运货物按每一集装箱内货物件(包、捆)数的5%或以上随机抽取，散装海运按每一船舱总件数的2%或以上随机抽取，并不得少于2件(包、捆)。

B.14.3 需对可疑物抽样送实验室检测时，抽样数量以满足实验室检测要求为准。

附 录 C
（资料性附录）
样品均匀性与稳定性校核方法

C.1 样品均匀性校核方法

常用的校核方法有单因子方差分析(one way ANOVA)法、$s_s \leqslant 0.3\sigma$ 准则法两种方法。这些评定方法简述如下：

C.1.1 单因子方差分析法(one way ANOVA)

为检验样品的均匀性，抽取 i 个样品($i=1,2,\cdots,m$)，每个样在重复条件下测试 j 次($j=1,2,\cdots,n$)。

每个样品的测试平均值：

$$\bar{x}_i = \sum_{j=1}^{n} x_{ij}/n_i \qquad \text{(C.1)}$$

全部样品测试的总平均值：

$$\bar{\bar{x}} = \sum_{i=1}^{m} \bar{x}_i/m \qquad \text{(C.2)}$$

测试总次数：

$$N = \sum_{i=1}^{m} n_i \qquad \text{(C.3)}$$

样品间平方和：

$$Q_1 = \sum_{i=1}^{m} n_i(\bar{x}_i - \bar{\bar{x}})^2 \qquad \text{(C.4)}$$

样品内平方和：

$$Q_2 = \sum_{i=1}^{m}\sum_{j=1}^{n_i}(x_{ij} - \bar{x}_i)^2 \qquad \text{(C.5)}$$

自由度：

$$\upsilon_1 = m - 1 \qquad \text{(C.6)}$$

$$\upsilon_2 = N - m \qquad \text{(C.7)}$$

统计量：

$$F = \frac{Q_1/\upsilon_1}{Q_2/\upsilon_2} \qquad \text{(C.8)}$$

若 F 小于自由度为(υ_1、υ_2)及给定显著性水平 α(通常 $\alpha=0.05$)的临界值 $F_\alpha(\upsilon_1、\upsilon_2)$，则表明样品内和样品间无显著性差异，可评定为样品均匀。

C.1.2 $s_s \leqslant 0.3\sigma$ 准则

从制备的样品中随机抽取 m 个样品，每个样品重复测试 n 次。Q_1，Q_2，υ_1，υ_2 的定义与单因子方差分析中相同。设 s_s 为样品之间的不均匀性标准偏差，若每个样品的重复测试次数均为 n 次，则：

$$s_s = \sqrt{\left(\frac{Q_1}{\upsilon_1} - \frac{Q_2}{\upsilon_2}\right)/n} \qquad \text{(C.9)}$$

若该测试偏差目标值 $\sigma=1.10$ mg/g，则 $0.3\sigma=0.330$ mg/g，如果 $s_s \leqslant 0.3\sigma$，所以对取样检测该样品

是均匀的。

C.2 样品稳定性评价

对于某些性质较不稳定的检测样品，运输和时间对检测的特性量可能会产生影响，因此，在样品发送给实验室之前，需要进行有关条件的稳定性检验。

稳定性检验的测试方法应是精密和灵敏的，并且具有很好的复现性。

稳定性检验的样品应从包装单元中随机抽取，抽取的样品数具有足够的代表性，可根据统计设计技术进行确定，通常在10和30之间，而且一般不应少于10。

稳定性检验的常用统计方法有 t 检验法、$|\bar{x}-\bar{y}|\leqslant 0.3\sigma$ 准则法等。

(1) t 检验法

这里的 t 检验法与前述样品均匀性评价中的 t 检验法不同。根据稳定性评价时不同的比较对象，又分为以下两种情况：

a) 一系列测量的平均值与标准值/参考值的比较

按下式计算 t 值：

$$t=\frac{|\bar{x}-\mu|\times\sqrt{n}}{s} \qquad \cdots\cdots(C.10)$$

式中：

$\bar{x}$——n 次测量的平均值；

μ——标准值/参考值；

n——测量次数；

s——n 次测量结果的标准偏差。

注：为了保证平均值和标准偏差的准确度，$n\geqslant 6$。

若 $t<t_\alpha(n-1)$，则平均值与标准值/参考值之间无显著性差异。

其中，$t_\alpha(n-1)$ 为显著性水平 α(通常 $\alpha=0.05$)自由度为 $n-1$ 的临界值，可由表格查出。

b) 两个平均值之间的一致性

按下式计算 t 值：

$$t=\frac{|\bar{x}_2-\bar{x}_1|}{\sqrt{\frac{(n_1-1)s_1^2+(n_2-1)s_2^2}{n_1+n_2-2}\times\frac{n_1+n_2}{n_1\times n_2}}} \qquad \cdots\cdots(C.11)$$

式中：

$\bar{x}_1$——第一次检验测量数据的平均值；

$\bar{x}_2$——第二次检验测量数据的平均值；

s_1——第一次检验测量数据的标准偏差；

s_2——第二次检验测量数据的标准偏差；

n_1——第一次检验测量的测量次数；

n_2——第二次检验测量的测量次数。

注：为了保证平均值和标准偏差的准确度，n_1 和 n_2 均大于或等于6。

若 t 小于显著性水平 α(通常 $\alpha=0.05$)自由度为 n_1+n_2-2 的临界值 $t_\alpha(n_1+n_2-2)$，则两个平均值之间无显著性差异。

(2) $|\bar{x}-\bar{y}| \leqslant 0.3\sigma$ 准则

若$|\bar{x}-\bar{y}| \leqslant 0.3\sigma$ 成立，则认为被检的样品是稳定的。

式中：

$\bar{x}$——均匀性检验的总平均值；

$\bar{y}$——稳定性检验时，对随机抽出样品的测量平均值；

σ——该检测项目长期积累的标准偏差目标值。

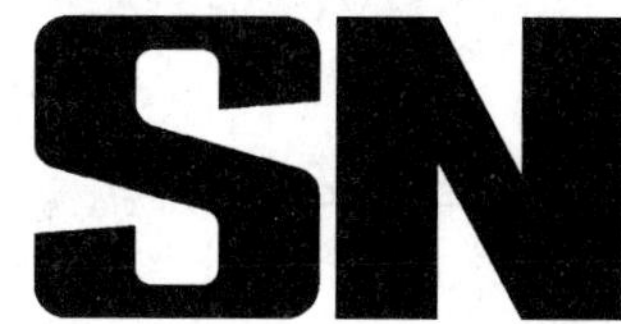

中华人民共和国出入境检验检疫行业标准

SN/T 2298.3—2009

进口可用作原料的固体废物检验检疫通用标准 第3部分:卫生除害处理通用技术要求

Inspection and quarantine general standard for imported solid wastes as raw materials—Part 3:General technical requirement of sanitary treatment and disinfestation

2009-07-07 发布　　2010-01-16 实施

中华人民共和国国家质量监督检验检疫总局　发布

前　言

SN/T 2298《进口可用作原料的固体废物检验检疫通用标准》系列标准共分为4部分：

——第1部分：术语和定义；

——第2部分：抽样方法；

——第3部分：卫生除害处理通用技术要求；

——第4部分：爆炸性物质检验方法。

本部分为SN/T 2298的第3部分。

本部分的附录A为资料性附录。

本部分由国家认证认可监督管理委员会提出并归口。

本部分起草单位：中华人民共和国天津出入境检验检疫局。

本部分主要起草人：关淳、陈其勇、刘云凯、魏红兵、张姝、付志强、张荣林、黄庆林、马俊岱。

本部分系首次发布的出入境检验检疫行业标准。

进口可用作原料的固体废物检验检疫通用标准 第3部分:卫生除害处理通用技术要求

1 范围

本部分规定了进口可用作原料的固体废物卫生除害处理的安全监管要求、指征、处理原则、程序与方法、效果评定及处置等通用技术要求。

本部分适用于规范和指导进口可用作原料的固体废物的卫生除害处理工作。

2 规范性引用文件

下列文件中的条款通过SN/T 2298的本部分的引用而成为本部分的条款。凡是注日期的引用文件,其随后所有的修改单(不包括勘误的内容)或修订版均不适用于本部分,然而,鼓励根据本部分达成协议的各方研究是否可使用这些文件的最新版本。凡是不注日期的引用文件,其最新版本适用于本部分。

SN/T 1411 国境口岸常用卫生处理药物中毒急救规程

SN/T 1529—2005 卫生处理安全操作规程

SN/T 1530 国境口岸卫生处理意外事故处理规程

SN/T 1541 国境口岸卫生处理单位管理规程

SN/T 1758—2006 入出境卫生检疫卫生处理通用规则

SN/T 1759—2006 入出境口岸卫生处理常用药物使用准则

SN/T 1823 医学媒介生物卫生处理常用药物及处理办法

SN/T 2298.1 进口可用作原料的固体废物检验检疫通用标准 第1部分:术语和定义

《中华人民共和国固体废物污染环境防治法》(2004)

3 术语和定义

SN/T 2298.1和《中华人民共和国固体废物污染环境防治法》第八十八条中确立的术语和定义适用于本部分。

4 安全监管要求

4.1 对进口可用作原料的固体废物实施卫生除害处理的从业单位应经检验检疫机构认可,监管部门应加强对处理从业单位的监督考核。实施卫生除害处理的从业单位的监督管理按照SN/T 1541中的规定执行。

4.2 实施卫生除害处理的从业单位应加强对从业人员的定期培训和体检,加强卫生除害处理应急处理知识的宣贯及培训,从业人员应经专业知识和操作技能培训并持证上岗。对从业人员的管理及资质要求见SN/T 1758—2006中10.1的要求。从业人员的个人防护要求见SN/T 1758—2006中10.2。

4.3 卫生除害处理应有操作技术规范,并按照技术规范要求实施。

4.4 使用的药剂和器械应经相关行政和科研部门的认可和推荐。常用药剂的使用原则见SN/T 1759和SN/T 1823中的相关规定。药剂的标识、储运的相关要求见SN/T 1758—2006中10.5的规定。

4.5 卫生除害处理应有记录,记录内容应包括处理对象、目的、方法、用药、作用时间、效果评价。

4.6　卫生除害处理的效果应接受主管部门的实行监督管理。

4.7　卫生除害处理应保证现场人员健康与生命安全，并防止对设备、货物造成损害。

4.8　实施卫生除害处理的蒸熏场地的要求见 SN/T 1529—2005 中 2.3。

5　卫生除害处理指征

5.1　消毒

所有进口的废物原料均应实施消毒处理。

5.2　除虫及除害处理

进口可用作原料的固体废物有下列情形之一的，应实施除虫或除害处理：

——判定为染疫或染疫嫌疑，可能存在能传播染疫传染病的医学节肢动物的；

——来自疫区，可能存在与相应的传染病传播关系密切的医学节肢动物的；

——进口可用作原料的固体废物检疫查验发现医学节肢动物，超过相关标准的；

——输入的动植物、动植物产品和其他检疫物，经检疫发现危险性病虫害或者发现一般性病虫害超过规定标准的；

——发现有国家质检总局公告要求实施除虫或除害处理对象的；

——发现其他应实施强制除虫或除害处理对象的。

5.3　除鼠

进口可用作原料的固体废物有下列情形之一的，应实施除鼠处理：

——承载废物原料的入境交通工具被判定为鼠疫染疫或染疫嫌疑的；

——进口可用作原料的固体废物或承载的集装箱来自鼠疫疫区，可能携带鼠类的；

——进口可用作原料的固体废物检疫查验发现鼠迹，并超过相关标准的。

6　方法与药剂

6.1　处理方法

进口可用作原料的固体废物卫生除害处理主要采用物理方法、化学方法、人为措施等处理方法。

——物理方法的主要包括：超声波、捕杀、焚烧、深埋等；

——化学方法的主要包括：药物蒸熏除害、药物表面喷洒、浸泡、擦拭、直接投药等；

——人为措施的主要包括：禁止入出境、过境和封存等。

6.2　方法选择原则

6.2.1　一般原则

——凡经集装箱、船舱运输，密闭较好的固体废物原料，采用密封熏蒸处理；

——凡存放在货场的固体废物原料，可采用表面喷洒的除害处理方法；

——对国家禁止入境或污染严重的如有毒的化学物品、放射性污染、生活垃圾等，采取焚烧、就地销毁或令其离境措施。

6.2.2　方法选择

——浸泡法用于消毒，适用于耐湿物体的消毒，如废塑料、废钢材、废电线电缆、废金属、冶炼渣、废汽车压件和纺织品废料等废弃物；

——擦拭法用于消毒，适用于进货量较少、表面平滑的废物原料的消毒，如废塑料、木及木制品废料、废钢铁、供拆卸的船舶及其他浮动结构体、废五金电器、废电线电缆、废有色金属、废汽车压件等；

——喷洒法用于所有卫生除害处理，适用于各种废物原料的表面消毒和鼠虫患较轻时，如废塑料、木及木制品废料、废钢铁、供拆卸的船舶及其他浮动结构体、废五金电器、废电线电缆、废电机、废有色金属、冶炼渣、废汽车压件、纺织品废料、废纸或纸板等；

——熏蒸方法用于所有卫生除害处理,适用于穿透力要求强、其他处理效果差的废物原料卫生除害处理,适用范围广,要求密闭性要好,几乎适用于除液体以外的其他所有废物原料;
——器械灭鼠和毒饵灭鼠方法可用于除液态外所有废物原料的除鼠处理,除鼠效果不理想;
——人为措施及焚烧、深埋主要用于出口国发生重大疫情等特殊情况下的行政干预;
——物理方法主要用于消毒,超声波法可用于液体废物消毒,捕杀主要用于除鼠和除虫等。

6.3 药剂选择原则

化学处理方法选择药剂的原则:
——根据影响卫生除害处理效果的因素,选择能提高和保证处理效果的方法;
——根据医学媒介生物活有害生物的种类,选择敏感的药剂和适宜的施药方法;
——根据卫生除害处理对象的种类、数量、特点和现场条件,选择适宜的处理方法;
——对染疫或染疫嫌疑对象的处理,应根据从严、从速原则,选择能确保处理效果和效率的技术方法;
——避免选择对设施、设备及货物有损害作用的药剂和方法;
——选择对大气、环境污染少的药剂。

进口可用作原料的固体废物化学处理方法应用药剂及方法参见附录 A。

7 处理程序

7.1 明确卫生除害处理的靶目标,测量和计算被处理对象的容积、面积或数量。

7.2 选择适宜的卫生除害处理方法、药剂及其剂型。

7.3 计算施药量,配制处理药剂。

7.4 准备处理器具、个人防护用品。

7.5 实施现场作业基本步骤:
——向有关人员宣布注意事项,设置警戒标志;
——施药人员穿戴个人防护;
——按规定方法、所需浓度和药量施药;
——施药及作用时间完毕后,清理处理器具,施药人员及防护用具作常规消毒清洁处理;
——检查和清理现场,收集毒毙害虫,处理残剩药液。

7.6 应急处理:卫生除害处理过程中发生意外事故时,按照 SN/T 1530 的规定执行。从业人员发生中毒时,按照 SN/T 1411 中的规定执行。

8 效果判定

卫生除害处理的效果评价和判定见 SN/T 1758—2006 第 8 章的规定。

9 处置

9.1 进口可用作原料的固体废物经过卫生除害处理合格的,签发《口岸卫生除害处理结果报告单》。

9.2 卫生除害处理结果检测不合格的,查找原因继续处理直至合格。

附 录 A
(资料性附录)
进口可用作原料的固体废物卫生除害处理常用药剂及使用方法

表 A.1 进口可用作原料的固体废物卫生除害处理常用药剂及使用方法

序号	类型	药剂	剂型	处理对象	使用方法及浓度	注意事项
1	消毒剂	环氧乙烷	10%熏蒸剂	细菌、真菌、病毒、立克次体芽孢。	密闭熏蒸,用量:50 g/m^3～100 g/m^3,密闭 24 h～72 h。	1. 易燃易爆; 2. 不宜用于生活用品。
2	消毒剂	二氧化氯		细菌、真菌、芽孢、病毒等。	喷洒或喷雾,有效氯含量 1 500 mg/L,用量 20 mL/m^2～30 mL/m^2,作用时间30 min～60 min。	配制时应先加水,然后向水中加消毒剂,严禁往消毒剂中加水。
3	消毒剂	双链季胺盐	5%水剂	细菌繁殖体(不包括结核杆菌、白色念球菌)真菌和部分病毒。	用水稀释(1∶100～1∶500),喷洒或浸泡,作用时间 30 min。	不宜与其他消毒剂、阴离子类洗涤剂混用。
4	消毒剂	次氯酸钠和丁二酸(0.6∶1)	粉剂	细菌、真菌、芽孢、病毒等。	浸泡或喷洒。	
5	消毒灭菌剂	戊二醛	2%	广谱高效。	浸泡,20 min～45 min。	金属具腐蚀性,刺激皮肤。
6	消毒剂	过氧乙酸	16%～20%	广谱高效。	表面的消毒用 0.2%～0.4%(2 000 mg/L～4 000 mg/L)作用 30 min～60 min。	不稳定,储存于阴凉处。稀释液随用随配。
7	杀虫除害剂	高效氯氰菊酯	5%悬浮剂	飞行或爬行昆虫。	用水稀释(1∶30～1∶100),喷洒,用量 50 mL/m^3。	现配现用。
8	杀虫灭鼠剂	硫酰氟	99%液剂	卫生、仓储中害虫,木材中害虫。	密闭熏蒸,剂量 5 g/m^3～25 g/m^3,密闭 12 h～24 h。	熏蒸时使用自给式空气呼吸器。
9	杀虫剂	磷化铝	56%片剂	卫生、仓储中害虫。	密闭熏蒸,剂量 3 片/m^3～4 片/m^3,密闭 72 h 以上。	戴防毒面具;着火时使用干粉灭火剂或干沙灭火,严禁水浇。

表 A.1（续）

序号	类型	药剂	剂型	处理对象	使用方法及浓度	注意事项
10	杀虫灭鼠剂	溴甲烷	99%液剂	卫生、仓储中害虫，木材中害虫。	密闭熏蒸，剂量 30 g/m^3～80 g/m^3，密闭 24 h 以上。	戴防毒面具。

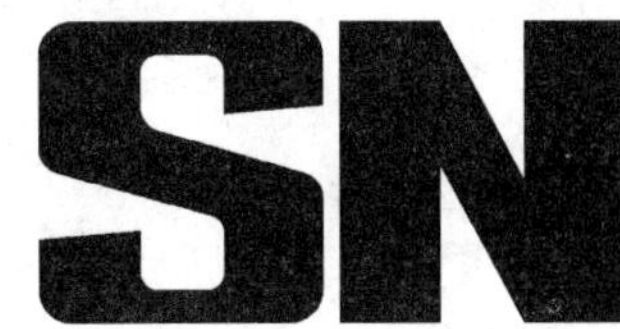

中华人民共和国出入境检验检疫行业标准

SN/T 2298.4—2009

进口可用作原料的固体废物检验检疫通用标准 第4部分：爆炸性物质检验方法

Inspection and quarantine general standard for imported solid wastes as raw materials—Part 4: Inspection of explosive substances

2009-07-07 发布

2010-01-16 实施

中华人民共和国国家质量监督检验检疫总局 发布

前　言

《进口可用作原料的固体废物检验检疫通用标准》SN/T 2298 共分为 4 部分：

——第 1 部分：术语和定义；

——第 2 部分：抽样方法；

——第 3 部分：卫生除害处理通用技术要求；

——第 4 部分：爆炸性物质检验方法。

本部分为《进口可用作原料的固体废物检验检疫通用标准》系列标准的第 4 部分。

本部分的附录 A、附录 B 为资料性附录。

本部分由国家质量监督检验检疫总局提出。

本部分由国家认证认可监督管理委员会归口。

本部分起草单位：天津出入境检验检疫局、浙江出入境检验检疫局、江苏检验检疫局。

本部分主要起草人：魏红兵、孙世明、陈焱、肖葵、沈荣、陈广志、李宁生。

本部分系首次发布的出入境检验检疫行业标准。

进口可用作原料的固体废物
检验检疫通用标准
第 4 部分:爆炸性物质检验方法

1 范围

SN/T 2298 的本部分规定了进口可用作原料的固体废物中爆炸性物质的初步判定方法和一般检验方法。

本部分适用于进口可用作原料的固体废物中爆炸性物质的初步判定以及一般检验方法。

2 规范性引用文件

下列文件中的条款通过 SN/T 2298 的本部分的引用而成为本部分的条款。凡是注日期的引用文件,其随后所有的修改单(不包括勘误的内容)或修订版均不适用于本部分,然而,鼓励根据本部分达成协议的各方研究是否可使用这些文件的最新版本。凡是不注日期的引用文件,其最新版本适用于本部分。

GB 14371　危险货物运输　爆炸品认可、分项程序及配装要求

GB/T 14372　危险货物运输　爆炸品认可、分项试验方法和判据

SN/T 2298.1　进口可用作原料的固体废物检验检疫通用标准　第 1 部分:术语和定义

3 术语和定义

SN/T 2298.1 中确立的以及下列术语和定义适用于本部分。

3.1

爆炸性物质　explosive substances

能够通过自身化学反应,或者在外界一定压力、温度影响下对周围环境造成破坏的物质或物品(或这些物质的混合物)。

4 爆炸性物质的种类

4.1　进口废物原料中爆炸性物质的主要来源为:

1)　不稳定,在无爆震时容易发生剧烈变化的废物。

2)　能与水形成爆炸性混合物。

3)　经过发热、吸湿、自发的化学变化具有着火倾向的废物。

4)　在有引发源或加热时能爆震或爆炸的废物。

4.2　有爆炸性的危害组分或废物。常见危害组分或废物名称参见附录 A。

4.3　爆炸性武器弹药和爆破器材。常见的种类有:枪弹、炮弹、火箭筒弹、枪榴弹、特种弹、地爆器材和航空炸弹。

4.4　其他具有爆炸性的物质。

5 检验方法与判定

警告:使用本部分的人员应有正规工作的实践经验。本部分未指出可能的安全问题。使用者有责任采取适当的安全防护措施,并保证符合国家有关法规文件的规定。

5.1 进口废物原料中爆炸性物质的一般检验方法

5.1.1 目测实物比较法

5.1.1.1 对爆炸性武器弹药和爆破器材进行识别。识别方法参见附录 B。

5.1.1.2 含有火药的炮弹、子弹、炸弹等爆炸物的进口废物原料具有爆炸性。含有底火的枪弹、炮弹药筒和各类引信具有爆炸性。

5.1.1.3 密闭的压力容器可能具有爆炸性。

5.1.1.4 残留有易燃、易爆物的包装容器，如油罐及盛装危险化学品的铁桶(罐)等可能具有爆炸性。

5.1.1.5 货物中混合装运氧化剂、还原剂的包装物可能具有爆炸性。

5.1.2 仪器法

如需要，可使用爆炸物检测仪对进口废物原料进行检测。例如，对无法判定是否为爆炸物的物品进行检测。

使用仪器方法，样品的尺寸需能通过仪器的检测通道。

5.1.3 试验法

经过 GB/T 14372 分项试验，按照 GB 14371 判定是否为具有爆炸性。

5.2 爆炸性物质的初步判定

5.2.1 根据经验关注进口废物原料中存在爆炸物的可能。爆炸性物质易夹带在废钢铁、废有色金属、废塑料中进口。

5.2.2 通过外观可以判定是否存在爆炸性可疑物，包括炮弹、子弹、压力容器等。

5.2.3 不含底火的枪弹、炮弹药筒及弹壳可判定为无爆炸性。

5.2.4 破损的密闭压力容器可判定为无爆炸性。

5.2.5 疑似危害组分或废物名称中的物质，必要时送实验室检测。

6 检验要求

6.1 检验工作需由经过培训考核合格的废物原料检验人员进行，并且具有操作爆炸物的相关知识。

6.2 检验过程中一旦发现爆炸物，应将爆炸物隔离，设立隔离带和警示标志，并立即上报，同时通知所在地防爆部门处置。

6.3 发现疑似爆炸物，要注意防护，应由专业人员进行处置。

6.4 在检验爆炸性物质时应佩带手套和防护口罩，操作要轻拿轻放，不得碰撞、倒置，防止包装破损。发现爆炸性武器弹药等重大情况时，要及时上报，检验人员不得私自搬动。

附 录 A
（资料性附录）
常见危害组分或废物名称

叠氮乙酰，硝酸乙酰酯，叠氮铵，氯酸铵，六硝基高钴酸铵，硝酸铵，氮化铵，过碘酸铵，高锰酸铵，苦味酸铵，四过氧铬酸铵，叠氮羰基胍，叠氮钡，氯化重氮苯，苯并三唑，亚硝基胍，硝化甘油，四硝基戊四醇，三硝基氮苯，聚乙烯硝酸酯，硝酸钾，叠氮化银，氮化银，三硝基苯间二酚银，四氮烯银，无烟火药，叠氮化钠，苦味酸钠，四硝基甲烷，四氮化四硒，四氮化四硫，四氮烯，氮化铊，二氮化三铅，二氮化三汞，三硝基苯，氯酸钾，雷汞，雷银，三硝基甲苯，三硝基间苯二酚或其废物。

附 录 B
（资料性附录）
常见的武器弹药的识别方法

常见爆炸性武器弹药和爆破器材一般在弹体上均有特殊的标识，用以标注弹药的生产日期、弹药类型、产品特性等等。常见标识方式有标志、印痕和色漆，通过各种标识的综合，可以实现对弹药相对完整的识别。

B.1 炮弹的识别

B.1.1 炮弹通常用数字、代号、文字等标志来表示但要及其元件的种类、名称、构造性能和生产的批次、年份、工厂。

1966 年以前，炮弹标志分别涂刷在弹丸的两个侧面；1966 年(包括 1966 年)以后，则在弹丸的一个侧面涂刷(如图 B.1 所示)。

常见标志中的弹种代号见表 B.1。

常见标志中的炸药代号见表 B.2。

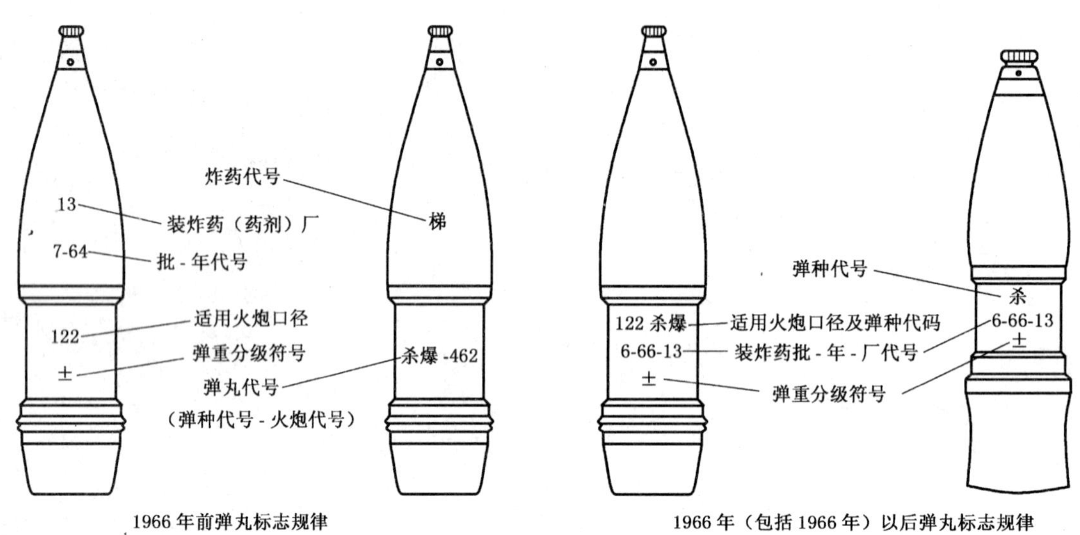

图 B.1 炮弹的识别

表 B.1 弹种代号

弹种名称	弹种代号			
	现 行	曾 用		原苏式
杀伤榴弹	杀	杀	S	O
爆破榴弹	爆	爆	B	Ф
杀伤爆破榴弹	杀爆	杀 爆	SB	OФ
曳光杀伤榴弹	榴	曳 榴	IS	OP
曳光尖头穿甲弹	穿尖	曳穿(尖)	IJ	БВР-×××К
曳光钝头穿甲弹	穿钝			БВР-×××В
曳光被帽穿甲弹	穿被	曳穿(被)		БВР-×××Д

表 B.1（续）

弹种名称	弹种代号			
	现　行	曾　用		原苏式
曳光超速穿甲弹	穿超	曳超穿	ICJ	БВР-×××П
空心装药破甲弹	破	破	KJ	БВП、ВК
曳光空心装药破甲弹	破	曳 破	IKJ	БК
混凝土破坏弹	混	混	H	Г
碎甲弹	碎			
碎甲钢珠弹	碎钢			
汽缸微旋破甲弹	汽破			
燃烧弹	燃	燃	R	З
发烟弹	烟	烟	F	Д
照明弹	明	明	M	С
宣传弹	宣	宣	X	А
目标指示弹	目	目		ДЦ
教练弹	教	教		УЧЕБНЫЙ(教练的)
练习弹	练	练		П
训练弹	训	训		
空包弹	空	空		ХОЛ
定装式炮弹		定	D	У
分装式炮弹		分	K	Ж
自行火炮炮弹	自	自 行	ZX	СУ
坦克炮弹	坦	坦 克	TK	ТАНК

表 B.2　炸药(药剂)代号

名　称	代　号			说　明
	现　行	曾　用	原苏式	
梯恩梯	梯	T	Т	
铵梯炸药	铵 80	A-80	А-80	硝酸铵 80%，梯恩梯 20%
铵梯炸药	铵 90	A-90	А-90	硝酸铵 90%，梯恩梯 10%
铵梯炸药＋梯恩梯	铵梯 80	AT-80	АТ-80	弹口部装梯恩梯，下面装铵 80
铵梯炸药＋梯恩梯	铵梯 90	AT-90	АТ-90	弹口部装梯恩梯，下部装铵 90
梯恩梯＋烟火强化剂	梯铝	TI	ТДУ	内装梯恩梯，底部装烟火强化剂
梯萘炸药	梯萘 42	TN-42	ТД-42	梯恩梯 42%，二硝基萘 58%
梯萘炸药	梯萘 50	TN-50	ТД-50	梯恩梯 50%，二硝基萘 50%
黑索近	黑	H	А-Ⅸ-1	钝化黑索近
黑铝炸药	黑铝	HR	А-Ⅸ-2	钝化黑索近 80%，铝粉 20%
黑梯炸药	黑梯	HT-50	ТГ-50	黑索近 50%，梯恩梯 50%

表 B.2（续）

名　　称	代　　号			说　　明
	现　行	曾　用	原苏式	
8321 高能炸药	黑 94			黑索近 94%、4 号炸药 3%、聚醋酸乙烯酯 2%、硬脂酸 1%
塑-4 炸药	黑 91			黑索近 91%、聚异丁烯 2%、癸二酸二辛酯 5%、变压器油 2%
黑 17 炸药	黑 17			钝化黑索近 17%、二硝基萘 30%、梯恩梯 15%、硝基胍 38%
8701 炸药	黑 95			黑索近:二硝基甲苯:聚醋酸乙烯酯:硬脂酸(外加)=95:3:2:0.5(外加)
A-32				黑索近：铝粉：地蜡：石墨＝65：32：1.5：1.5
梯黑铝钝-5				梯恩梯：黑索近：铝粉：石墨(外加)＝60：24：16：5(外加)
发烟剂	磷	L	P-2	黄磷
燃烧剂		NL	TP	金属钠、黄磷
照明剂	镁钠	MN		镁粉 61%、硝酸钠 32%、其他 7%
照明剂	钡镁	BM		镁粉 27%、硝酸钡 57%、其他 16%
发烟剂			P-4	原苏军用硫酸酐为主的发烟剂
硝那药			Ш	原苏军用二硝基萘 12.5%～15%、硝酸铵 85%～87.5%
硝那药			ШТ	原苏军用硝那药，弹口装梯恩梯传爆药柱

B.1.2　炮弹通常在弹体的圆柱部位（也有在弹体的尾部）制有专门的印痕（压印），分工艺印痕和识别印痕两类。工艺印痕用于生产管理，而识别印痕则用于标注产品的种类，如图 B.2 所示。

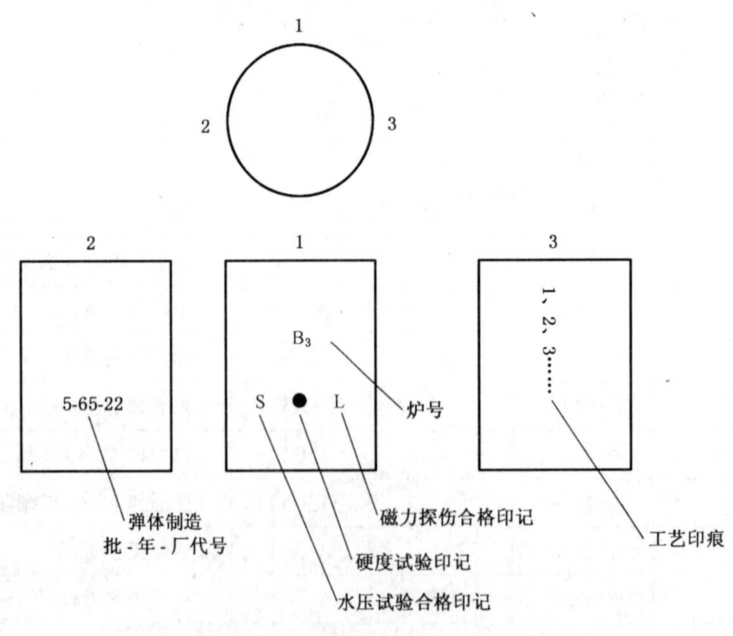

图 B.2　钢质弹体上的压印

B.1.3 炮弹通常在弹体的中部刷有识别色带，用于区别不同的弹种。常见识别色带与弹种对比见表 B.3。

表 B.3 色带与弹种对比表

弹种的名称	色带的颜色		备注
	国产	原苏制	
燃烧弹	红色带	红色带	色带的宽度 10 mm～25 mm
发烟弹	黑色带	黑色带	
照明弹	白色带	白色带	
宣传弹	黄色带	全弹红色	
混凝土破坏弹	蓝色带	蓝色带	

B.2 枪弹、信号弹、手榴弹识别

B.2.1 枪弹

识别枪弹的主要依据是压印和色标。

枪弹的药筒底部制有制造工厂、年份和月份的代号压印（后生产的枪弹没有月份的压印），如图 B.3 所示。

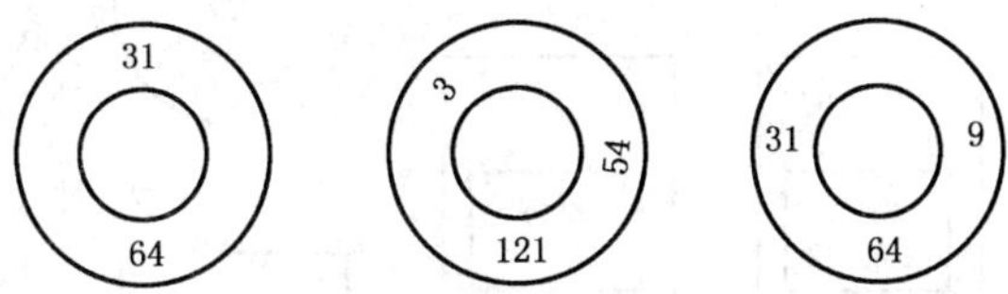

31、121——枪弹制造工厂代号；

54、64——枪弹制造年份；

3——枪弹制造月份；

9——枪弹口径（仅 9 mm 手枪弹有此压印）。

图 B.3 药筒底部压印

特种枪弹弹丸尖部刷有不同颜色的色标（普通弹不刷），作为不同弹种的识别标志。

教练弹通常在药筒体上压制三条凹槽作为特殊识别标志，可以采用目视和手摸方式加以区别。

B.2.2 手榴弹

手榴弹的标志如图 B.4、图 B.5 所示，弹体或弹柄上一般标有手榴弹的式样、制造代号（批-次-年）和炸药代号。

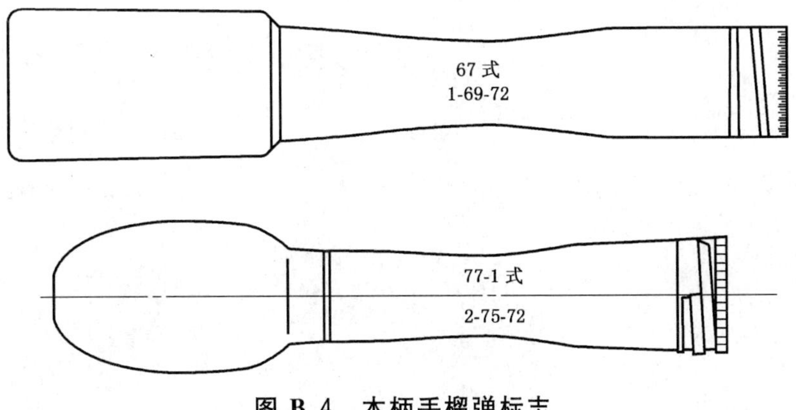

图 B.4 木柄手榴弹标志

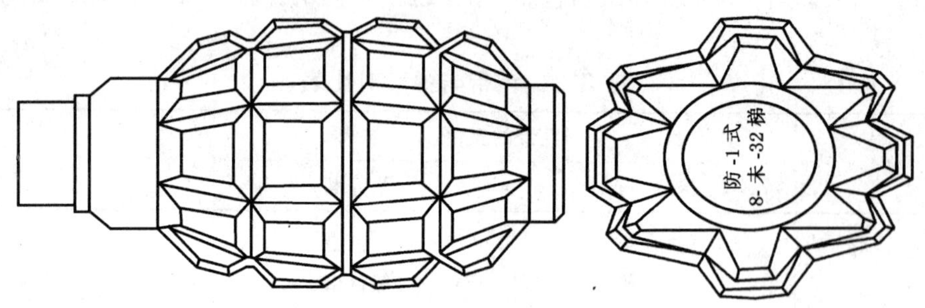

图 B.5 手雷标志

B.3 信号弹的识别

信号弹的标志如图 B.6 所示，弹筒的顶盖上有凸起，发光信号弹顶盖上涂有与发光一致的颜色。

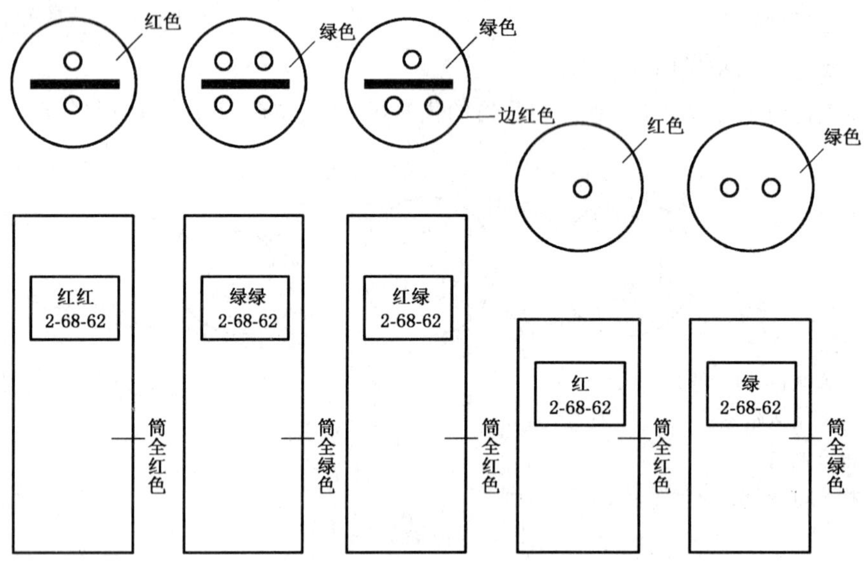

图 B.6 枪榴信号弹标志

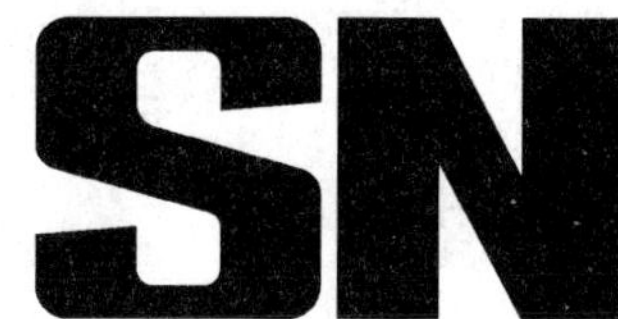

中华人民共和国出入境检验检疫行业标准

SN/T 2302.1—2009

口岸入境可用作原料的工业品废物环控指标检测方法 第1部分:pH值检验方法 表面pH值测定方法

Test method of environmental protection control for imported industrial wastes as raw materials—Part 1:pH Detecting—The method of surface pH detecting

2009-07-07 发布 2010-01-16 实施

中华人民共和国国家质量监督检验检疫总局 发布

前 言

SN/T 2302《口岸入境可用作原料工业品废物环控指标检测方法》分为2个部分。

第1部分:pH值检验方法 表面pH值测定方法;

第2部分:浸出毒性快速检验方法。

本部分为SN/T 2302的第1部分。

本部分中的计算方法采用GB/T 7573—2002《纺织品 水萃取液pH值的测定》中的计算方法。

本部分由国家认证认可监督管理委员会提出并归口。

本部分起草单位:中华人民共和国上海出入境检验检疫局、生态纺织教育部重点实验室(东华大学)、中华人民共和国深圳出入境检验检疫局。

本部分主要起草人:蒋海宁、毛志平、刘彩明、沈泽敏、诸乃清。

本部分系首次发布的检验检疫行业标准。

口岸入境可用作原料的 工业品废物环控指标检测方法 第1部分:pH值检验方法 表面pH值测定方法

1 范围

SN/T 2302的本部分规定了一种口岸入境可用作原料的工业品废物的pH值测定方法。

本部分适用于口岸入境可用作原料的工业品废物,主要包括废纸和纸板、废纤维、废钢铁、废有色金属、废五金、废塑料。

2 规范性引用文件

下列文件中的条款通过SN/T 2302的本部分的引用而成为本部分的条款。凡是注日期的引用文件,其随后所有的修改单(不包括勘误的内容)或修订版均不适用于本部分,然而,鼓励根据本部分达成协议的各方研究是否可使用这些文件的最新版本。凡是不注日期的引用文件,其最新版本适用于本部分。

GB 6856 pH基准试剂 四硼酸钠

GB 6857 pH基准试剂 邻苯二甲酸氢钾

GB/T 7573 纺织品 水萃取液pH值的测定

3 原理

在室温下,利用平头组合电极直接测试物体表面的pH值。

4 测试方法

4.1 样品制备

从口岸查验入境可用作原料的工业品废物中随机抽取足够的代表性试样,如果样品的均匀性差,可以考虑在整批货物各点取样,进行有效的缩分,制作成待测样品。

1) 废纸与纸板

获取代表性试样10 g左右,选取表面平整的废纸或纸板,制作成直径大于5 cm的圆型待测样品5份。

2) 废纤维

获取代表性试样10 g左右,废织物类的,选取表面平整的试样,制作成直径大于5 cm的圆型待测样品5件;废散纤维类的,将样品平铺制作成直径大于5 cm的待测样品5份。

3) 废钢铁

获取足够的代表性试样,经进行合理的分样,制成5份待测样品,每份待测样品为不少于10 g,每份样品应有面积不小于25 cm^2的测试面。

4) 废有色金属与废五金

获取足够的代表性试样,经进行合理的分样,制成5份待测样品,每份待测样品为不少于10 g,每份样品应有面积不小于25 cm^2的测试面。

5) 废塑料

获取足够的代表性试样，经进行合理的分样，制成5份待测样品，每份待测样品为不少于10 g，每份样品应有面积不小于25 cm^2 的测试面。

4.2 仪器与器具

4.2.1 秒表。

4.2.2 pH计：读数精度0.01。

4.2.3 平头组合电极，METTLER 426型或其相似原理平头电极。

4.2.4 量筒：10 mL。

4.2.5 滴管。

4.3 试剂

本部分中采用的试剂为基准试剂(pH试剂)或分析纯试剂。

4.3.1 三级水或去离子水，20 ℃±2 ℃时，pH值在5～6.5范围，最大电导率 2×10^{-6} S/cm。

4.3.2 缓冲溶液，其pH值应接近待测溶液，测定前，用它校准pH计，可用下列溶液：

a) 0.05 mol/L 邻苯二甲酸氢钾溶液(GB 6857，$HOOC\cdot C_6H_4COOK$)

15 ℃时 pH=4.000

20 ℃时 pH=4.001

25 ℃时 pH=4.005

30 ℃时 pH=4.011

b) 0.05 mol/L 四硼酸钠溶液(GB 6856，$Na_2B_4O_7\cdot 10H_2O$)

15 ℃时 pH=9.33

20 ℃时 pH=9.23

25 ℃时 pH=9.18

30 ℃时 pH=9.14

40 ℃时 pH=9.07

4.4 操作步骤

4.4.1 pH计的校准

按仪器说明书用缓冲溶液(4.3.2)在室温下校准pH计。如果电极系统不同于本标准所规定的类型，可采取类似的步骤。全部试验必须在相同的温度下进行，该温度应该接近室温并不高于室温5 ℃。

4.4.2 用三级水或去离子水(4.3.1)冲洗电极直至所显示的pH值稳定。

4.4.3 将待测试样平放在试验桌上，待测面朝上。用滴管向待测面加入适量20 ℃～25 ℃的三级水或去离子水(4.3.1)，使待测面接触电极部分充分润湿。将平头电极垂直指向待测面，施以一定压力使平头电极紧密地与被润湿部分接触，同时按下秒表计时，一定时间间隔(180 s)后读取测试值直至pH值趋于平衡。

4.4.4 为了保证下一次测试的准确性，在测试完一个样品后，用蒸馏水三级水或去离子水(4.3.1)将电极冲洗干净。

5 计算结果

以第一至第五个试样表面测得pH值的平均值为最终结果，精确到0.05。

6 试验报告

试验报告应包括下列内容：

a） 采用本标准方法；

b） 电极的类型；

c） 三级水或去离子水(4.3.1)的 pH 值；

d） 实验室温度；

e） 试验结果的平均值，按第 5 章的规定表示；

f） 任何可能影响试验结果的因素，包括试样难以润湿等。

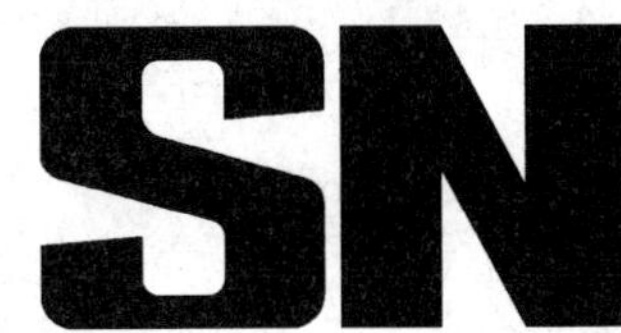

中华人民共和国出入境检验检疫行业标准

SN/T 2302.2—2009

口岸入境可用作原料的工业品废物环控指标检测方法 第2部分:浸出毒性快速检验方法

Test method of environmental protection control for imported industrial wastes as raw materials—Part 2:Fast test method for extraction toxicity

2009-07-07 发布　　2010-01-16 实施

中华人民共和国国家质量监督检验检疫总局 发布

前　言

SN/T 2302《口岸入境可用作原料的工业品废物环控指标检测方法》分为 2 个部分：

——第 1 部分：pH 值检验方法　表面 pH 值测定方法；

——第 2 部分：浸出毒性快速检验方法。

本部分为 SN/T 2302 的第 2 部分。

本部分的附录 A、附录 B 为规范性附录。

本部分由国家认证认可监督管理委员会提出并归口。

本部分起草单位：中华人民共和国上海出入境检验检疫局、生态纺织教育部重点实验室（东华大学）。

本部分主要起草人：蒋海宁、毛志平、赵洁、周宇艳。

本部分系首次发布的检验检疫行业标准。

口岸入境可用作原料的工业品废物环控指标检测方法 第2部分:浸出毒性快速检验方法

1 范围

SN/T 2302的本部分按照国家强制性技术规范的要求,引述了鉴别口岸入境可用作原料的工业品废物危险特性之一的浸出毒性标准值。本部分规定了口岸入境可用作原料的工业品废物浸出毒性快速检验方法。

本部分适用于口岸入境可用作原料的废塑料、废钢铁、废有色金属与废五金电器、废纺织品、废纸和纸板的浸出毒性测定。

2 规范性引用文件

下列文件中的条款通过SN/T 2302的本部分的引用而成为本部分的条款。凡是注日期的引用文件,其随后所有的修改单(不包括勘误的内容)或修订版均不适用于本部分,然而,鼓励根据本部分达成协议的各方研究是否可使用这些文件的最新版本。凡是不注日期的引用文件,其最新版本适用于本部分。

GB 5085.3—1996 危险废物鉴别标准 浸出毒性鉴别

GB 5086.2—1997 固体废物 浸出毒性浸出方法 水平振荡法

GB/T 8170 数值修约规则与极限数值的表示和判定

GB/T 14204 水质 烷基汞的测定气相色谱法

GB/T 15555.1 固体废物 总汞的测定 冷原子吸收分光光度法

GB/T 15555.4 固体废物 六价铬的测定 二苯碳酰二肼分光光度法

GB/T 15555.11 固体废物 氟化物的测定 离子选择性电极法

GB 16487 进口可用作原料的固体废物环境保护控制标准

SN/T 2298.1 进口可用作原料的固体废物检验检疫通用标准 第1部分:术语和定义

3 术语和定义

SN/T 2298.1确立的以及下列术语和定义适用于SN/T 2302的本部分。

3.1

固体废物 solid wastes

是指在生产、生活和其他活动中产生的丧失原有利用价值或者虽未丧失利用价值但被抛弃或者放弃的固态、半固态和置于容器中的气态的物品、物质以及法律、行政法规规定纳入固体废物管理的物品、物质。

3.2

可用作原料的工业品废物 industrial wastes as raw materials

指在生产、生活和在其他活动中产生的丧失其原有利用价值或虽未丧失利用价值但被抛弃或者放弃,经过回收、加工处理,能够使其重新获得使用价值、可用作原料的各种工业品废弃物。本部分所述的可用作原料的工业品废物包含废塑料、废钢铁、废有色金属与废五金电器、废纺织品、废纸和纸板。

3.3

危险废物 dangerous wastes

是指列入国家危险物名录或者根据国家规定的危险废物鉴别标准和鉴别方法认定的具有腐蚀性、

毒性、易燃性、反应性和感染性等一种或一种以上危险特性,以及不排除具有以上危险特性的固体废物。

3.4

浸出毒性　extraction toxicity

本部分所指浸出毒性是固态的危险废物遇水浸沥,其中有害的物质迁移转化,污染环境,浸出的有害物质的毒性称为浸出毒性。

4　浸出毒性鉴别标准

浸出毒性鉴别标准值:按规定的浸出程序,对固体废物进行浸出试验,浸出液中有一种或一种以上的污染物浓度超过 GB 5085.3 中规定的危险废物浸出液最高允许浓度。

5　测试方法

5.1　浸出程序

口岸入境可用作原料的工业品废物浸出毒性浸出程序,按照 GB 5086.2 规定的方法进行浸出。浸出液应用聚乙烯瓶(或聚四氟乙烯瓶)收集和贮存,在 4 ℃下密闭保存。

5.2　浸出液浸出毒性检验方法

表 1 列出了各环控指标检验方法。

表 1　浸出毒性检验方法

序　号	项　目	检验方法
1	汞及其化合物(以总汞计)	GB/T 15555.1—1995
2	烷基汞	GB/T 14204—1993
3	铅(以总铅计)	本标准的附录 A
4	镉(以总镉计)	
5	铬(以总铬计)	
6	铜及其化合物(以总铜计)	
7	锌及其化合物(以总锌计)	
8	铍及其化合物(以总铍计)	
9	钡及其化合物(以总钡计)	
10	镍及其化合物(以总镍计)	
11	砷及其化合物(以总砷计)	
12	氰化物(以 CN^- 计)	本标准的附录 B
13	六价铬	GB/T 15555.4—1995
14	无机氟化物(不包括氟化钙)	GB/T 15555.11—1995

5.3　浸出液检验质量保证

5.3.1　每批样品(最多 20 个样品)至少做一个浸出空白。

5.3.2　每批样品至少做一个加标回收样品。

5.3.3　样品必须在保存期内完成浸出毒性试验和分析测定。

5.3.4　浸出空白、加标样品平行双样测定结果不得大于方法规定的允许差。

附　录　A
（规范性附录）
口岸入境可用作原料的工业品废物　浸出毒性鉴别——多元素含量的测定 电感耦合等离子体原子发射光谱法

A.1　范围

本方法规定了用电感耦合等离子体发射光谱法测定口岸入境可用作原料的工业品废物浸出液中铅、镉、铬、铜、锌、铍、钡、镍、砷元素含量的方法。

本方法适用于口岸入境可用作原料的工业品废物浸出液中铅、镉、铬、铜、锌、铍、钡、镍、砷元素含量的测定。

A.2　原理

将雾化溶液引入电感耦合等离子体发射光谱仪，测定各元素分析线的发射光强度，计算各元素的发射光强度比。

A.3　试剂与材料

除非另有说明，在分析中仅使用认可的分析试剂，和二次蒸馏水或相当纯度的水。

A.3.1　盐酸，ρ 约 1.19 g/mL。

A.3.2　硝酸，ρ 约 1.42 g/mL。

A.3.3　高氯酸，ρ 约 1.67 g/mL。

A.3.4　硫酸，ρ 约 1.84 g/mL。

A.3.5　过氧化氢，ρ 约 1.10 g/mL。

A.3.6　单元素标准溶液：铅、镉、铬、铜、锌、铍、钡、镍、砷单元素可采用国家标准物质或按照 GB/T 602 自行配制，其质量浓度为 0.500 g/L 或 0.100 g/L。

A.3.7　混合标准溶液：按照各元素测定限量的实际需要，配置这 9 种元素的一系列混合标准溶液，备用。

A.4　仪器与设备

通常的实验室设备：

电感耦合等离子体原子发射光谱仪(ICP-AES)。氩气纯度≥99.9%，以提供稳定清澈的等离子体炬焰，在仪器合适的工作条件下进行测定。

A.5　浸出液的制备与保存

浸出液的制备浸出液的制备按照 GB 5086.2 的步骤进行。浸出液应用聚乙烯瓶（或聚四氟乙烯瓶）收集和贮存。样品在合适低温条件下可得以较好保存。

A.6　测定步骤

A.6.1　仪器的准备

A.6.1.1　仪器的最优化

a)　开启 ICP-AES，进行测量前热机到稳定状态。

b)　测量校准溶液，调节仪器参数：气体（外部、中间或中心）流速、火炬位置、入射狭缝、出射狭缝、光电倍增管电压、分析波长、预冲洗时间、积分时间。

c) 光谱仪优化后，符合 A.6.1.3～A.6.1.5 的性能指标，就能达到使用要求。

A.6.1.2 分析线

本标准不指定特殊的分析线，推荐使用的分析线列于表 A.1。在使用时，应仔细检查谱线的干扰情况。

表 A.1 推荐的分析线

元　素	波长/nm
铅(Pb)	220.353
镉(Cd)	228.802
铬(Cr)	267.716
铜(Cu)	324.754
锌(Zn)	213.856
铍(Be)	234.861
钡(Ba)	445.403
镍(Ni)	221.647
砷(As)	189.042

A.6.1.3 光谱仪的实际分辨率

计算每条应当使用的波长(包括内标线)的带宽。带宽必须小于 0.03 nm。

A.6.1.4 短期稳定性

测定十次每个元素浓度最高的校准溶液的绝对强度或强度比，计算其标准偏差，相对标准偏差应小于 0.9%。

A.6.1.5 长期稳定性

测定三次每个元素浓度最高的校准溶液的绝对强度或强度比的平均值，计算七个平均值的标准偏差，绝对强度法相对标准偏差小于 1.8%，内标法相对标准偏差小于 1.2%。

A.6.1.6 仪器的检测限

配制两种溶液：空白溶液和各元素浓度为 1 mg/L 的混合溶液。

在与测定浸出液相同的条件下，用仪器测定上述两种溶液的强度 I；然后在同一条件下再测空白溶液，读取 10 次测定数值，不可任意取舍或补测，计算 10 个数据之间的标准偏差 S。方法对某个元素的检出限如式(A.1)所示；单位为 mg/L。9 种元素的检出限数据应附在试验报告中(A.8)。

$$DL = 3S \times \frac{\rho}{I_H - I_B} \qquad \text{(A.1)}$$

式中：

DL——某元素的检出限，单位为毫克每升(mg/L)；

S——空白溶液在某元素谱线处发射强度的标准偏差；

I_B——空白溶液在某元素谱线处的发射强度；

I_H——质量浓度为 1 mg/L 的混合溶液在某元素谱线处的发射强度；

ρ——混合溶液的质量浓度，单位为毫克每升(mg/L)。

A.6.2　代表性的仪器的工作条件(见表 A.2)

表 A.2　ICP-AES 光谱仪的工作条件

光谱仪型号		IRIS HR
高频功率发生器	入射功率/W	1 150
	工作频率/MHz	27.12
气路系统	观察高度/mm	15
	冷却气/(L/min)	14
	辅助气/(L/min)	0.5
	雾化器压力/kPa	151.58
	蠕动泵转速/(r/min)	100
数据处理系统	积分时间(短波部分)/s	20
	积分时间(长波部分)/s	10
	积分次数	3

A.6.3　校准曲线

回归曲线的线性相关系数 $\gamma \geqslant 0.999$。

按照实验要求和仪器情况,设置仪器的分析条件,点燃等离子体炬焰,待炬焰稳定后,按顺序测定混合标准溶液(A.3.7)的光谱强度,以净光强度为因变量,以元素的浓度(μg/mL)为自变量进行线性回归,绘制校正曲线;计算出截距(a)、斜率(b)和线性相关系数(γ)。

A.6.4　空白试验

取二次蒸馏水做空白试验。

A.6.5　浸出液的测定

按 A.6.1 所设定的仪器条件,测定空白溶液和浸出液(必要时对浸出液进行稀释)中各被测元素的光谱强度,从校准曲线上计算出各被测元素的浓度。

A.7　结果的计算及表示

$$\rho_i = \frac{(\rho_x - \rho_0)}{K} \qquad \text{(A.2)}$$

式中:

ρ_i——浸出液中某被测元素的含量,单位为毫克每升(mg/L);

ρ_x——校准曲线上查得浸出液中该被测元素的浓度,单位为毫克每升(mg/L);

ρ_0——校准曲线上查得该被测元素的空白浓度,单位为毫克每升(mg/L);

K——稀释因子。

结果保留两位有效数字。

A.8　试验报告

试验报告应包括下列内容:

a)　采用本方法;

b)　ICP-AES 光谱仪使用条件;

c)　试验结果取两次平行试验的平均值;

d)　各元素的检测限。

附 录 B
(规范性附录)
口岸入境可用作原料的工业品废物　浸出毒性鉴别——总氰化物的测定
硝酸银滴定法

B.1　适用范围

氰化物可能以氰氢酸、氰离子和络合氰化物的形式存在于水中。本标准适用于测定固体废物浸出液中的总氰化物。

硝酸银滴定法最低检测浓度为 0.25 mg/L，检测上限为 100 mg/L。

B.2　原理

向浸出液中加入磷酸和 BDTA 二钠，在 pH 值<2 条件下，加热蒸馏，利用金属离子与 BDTA 络合能力比与氰离子络合能力强的特点，使络合氰化物离解出氰离子，并以氰化氢形式被蒸馏出，用氢氧化钠吸收。

经蒸馏得到的碱性馏出液，用硝酸银标准溶液滴定，氰离子与硝酸银作用生成可溶性的银氰络合离子$[Ag(CN)_2]^-$，过量的银离子与试银灵指示剂反应，溶液由黄色变为橙红色。

B.3　试剂

测定过程中，只能使用公认的分析纯试剂和不含氰化物和活性氯的蒸馏水或具有同等纯度的水。

B.3.1　试银灵指示剂

称取 0.02 g 试银灵(对二甲氨基亚苄基罗丹，paradimBthylaminobBnzalrhodaninB)溶于 100 mL 丙酮中，贮存于棕色瓶并于暗处可稳定一个月。

B.3.2　铬酸钾(K_2CrO_4)指示剂

称取 10 g 铬酸钾溶于少量水中，滴加硝酸银标准溶液(B.3.4)至产生橙红色沉淀为止，放置过夜后，过滤，用水稀释至 100 mL。

B.3.3　0.01 mol/L 氯化钠标准溶液

将氯化钠置瓷坩埚内，经 500 ℃～600 ℃灼烧至无爆烈声后，在干燥器内冷却，称取 0.584 4 g 于烧杯中，用水溶解，移入 1 000 mL 容量瓶，稀释至标线，混合摇匀。

B.3.4　0.01 mol/L 硝酸银标准溶液

a)　称取 1.699 g 硝酸银溶于水中，稀释至 1 000 mL，贮于棕色试剂瓶中，摇匀，待标定后使用。

b)　硝酸银溶液的标定：吸取 0.01 mol/L 氯化钠标准溶液(B.3.3)10.00 mL，于 150 mL 具柄瓷皿或锥形瓶(B.4.2)中，加 50 mL 水，同时另取一具柄瓷皿或锥形瓶(B.4.2)，加入 60 mL 水作空白试验；向溶液中加入 3～5 滴铬酸钾指示剂(B.3.2)，在不断搅拌下，从滴定管加入待标定的硝酸银溶液[B.3.4a)]，直至溶液由黄色变成浅砖红色为止，记下读数(V)同样滴定空白溶液，记下读数(V_0)。

硝酸银浓度 c_1(mol/L)按下式计算：

$$c_1 = \frac{c \times 10.00}{(V - V_0)}$$

式中：

c——氯化钠标准溶液浓度，单位为摩尔每升(mol/L)；

V——滴定氯化钠标准溶液时硝酸银溶液使用量，单位为毫升(mL)；

V_0——滴定空白溶液时硝酸银溶液使用量，单位为毫升(mL)。

B.3.5 0.001 mol/L 硝酸银标准溶液

B.3.6 乙酸铅试纸

称取 5 g 乙酸铅[$Pb(C_2H_3O_2)_2 \cdot 3H_2O$]溶于水中，并稀释至 100 mL，将滤纸条浸入上述溶液中，1 h 后取出晾干，盛于广口瓶中，密塞保存。

B.3.7 质量分数为 0.99%氢氧化钠(NaOH)溶液

B.3.8 质量分数为 3.85%氢氧化钠(NaOH)溶液

B.3.9 质量分数为 9.09%BDTA 二钠溶液

B.3.10 磷酸(H_3PO_4)

磷酸 ρ 为 1.69 g/mL。

B.3.11 碘化钾-淀粉试纸

称取 1.5 g 可溶性淀粉，用少量水搅成糊状，加入 200 mL 沸水，混匀，加 0.5 g 碘化钾和 0.5 g 碳酸钠，用水稀释至 250 mL，将滤纸条浸渍后，取出晾干，盛于棕色瓶中，密塞保存。

B.3.12 (1+5)硫酸溶液

B.3.13 质量分数为 1.24%亚硫酸钠(Na_2SO_3)溶液

B.3.14 氨基磺酸(NH_2SO_3H)

B.4 仪器

B.4.1 10 mL 棕色酸式滴定管；

B.4.2 具柄瓷皿或 250 mL 锥形瓶；

B.4.3 蒸馏装置(见图 1)。

B.5 测定步骤

注意：氰化物属于剧毒物，在操作氰化物及其溶液时，要特别小心，避免沾污皮肤和眼睛。吸取溶液一定要使用洗耳球或安全移液管，切勿吸入口中！

除氰化物剧毒外，吡啶也具一定毒性，应注意安全使用。

干扰：

a) 活性氯等氧化物干扰使结果偏低，可在蒸馏前加亚硫酸钠溶液排除干扰，见 B.5.2.2a)。

b) 硫化物干扰，可在蒸馏前加碳酸铅或碳酸镉排除干扰，见 B.5.2.2c)。

c) 亚硝酸离子干扰，可在蒸馏前加适量氨基磺酸排除干扰，见 B.5.2.2b)。

d) 少量油类对测定无影响，中性油或酸性油大于 40 mg/L 时干扰测定，可加入水样体积的 20% 量的正己烷，在中性条件下短时间萃取排除干扰。

B.5.1 浸出液的制备

a) 浸出液的制备浸出液的制备按照 GB 5086.2 的步骤进行。浸出液浸出后，必须立即加氢氧化钠固定，一般每升水样加 0.5 g 固体氢氧化钠。当水样酸度高时，应多加固体氢氧化钠，使样品的 pH 值>12，并将样品存于聚乙烯塑料瓶或硬质玻璃瓶中。浸出后，应在 24 h 内分析样品，如果不能及时测定样品，浸出后，必须将浸出液存放在冷暗的冰箱内。

b) 当浸出液中含有大量硫化物时，应加碳酸镉($CdCO_3$)或碳酸铅($PbCO_3$)固体粉末，出去硫化物后，再加氢氧化钠固定。在碱性条件下，氰离子和硫离子作用形成硫氰酸离子而干扰测定。

注：检验硫化物的方法：可取 1 滴浸出液，放在乙酸铅试纸(B.3.6)上，若变黑色(硫化铅)，说明有硫化物存在。

B.5.2 浸出液的预处理

B.5.2.1 氰化氢的释放和吸收

量取 200 mL 浸出液，移入 500 mL 蒸馏瓶(2)中(若氰化物含量高，可少取样品，加水稀释至

200 mL)，加数粒玻璃珠。往接收瓶(4)内加入 10 mL 氢氧化钠溶液(B.3.7)作为吸收液。当样品中存在亚硫酸钠和碳酸钠时，可用 4%氢氧化钠溶液(B.3.8)作为吸收液。馏出液导管(5)上端接冷凝管的出口，下端插入接收瓶(4)的吸收液中，检查连接部位，使其严密。将 10 mL BDTA 二钠溶液(B.3.9)加入蒸馏瓶(2)内。迅速加入 10 mL 磷酸(B.3.10)，当样品碱度大时，可适当多加磷酸，使 pH 小于 2，立即盖好瓶塞，打开冷凝水，打开可调电炉，由低档逐渐升高，馏出液以 2 mL/min～4 mL/min 速度进行加热蒸馏。接收瓶(4)内溶液近 100 mL 时，停止蒸馏，用少量水洗馏出液导管(5)，取出接收瓶(4)，用水稀释至标线，此碱性馏出液待测定总氰化物用。

氰化氢的释放和吸收装置(B.4.3)见图 B.1。

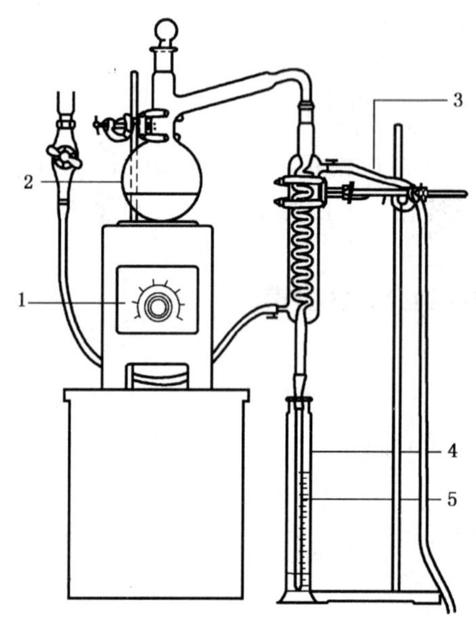

1——可调电炉；

2——蒸馏瓶；

3——冷凝水出水口；

4——接收瓶；

5——馏出液导管。

图 B.1 总氰化物蒸馏装置图

B.5.2.2 干扰物的排除

a) 若样品中存在活性氯等氧化剂，由于蒸馏时氰化物会被分解，使结果偏低，干扰测定。可量取两份体积相同的样品，向其中一份样品投加碘化钾-淀粉试纸(B.3.11)1～3 片，加硫酸(B.3.12)酸化，用亚硫酸钠溶液(B.3.13)滴至碘化钾-淀粉试纸由蓝色变为无色为止，记下用量。另一份样品不加试纸，仅加上述用量的亚硫酸钠溶液，然后按步骤 B.5.2.1 操作。

b) 若样品中含有大量亚硝酸离子将干扰测定，可加入适量的氨基磺酸(B.3.14)分解亚硝酸离子，一般 1 mg 亚硝酸离子需要加 2.5 mg 氨基磺酸(B.3.14)然后按步骤 B.5.2.1 操作。

c) 若样品中有大量硫化物存在，将 200 mL 样品过滤，沉淀物用 1%氢氧化钠(B.3.7)洗涤，合并滤液和洗涤液，然后按步骤 B.5.2.1 操作。

B.5.3 浸出液的测定

取 100 mL 浸出液的馏出液(B.5.2.1)(如试样中氰化物含量高时，可少取试样，用水稀释至 100 mL)于具柄瓷皿或锥形瓶(B.4.2)中。加入 0.2 mL 试银灵指示剂(B.3.1)摇匀。用硝酸银标准溶液(B.3.5)滴定至溶液由黄色变为橙红色为止，记下读数 V_1。

B.5.4 空白试验

另取 100 mL 空白试验馏出液于锥形瓶(B.4.2)中，按(B.5.3)进行滴定，记下读数 V_0。

注：若样品氰化物浓度小于 1 mg/L，可用 0.001 mol/L 硝酸银标准溶液(B.3.5)滴定。

B.6 结果的表示

计算方法：

总氰化物含量 ρ_2(mg/L)以氰离子(CN^-)计，按下式计算：

$$\rho_2 = \frac{c(V_a - V_0) \times 52.04 \frac{V_1}{V_2} \times 1\,000}{V}$$

式中：

c——硝酸银标准溶液浓度，单位为摩尔每升(mol/L)；

V_a——测定试样时硝酸银标准溶液用量，单位为毫升(mL)；

V_0——空白试验硝酸银标准溶液用量，单位为毫升(mL)；

V_1——试样馏出液的体积，单位为毫升(mL)；

V_2——测定试样时，所取试样馏出液的体积，单位为毫升(mL)；

52.04——相当于 1 L 的 1 mol/L 硝酸银标准溶液对应的氰离子($2CN^-$)质量，单位为克每升(g/L)。

B.7 试验报告

试验报告应包括下列内容：

a) 采用本方法。

b) 试验结果取两次平行试验的平均值。

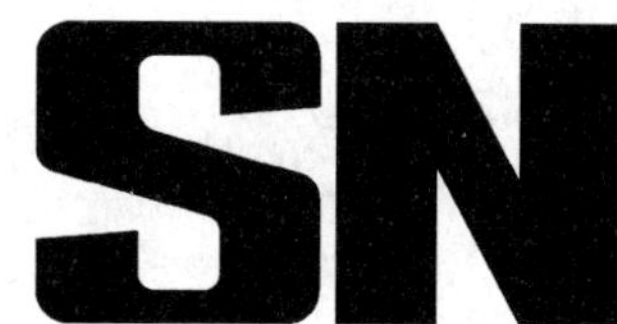

中华人民共和国出入境检验检疫行业标准

SN/T 2751—2011

进境集装箱承载废物原料动植物检疫规程

Rules for the animal and plant quarantine of solid wastes as raw materials imported with container

2011-02-25 发布　　　　2011-07-01 实施

中华人民共和国
国家质量监督检验检疫总局　发布

前　言

本标准根据 GB/T 1.1—2009 的规则起草。

本标准是进口可作原料用固体废物系列检验检疫规程之一。

本标准由国家认证认可监督管理委员会提出并归口。

本标准起草单位:中华人民共和国山东出入境检验检疫局。

本标准起草人员:雒书鸿、王正直、葛童、张大谦、徐云峰、宋春雨。

进境集装箱承载废物原料动植物检疫规程

1 范围

本规程规定了进境集装箱承载废物原料动植物检疫的术语和定义、要求、抽样、检疫、结果判定及处置。

本规程适用于进境集装箱承载的木废料、软木废料、回收(废碎)纸或纸板、未梳废丝、其他废丝、其他废棉等包括表1中海关商品编号的废物原料的动植物检疫,其他进口废物原料中夹带动植物产品及其残余物的参照本规程实施动植物检疫。

海关商品编号	废物原料名称
4401300000	锯末、木废料及碎片(不论是否粘结成团;木段、块、片或类似形状)
4501901000	软木废料
4707100000	回收(废碎)的未漂白牛皮、瓦楞纸或纸板
4707200000	回收(废碎)的漂白化学木浆制的纸和纸板(未经本体染色)
4707300000	回收(废碎)的机械木浆制的纸或纸板(例如,废报纸,杂志及类似印刷品)
4707900090	其他回收纸或纸板(包括未分选的废碎品)
5202910000	棉的回收纤维
5202990000	其他废棉

2 规范性引用文件

下列文件对于本文件的应用是必不可少的。凡是注日期的引用文件,仅注日期的版本适用于本文件。凡是不注日期的引用文件,其最新版本(包括所有的修改单)适用于本文件。

SN/T 2837 进境集装箱承载废物原料动植物检疫除害处理规程

3 术语和定义

下列术语和定义适用于本文件。

3.1

IPPC 标识 IPPC mark

IPPC 专用标识

根据国际植物保护公约组织(IPPC)公布的国际植物检疫措施标准第15号《国际贸易中木质包装材料管理准则》,证明木质包装材料已采用IPPC批准的措施的标记。

4 要求

4.1 单证和标识

境外供货企业注册证书、国内收货人登记证书、可用作原料的固体废物进口许可证和必要的装运前检验证书及其他相关单证应真实、齐全、一致。

集装箱箱号、封识号和封识代码应与装运前检验证书等相关单证所列明的一致。

4.2 检疫

4.2.1 进境集装箱承载废物原料未经检验检疫机构同意，不得卸离交通工具或移运；

4.2.2 进境集装箱承载废物原料须在入境口岸实施有效的卫生处理；

4.2.3 进境集装箱承载废物原料携带木质包装须申报，木质包装上须加施 IPPC 标识；

4.2.4 进境集装箱承载废物原料应符合我国动植物检疫的有关要求，并不得携带以下禁止进境物：

a) 动植物病原体(包括菌种、毒种等)、害虫及其他有害生物；

b) 动植物疫情流行的国家和地区的有关动植物、动植物产品和其他检疫物；

c) 动物尸体；

d) 土壤；

e) 其他法律法规、规章、公告等规定禁止进境物。

5 抽样

进境集装箱承载废物原料须批批实施动植物检疫，随机开箱检疫数量不少于整批数量的 50%，开件(包、捆)检疫的箱数不少于整批的 10%(不足 1 箱的按 1 箱计)，每箱至少抽取 1 件(包、捆)实施检疫。

需对检出可疑物送实验室鉴定的，应进行抽样，抽样数量应满足实验室鉴定需要。

6 动植物检疫

警示：现场检疫过程中应注意安全，遇有威胁到人身安全、健康的情形时，应采取必要的防护措施，必要时应立即停止检疫，并采取相应的隔离防护措施。

6.1 工具

手套、捕虫网、标本盒、指形管、镊子、放大镜、手电筒、照相器材等；已实施除害处理的，应携带测毒仪及其他相关防护设施。

6.2 方法

在开箱、掏箱、分拣过程中同时进行动植物检疫，以现场感官检验为主，重点选取有害生物易藏匿的部位如混有夹杂物较多的部位进行检疫。

发现疫情时，应立即采取措施，必要时应停止检疫，实施除害处理，或封存，防止疫病疫情传播扩散。

6.3 内容

6.3.1 箱号标识一致性检查

核查集装箱箱号、封识号与相关单证是否相符，封识是否完好无损。

6.3.2 箱体外部查验

检查集装箱体表是否携带土壤、非洲大蜗牛等动植物疫情。

6.3.3 开箱检疫

警示：已在口岸实施熏蒸处理的集装箱装废物原料，查验前应先开箱散毒，必要时进行熏蒸残留检测，确认安全后再实施开箱检疫。

6.3.3.1 核查货证是否相符；是否带有木质包装，木质包装是否加施 IPPC 标识；检疫查验木质包装是否携带疫情，必要时取样送实验室检验。

6.3.3.2 检查集装箱内有无携带 4.2.4 规定的禁止进境物，必要时取样送实验室鉴定。

6.3.4 开件检疫

6.3.4.1 按照抽样比例要求，根据现场检疫情况选取最有可能携带疫情的废物原料件（包、捆）进行开件检疫。

6.3.4.2 检查废物原料是否携带 4.2.4 规定的禁止进境物；必要时取样送实验室鉴定。

6.3.4.3 检查废物原料是否存在被国家公布的动物传染病、寄生虫病病原体污染的可能，必要时取样送实验室检验。

6.3.4.4 检查废物原料是否带有或可能带有进境植物检疫性有害生物，必要时取样送实验室检验。

7 结果判定

7.1 经检疫符合动植物检疫要求的，判为动植物检疫合格；

7.2 经检疫发现不符合动植物检疫要求的，判为动植物检疫不合格。

8 处置

8.1 对于动植物检疫合格的，予以放行。

8.2 对于动植物检疫不合格的，按照 SN/T 2837 及相关规定实施检疫处理，经处理合格后，予以放行。

8.3 无法采取有效处理措施的，须移交海关等部门作退运处理。

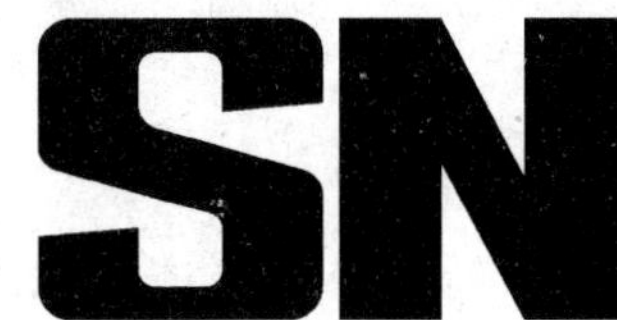

中华人民共和国出入境检验检疫行业标准

SN/T 2753—2011

进口废物原料检验检疫场所建设规范

Rules for the construction of place for inspection and quarantine for scrap imported as raw material

2011-02-25 发布　　2011-07-01 实施

中华人民共和国国家质量监督检验检疫总局 发布

前　言

本标准按照 GB/T 1.1—2009 的规则起草。

本标准由国家认证认可监督管理委员会提出并归口。

本标准起草单位:中华人民共和国浙江出入境检验检疫局、中华人民共和国宁波出入境检验检疫局、中华人民共和国天津出入境检验检疫局、中华人民共和国上海出入境检验检疫局。

本标准主要起草人员:罗海滨、宋军、薛军、唐巍、徐意。

进口废物原料检验检疫场所建设规范

1 范围

本标准规定了进口废物原料检验检疫场所建设的要求。

本标准适用于进口废物原料检验检疫场所的建设和验收。

2 规范性引用文件

下列文件对于本文件的应用是必不可少的。凡是注日期的引用文件，仅注日期的版本适用于本文件。凡是不注日期的引用文件，其最新版本(包括所有的修改单)适用于本文件。

SN/T 0570 进口可用作原料的废物放射性污染检验规程

SN/T 1791 进口可用作原料的废物检验检疫规程

SN/T 2298.1 进口可用作原料的固体废物检验检疫通用标准 第1部分:术语和定义

3 术语和定义

SN/T 2298.1界定的以及下列术语和定义适用于本文件。

3.1

检验检疫场所 place and facilities for inspection and quarantine

设置于进出境口岸、物流中心、圈区化管理的进口废物原料加工区以及进口废物原料加工利用企业内的，用于检验检疫机构实施进口废物原料检验检疫的特定区域。

3.2

查验区 area for inspection

用于对承载进口废物原料的集装箱实施开箱、掏箱检验检疫或对散装进口废物原料实施落地检验检疫的作业区域。

3.3

货物分拣区(库) aera(warehouse)for culling inspection

用于对进口废物原料实施分拣检验检疫的专用作业区域(或库房)。

3.4

检疫处理区 aera for sanitary treatment and disinfestations

用于对进口废物原料实施卫生除害处理的作业区域。

3.5

检验检疫隔离区(库) containment area for inspection and quarantine

用于隔离存放在进口废物原料中发现的待处理可疑物品以及待处理的木质包装等检疫物的作业区域(或库房)。

3.6

企业监管仓库 supervised warehouse

设置于进口废物原料加工利用企业内，用于堆放存储经初步检验、尚未通关放行的进口废物原料的专用仓库。

4 资质要求

4.1 检验检疫场所经营主体应取得相关合法经营的资质。

4.2 检验检疫场所应取得检验检疫机构颁发的《中华人民共和国国境口岸卫生许可证》。

4.3 检验检疫场所经营主体应拥有查验场地的土地使用权，或合法租赁他人土地、场所经营且租期不少于5年。

4.4 检验检疫场所经营主体应建立并实施与进口废物原料检验检疫相关的管理制度。

5 场地要求

5.1 选址

检验检疫场所选址应便于进口废物原料运输与通关，远离城市居民区、商业区及其他生态环境敏感区。

5.2 分区与隔离

5.2.1 分区

5.2.1.1 进口废物原料检验检疫场所应具有独立的封闭区域，布局合理，分设办公区和检验检疫工作区。其中：

——办公区应包括行政办公用房(见5.5.2)、专业技术用房(见5.5.3)、休息用房(见5.5.4)等；

——检验检疫工作区根据业务范围应设置专用查验区(见5.4.1)、专用货物分拣区(库)(见5.4.2)、检疫处理区(见5.4.3)、检验检疫隔离区(库)(见5.4.4)等，设于进口废物原料加工利用企业的查验场地应设置监管仓库(见5.4.5)。

5.2.1.2 检验检疫场所与外界之间应设立隔离围墙(网)，场内各区域之间应设有隔离设施和/或明显区分标识。

5.2.2 隔离

5.2.2.1 外围墙(网)

进口废物原料检验检疫场所的四周应设置不间断全封闭式围墙(或围网)，不应有破损或缺口。隔离围墙(网)离地面的总净高度不低于2.5 m，离地面净高度0.5 m范围内应为实心墙体。

5.2.2.2 内隔离

检验检疫隔离区(库)以及用于进口废物原料掏箱、分拣的区域与检验检疫场所内其他区域之间宜设立内隔离，隔离设施离地面的总净高度不低于1.5 m。隔离设施采用实心墙式或金属菱形网状式，采用金属菱形网时其网眼面积不大于0.002 5 m^2；可设移动隔离设施，用于因查验区界限临时发生变化时隔离查验区与其他区域，采用金属菱形网状、底部带有小轮的隔离网，其网眼面积不大于0.002 5 m^2。

5.2.2.3 封闭式库房

需进行废纸、废塑料等轻质废物原料掏箱分拣的查验场地应采用封闭式库房将分拣作业区域与其他区域进行隔离。库房内应适合叉车等机械作业，有足够面积堆放掏箱后货物及分拣、拆包，有排风、排水设施。

5.3 通道

5.3.1 检验检疫场所应分别设置人员和车辆进出的专用通道，进出场地道路状况良好，交通顺畅。

5.3.2 检验检疫场所的出入口通道应设置防鼠设施，夜间宜用强光照射出入口通道。

5.4 作业区域

5.4.1 查验区的面积应与进口货物和/或集装箱吞吐量相适应，满足待查验的货物或集装箱全数查验的需要，场地面积不低于 10 000 m^2。

5.4.2 货物分拣区(库)的面积应与进口货物和/或集装箱吞吐量相适应，其中货物分拣区场地面积不低于 500 m^2，货物分拣仓库场地面积不低于 300 m^2。

5.4.3 检疫处理区应通风良好，配套设置检疫处理药械仓库，设有明显警戒标识，距离查验作业区和办公区不应少于 50 m，其面积应与口岸货物和/或集装箱吞吐量相适应，满足待处理的货物或集装箱全数落地摆放的需要，场地面积不低于 300 m^2。

5.4.4 检验检疫隔离区(库)应设有明显警戒标识；隔离库应配备双锁，未经检验检疫机构许可不得擅自开启。其中检验检疫隔离区场地面积不低于 200 m^2，检验检疫隔离库场地面积不低于 100 m^2。

5.4.5 企业监管仓库应根据每批货物的实际情况，合理设置分隔货物的隔离设施，并设置标识牌。其面积应与货物的进口量相适应，满足未放行货物的存储，场地面积不低于 1 000 m^2。

5.4.6 采用集装箱随车查验方式的检验检疫场所应设置检验检疫专用查验平台，查验平台宽度应大于 5 m、与集装箱拖车架等高(约 150 cm)、长度以至少能够满足 5 辆以上集装箱卡车同时停靠为宜，平台上设防雨设施，并可进行叉(铲)车作业。

5.4.7 检验检疫场所的地面应为平整、坚固、硬化的水泥地面，并确保在运营期间无破损。场地地面无积水，无病媒生物孳生地，场地及周围环境应具备有效的防鼠设施与防鼠带。

5.4.8 检验检疫场所应设有污水处理及排放设施，设有垃圾存储与处理以及其他防污染设施。排水系统应良好，并保持其畅通。下雨时下水井盖无水外溢，雨后能迅速将场地积水排尽。

5.4.9 检验检疫场所内摆放集装箱的作业区域，地面上应标有箱位位置标识；堆放散装货物的作业区域，应根据每批货物的实际情况，合理设置分隔货物的隔离设施，并设置标识牌。

5.5 用房

5.5.1 总则

检验检疫用房功能及面积应满足检验检疫工作需要。

5.5.2 行政办公用房

检验检疫场所应设置检验检疫行政办公用房，配备有电脑、电话、传真机等办公设备，具有网络专用线路，能与检验检疫机构联网以互传电子数据，满足日常办公、值班、接待、档案存储的需要。

5.5.3 专业技术用房

检验检疫场所应设置检验检疫专业技术用房，满足开展视频监控、采取样品、样品预处理、样品存贮、现场检测、检验及抽样工具存放、检疫处理药品存储、器械存储等业务的需要。

5.5.4 休息用房

检验检疫场所应根据检验检疫工作需要，设置配备有淋浴、盥洗、空调、电话、电视等设施的休息用房，保障驻场检验检疫人员正常的工作休息。

5.6 标志

5.6.1 检验检疫场所经营主体应当按照检验检疫机构规定的样式制作查验场地标志牌，查验区标志牌（参见附录A）悬挂在检验检疫工作区入口处显著位置，监管仓库标志牌（参见附录B）悬挂在仓库入口处显著位置。

5.6.2 查验区、货物分拣区（库）、检疫处理区、检验检疫隔离区（库）等各作业区域应设有明显的区分标志。

6 设施及人员要求

6.1 人员配置

检验检疫场所应配备相应管理人员和协检人员，人员数量应满足检验检疫实际工作需要，并应接受检验检疫机构的相关业务培训，熟悉检验检疫法律法规和相关规定。

6.2 查验辅助设施

检验检疫场所应配备能满足检验检疫查验工作用的开箱、掏箱和/或落地检验所必需的机械设备，如集装箱吊装设备、叉（铲）车、打包机、夹包机、装载机、掏箱工具和衡器设备等，满足按照SN/T 1791实施检验检疫的要求。

6.3 木质包装处理设施

检验检疫场所应配备供拆卸或销毁木质包装等植物性包装物、铺垫材料的专用工具和设施。配备足够大小的专用的、封闭的仓库供木包装暂存使用。

6.4 物流信息管理系统

检验检疫场所宜配备货物物流信息管理系统，并与检验检疫机构电子计算机联网，应按检验检疫机构要求的格式实现相关电子数据的传送、交换，提供集装箱货物和散装货物库存、进出场地、查验箱位、查验时间、货物的拆/装等动态物流信息，具有相关数据的查询、统计功能。

6.5 视频监控系统

检验检疫场所应配备具有存储功能（存储时长不少于3个月）的视频监控系统，按检验检疫机构要求的格式实现相关图像信号的实时传送，供检验检疫机构对查验区、货物分拣区（库）、检疫处理区、检验检疫隔离区（库）和监管仓库、进出卡口通道等重点作业区域进行监控，查验场地灯光及监控系统应满足检验检疫机构实施全方位24 h监控需要。

6.6 放射性检测设备

6.6.1 便携式放射性检测设备

检验检疫场所应配备便携式放射性检测设备，检测设备的性能应满足按照SN/T 0570对进口废物原料实施放射性污染检验的需要。

6.6.2 通道式放射性检测设备

从事进口废金属、废五金、冶炼渣等种类废物原料业务的检验检疫场所还应配备通道式放射性检测设备，并与检验检疫机构联网，按检验检疫机构要求的格式实现相关检测数据的实时传送，便于检验检疫机构及时掌握和了解相关检测数据，启动相对应的应急处置措施。放射性检测系统应具备视频监控功能，对设备报警期间查验的集装箱能自动录像或拍照并保存相关影像资料。

6.6.3 校准与检定

放射性检测设备应定期校准、检定合格后方可使用。

6.7 衡器设备

检验检疫场所应配备大型电子地磅等衡器设备，并与检验检疫机构联网，能按检验检疫机构要求的格式实现相关数据信息的实时传送，供检验检疫机构了解和掌握所有进入查验场地货物的重量情况。电子地磅的型号应满足检验检疫工作需要，并定期校准、检定合格后方可使用。

6.8 电子识别设备

检验检疫场所宜配备电子识别设备，并与检验检疫机构联网，按检验检疫机构要求的格式实现相关图像信号的实时传送，供检验检疫机构对进入查验场地的车号、集装箱箱号进行识别、存储及查询。

6.9 突发事件应对设施

6.9.1 检验检疫场所应配备防毒面具、生化防护服、防护口罩等卫生除害处理的防护器材及现场隔离设施，并具备意外中毒的急救条件。

6.9.2 检验检疫场所应配备辐射防护服、辐射防护面罩、辐射防护手套等应对核与辐射恐怖事件及放射性意外事故的防护器材及现场隔离设施，并事先指定应急处置工作区域。

6.9.3 检验检疫场所应配备物理性伤害的急救药品和器材。

6.9.4 检验检疫场所应配备突发事件应对处理的专用通讯、交通设备。

7 结果判定

7.1 现场评审

7.1.1 现场评审组由2名(含)以上检验检疫管理人员和技术专家组成。

7.1.2 评审人员根据评审结果填写《进口废物原料检验检疫场所现场评审记录表》(参见附录C)。

7.2 结论评定

7.2.1 全部评审条款均评定为符合要求，评审结论为现场评审合格。

7.2.2 带“*”标记的评审条款均评定为符合要求，且其他评审条款被评定为不符合要求的比例未超过30%(含30%)，评审结论为现场评审有条件通过。

7.2.3 带“*”,标记的评审条款不符合要求，或其他评审条款被评定为不符合要求的比例超过30%，评审结论为现场评审不合格。

附　录　A
（资料性附录）
中国检验检疫标志牌样式

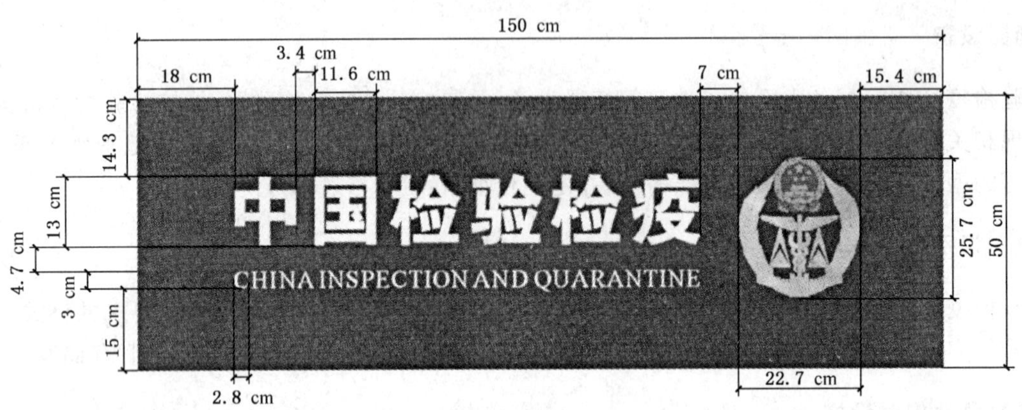

说明：标志牌长 150 cm，宽 50 cm，牌质为不锈钢镀铜板，左侧上下排列涂印“中国检验检疫”中/英文字样，中文字体为黑体，英文字体为 Times New Roman，颜色为蓝底白字，右侧涂印中国检验检疫徽标。

附 录 B
（资料性附录）
检验检疫监管仓库标志牌样式

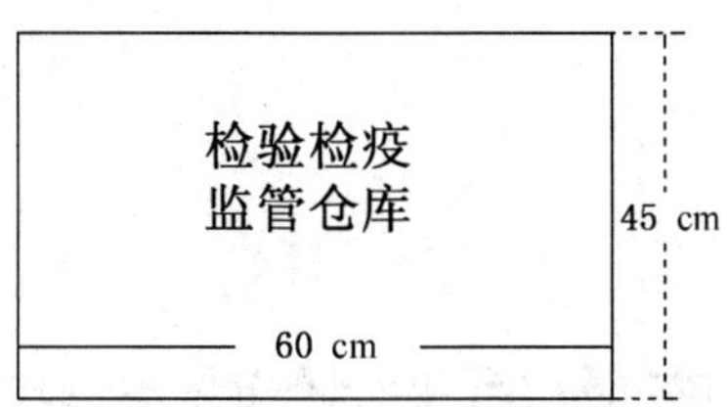

说明：标志牌长 60 cm，宽 45 cm，牌质为不锈钢镀铜板，字体为黑体，颜色为蓝底白字。

附　录　C
（资料性附录）
进口废物原料检验检疫场所现场评审记录表

进口废物原料检验检疫场所

现场评审记录表

单位名称＿＿＿＿＿＿＿＿＿＿＿＿＿＿＿

评审机构＿＿＿＿＿＿＿＿＿＿＿＿＿＿＿

评审时间＿＿＿＿＿＿＿＿＿＿＿＿＿＿＿

国家质量监督检验检疫总局　制
二〇一〇年

评审要求

一、依据和适用范围

本表根据《进口可用作原料的固体废物检验检疫监督管理办法》(国家质检总局令第119号),并参照了《国家对外开放口岸出入境检验检疫设施建设管理规定》对检验检疫查验配套设施的要求,结合进口可用作原料的固体废物检验检疫监管工作要求制定,适用于检验检疫机构对进口可用作原料的固体废物(以下简称“废物原料”)检验检疫场所的现场评审。

二、评审原则和方法

“评审要求”内容包括了5个评审项目,共58条评审内容,每条评审内容的评审要点条目列出了该评审内容的若干评定要求。评审组现场评审时,应按照“评审要点”的规定逐条评审,用A表示符合要求、B表示不符合要求、C表示不适用。

A——符合要求:符合该条款评审内容和评审要点的要求。

B——不符合要求:不符合该条款评审内容和评审要点的要求,其中带“*”标记条款不符合要求属于否决项。

C——不适用:评审内容规定的该条款,不适用该企业的实际情况,即:企业没有必要执行该要点。

三、现场评审结果的判定

1. 现场评审合格:评审内容包括的全部评审条款都评定为A;

2. 现场评审有条件通过:带“*”标记的评审内容包括的评审条款不能评定为B,其他无“*”标记的评审条款被评为B的数量占适用项的比例未超过30%(含30%)。企业应对评定为B的条款在规定的期限内采取纠正措施进行整改,整改期限一般不超过2个月。企业整改完毕,评审组进行跟踪评审通过后,现场评审合格,否则,现场评审不合格。

3. 有下列情况之一的,现场评审不合格:

(1) 带“*”标记的评审条款有1条(含)以上评为B。

(2) 无“*”标记的评审条款被评为B的数量占适用项的比例超过30%。

四、现场评审过程发现申请人有下列情况之一的,判为不合格

1. 拒绝接受现场评审;

2. 没有固定的办公和工作场所;

3. 其他违反法律法规行为的。

检验检疫场所评审明细表

项目	条款	评审内容	序号	评审要点	评审评定			现场核查
					A	B	C	
1. 经营资质及功能	1.1	企业应取得合法经营的资质证明	*1	是否取得工商行政管理部门颁发的《企业法人营业执照》，且经营范围应涵盖进口废物原料仓储、运输或加工利用				核查《营业执照》正本
			2	是否取得质量监督部门颁发的《组织机构代码证》				核查《组织机构代码证》正本
			3	是否取得检验检疫机构颁发的《中华人民共和国国境口岸卫生许可证》(原《国境口岸储存场地卫生许可证》)				核查《卫生许可证》正本
	1.2	企业应长期、稳定地拥有查验场地的合法使用权	*4	拥有查验场地的土地使用权或合法租赁他人土地、场所经营但租期不少于5年				核查土地使用权属证明材料及经公证的租赁合同
2. 质量管理体系和管理职责	2.1	企业应建立并实施文件化的进口可用作原料的固体废物质量管理体系或健全的管理制度	5	是否建立文件化的进口可用作原料的固体废物质量管理体系，包括质量管理制度文件和记录等				核查质量管理制度文件汇编材料和记录，看是否建立
			6	质量管理制度等是否符合企业实际情况，可操作				根据企业实际情况，核查质量体系文件，看是否具有可操作性
	2.2	企业应建立并保持文件控制制度，确保文件充分与适宜，确保各个场所使用的文件均为有效版本	7	是否建立了受控文件清单				查看受控文件清单
			8	文件是否经过了相关授权人员的审批				从受控文件清单中抽取文件检查，看是否经过了相关授权人员的审批
			9	各使用场所使用的文件是否为有效版本				查看现场使用的文件是否有效
			10	各种文件的更改是否得到批准				查看文件的更改是否有主管人员签字
	2.3	企业应制定质量记录控制程序，保证记录的清晰、完整，易于识别和检索	11	是否建立了记录清单				查看记录清单
			12	质量记录的更改是否符合规定				查看质量记录的更改是否符合记录管理文件规定
			13	记录是否清晰完整，易于识别和检索				抽取记录进行检查，看是否符合要求

表（续）

项目	条款	评审内容	序号	评审要点	评审评定			现场核查
					A	B	C	
2. 质量管理体系和管理职责	2.4	企业应建立相应的组织机构，明确规定其职责和权限	14	企业组织机构是否与申请资料一致				核查组织机构名称是否与申请资料一致
			15	是否明确了岗位职责和部门分工，并与申请资料一致				核查企业务部门人员是否明确其职责，并对其与申请材料一致性核查
			16	是否建立了各类人员的业务操作规程				核查企业组织机构岗位职责，看其是否包括进口可用作原料的固体废物合同签订、检验、培训等
	2.5	企业应对员工开展培训，确保其胜任岗位工作	17	是否建立了培训计划、培训记录				查看记录清单
			18	培训是否覆盖各类人员的岗位职责和业务操作规程				查看培训资料
			19	特殊工种人员是否具备上岗资质				核查劳动管理部门颁发的电工、叉车工等特殊工种人员资质证书正本
	2.6	企业应提供必要的检验检疫联络协调与辅助人员	20	有一名专职业务主管，熟悉检验检疫法律法规和要求，并负责有关检验检疫协调工作				核查人员名单及相应岗位职责
			21	有若干名协检员具体实施检验检疫辅助服务工作				核查人员名单及相应岗位职责
3. 查验场地	3.1	选址	*22	查验场地应设于国家对外开放口岸、物流中心和圈区化管理的进口废物原料加工区，邻近港口、车站、跨境通道，交通便利；或设于大型、诚信、其进口的废物原料风险程度较低的加工利用企业内				核查总平面图，并与现场进行比对
			*23	查验场地不应建在城市居民区、商业区及其他生态环境敏感区内，并与上述设施保持适当的距离				核查总平面图，并与现场进行比对

表（续）

项目	条款	评审内容	序号	评审要点	评审评定			现场核查
					A	B	C	
3. 查验场地	3.2	分区与隔离	24	查验场地应为独立的封闭区域，布局合理，分设办公区和检验检疫工作区。办公区内应包括行政办公用房和专业技术用房，必要时包括休息用房等。检验检疫工作区根据业务范围可设置专用查验区、专用货物分拣区（库）、检疫处理区、检验检疫隔离区（库）、监管仓库等				核查相关图纸，并与现场进行比对
			25	查验场地与外界之间应设立隔离围墙（网），隔离围墙（网）离地面的总净高度不低于 2.5 m，离地面净高度 0.5 m 范围内应为实心墙体；场内各区之间应设有隔离设施和/或明显区分标识				核查相关图纸，并与现场进行比对
	3.3	通道	26	查验场地应分别设有人员和车辆进出的专用通道，进出场地道路状况良好，交通顺畅				核查相关图纸，并与现场进行比对
			27	查验场地的出入口通道须设防鼠设施，夜间应当用强光照射出入口通道				现场核查
	3.4	场地	*28	查验区是主要用于集装箱开箱、掏箱或散装货物实施落地检验检疫的作业区域，其面积应与口岸货物和/或集装箱吞吐量相适应，满足待查验的货物或集装箱全数查验的需要，场地面积不低于 10 000 m^2				核查相关图纸，并与现场进行比对
			*29	货物分拣区（库）是主要用于对货物需经进一步分拣后实施检验检疫的专用作业区域，废纸、废塑料等轻质废物原料的查验场地应配备封闭式库房。其中货物分拣区场地面积不低于 500 m^2，货物分拣仓库场地面积不低于 300 m^2				核查相关图纸，并与现场进行比对

表（续）

项目	条款	评审内容	序号	评审要点	评审评定			现场核查
					A	B	C	
3. 查验场地	3.4	场地	＊30	检疫处理区是主要用于对货物实施卫生除害处理的作业区域，该区域应通风良好，配套建设有符合安监等部门要求的检疫处理药械仓库，设有明显警戒标识，距离查验作业区和办公区不应少于 50 m，其面积应与口岸货物和/或集装箱吞吐量相适应，满足待处理的货物或集装箱全数落地摆放的需要，场地面积不低于 300 m^2				核查相关图纸，并与现场进行比对
			31	检验检疫隔离区（库）主要用于隔离存放待处理可疑物品以及待处理的木质包装等检疫物的专用作业区域，隔离区应设置内隔离设施，并设有明显警戒标识；隔离库应配备双锁，未经检验检疫机构许可不得擅自开启。其中检验检疫隔离区场地面积不低于 200 m^2，检验检疫隔离库场地面积不低于 100 m^2				核查相关图纸，并与现场进行比对
			32	企业监管仓库主要设于加工利用企业的查验场地内，用于堆放存储经初步检验、尚未通关放行的进口废物原料，应根据每批货物的实际情况，合理设置分隔货物的隔离设施，并设置标识牌。其面积应与货物的进口量相适应，满足未放行货物的存储，场地面积不低于 1 000 m^2				核查相关图纸，并与现场进行比对

表（续）

项目	条款	评审内容	序号	评审要点	评审评定			现场核查
					A	B	C	
3. 查验场地	3.4	场地	*33	采用集装箱随车查验方式的查验场地应设置检验检疫专用查验平台，查验平台宽度应大于 5 m、与集装箱拖车架等高（约 150 cm）、长度应至少能够满足 5 辆以上集装箱卡车同时停靠（平台长度按 3.5 m 为一部卡车停靠车位），平台上设防雨设施，并可进行叉（铲）车作业				核查相关图纸，并与现场进行比对
			34	场地地面应为平整、坚固、硬化的水泥地面，并确保在运营期间无破损。场地地面无积水，无病媒生物孳生地，场地及周围环境应具备有效的防鼠设施与防鼠带				现场核查
			35	场地应设有污水处理及排放设施，设有垃圾存储与处理设施。排水系统应良好，并保持其畅通。下雨时下水井盖无水外溢，雨后能迅速将场地积水排尽。从事进口废五金（含废电机、废电线电缆）查验业务的场地应具有防渗地面和油水收集装置				核查污水处理与排放图纸等，并与现场进行比对
			36	场地内摆放集装箱的作业区域，地面上应标有箱位位置标识；堆放散装货物的作业区域，应根据每批货物的实际情况，合理设置分隔货物的隔离设施，并设置标识牌				核查箱位图，并与现场进行比对
	3.5	用房	37	查验场地应提供检验检疫行政办公用房，配备有电脑、电话、传真机等办公设备，具有网络专用线路，能与检验检疫机构联网以互传电子数据，满足日常办公、值班、接待、档案存储的需要				核查相关图纸，并与现场进行比对（根据实际工作需要合理配置）

表（续）

项目	条款	评审内容	序号	评审要点	评审评定			现场核查
					A	B	C	
3. 查验场地	3.5	用房	38	查验场地应提供检验检疫专业技术用房，满足开展视频监控、采取样品、样品预处理、样品存贮、现场检测、检验及抽样工具存放、检疫处理药品存储、器械存储等业务的需要				核查相关图纸，并与现场进行比对（根据实际工作需要合理配置）
			39	查验场地应根据检验检疫工作需要，提供配备有淋浴、盥洗、空调、电话、电视等必备设施的休息用房，保障驻场检验检疫人员正常的工作休息				核查相关图纸，并与现场进行比对（根据实际工作需要合理配置）
	3.6	标志	40	企业应当按照检验检疫机构规定的样式制作查验场地标志牌，查验区标志牌悬挂在检验检疫工作区入口处显著位置，监管仓库标志牌悬挂在仓库入口处显著位置				现场核查
			41	查验区、货物分拣区（库）、检疫处理区、检验检疫隔离区（库）等各作业区域应设有明显的区分标志				核查相关图纸，并与现场进行比对
4. 配套设施	4.1	查验辅助设施	*42	查验场地应配备能满足检验检疫查验工作用的开箱、掏箱和/或落地检验所必需的机械设备，如集吊、叉（铲）车、打包机、夹包机、装载机、掏箱工具和衡器设备等，满足按照 SN/T 1791 实施检验检疫的要求				核查设备清单，抽查其中 3 台～5 台进行现场核查
	4.2	木质包装处理设施	43	查验场地应配备供拆卸或销毁木质包装等植物性包装物、铺垫材料的专用工具和设施。配备足够大小的专用的、封闭的仓库以供木包装暂存使用				核查相关图纸，并与现场进行比对

表（续）

项目	条款	评审内容	序号	评审要点	评审评定			现场核查
					A	B	C	
4. 配套设施	4.3	物流信息管理系统	44	有条件的查验场地可配备货物物流信息管理系统，并可与检验检疫机构电子计算机联网，能按检验检疫机构要求的格式实现相关电子数据的传送、交换，提供集装箱货物和散装货物库存、进出场地、查验箱位、查验时间、货物的拆/装等动态物流信息，具有相关数据的查询、统计功能				现场核查
	4.4	视频监控系统	*45	查验场地应配备具有存储功能（存储时长不少于3个月）的视频监控系统，能按检验检疫机构要求的格式实现相关图像信号的实时传送，供检验检疫机构对查验区、货物分拣区（库）、检疫处理区、检验检疫隔离区（库）和监管仓库等重点作业区域进行监控，查验场地灯光及监控系统应满足检验检疫机构实施全方位24 h监控需要				核查视频监控系统技术资料，并与现场进行比对
	4.5	放射性检测设备	*46	应配备便携式放射性检测设备，检测设备的性能应满足检验检疫工作需要				核查设备清单，并与现场进行比对。重点关注是否具备按照检验规程要求进行α、β、γ射线的检测能力
			*47	从事进口废金属、废五金、冶炼渣等种类废物原料业务的查验场地应配备通道式放射性检测设备。放射性检测系统应具备视频监控功能，对设备报警期间查验的集装箱能自动录像或拍照并保存相关影像资料				核查设备清单，并与现场进行比对

表（续）

项目	条款	评审内容	序号	评审要点	评审评定			现场核查
					A	B	C	
4. 配套设施	4.6	电子识别设备	48	有条件的查验场地可配备电子识别设备，并可与检验检疫机构联网，能按检验检疫机构要求的格式实现相关图像信号的实时传送，供检验检疫机构对进入查验场地的车号、集装箱箱号进行识别、存储及查询				核查设备清单，并与现场进行比对
	4.7	设备管理	49	企业是否定期检查、维修设备，保证设备正常运转				核查设备检查、维修记录
			50	企业是否对计量器具和检测设备进行定期校准				重点核查放射性检测设备和衡器设备的校准检定记录
5. 其他	5.1	配置应对突发事件的必要设施（现场防护、消洗、排污和抢险救援器材物资及个人防护用品）及通讯、交通设备	51	配备卫生除害处理的防护器材、意外中毒的急救条件及现场隔离设施				核查设施清单，并与现场进行比对（根据实际工作需要合理配置）
			52	配备应对核与辐射恐怖事件及放射性意外事故的防护器材及现场隔离设施				核查设施清单，并与现场进行比对（根据实际工作需要合理配置）
			53	配备物理性伤害的急救药品和器材				核查设施清单，并与现场进行比对（根据实际工作需要合理配置）
			54	配置应对突发事件的通讯、交通设备				核查设施清单
	5.2	安全、文明、规范生产	55	制定了安全管理制度、消防管理制度，并认真执行，且无重大责任事故				核查规章制度
			56	各种装、拆、卸、吊操作安全文明，不存在违规甚至野蛮装卸现象				现场核查
			57	遵守检验检疫法律法规，无违法行为				向所在地检验检疫机构了解核查
			58	不借检验检疫名义多收费、乱收费				要求查验场地对外公示《收费明细表》，并向检验检疫机构报备

参 考 文 献

[1] HJ/T 181—2005 废弃机电产品集中拆解利用处置区环境保护技术规范(试行)

[2] 中华人民共和国进出口商品检验法,2002-04-28

[3] 中华人民共和国进出口商品检验法实施条例,2005-08-31

[4] 中华人民共和国国家质量监督检验检疫总局·进口可用作原料的固体废物检验检疫监督管理办法(总局令第113号),2009-08-21

[5] 中华人民共和国国家质量监督检验检疫总局·国家对外开放口岸出入境检验检疫设施建设管理规定(国质检通[2007]149号),2007-04-05

[6] 中华人民共和国海关总署·海关特殊监管区域基础和监管设施验收标准(署加发[2007]143号),2007-04-19

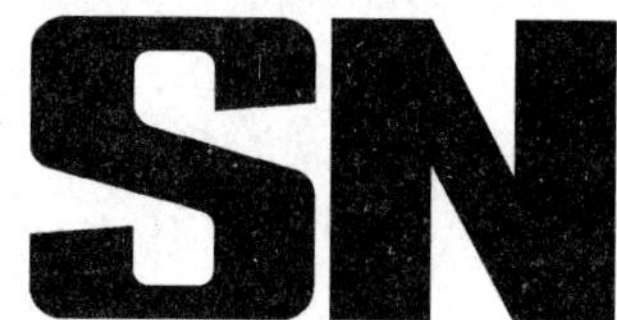

中华人民共和国出入境检验检疫行业标准

SN/T 2837—2011

进境集装箱承载废物原料动植物检疫除害处理规程

Rules for the disinestation treatments of the propagation quarantine for imported wastes as raw materials by containers

2011-02-25 发布

2011-07-01 实施

中华人民共和国
国家质量监督检验检疫总局 发布

前　言

本标准按照 GB/T 1.1—2009 给出的规则起草。

本标准由国家认证认可监督管理委员会提出并归口。

本标准起草单位：中华人民共和国宁波出入境检验检疫局。

本标准主要起草人：周荣球、施英利、水红光、孙文炬、蒋寒冰、胡刚。

进境集装箱承载废物原料动植物检疫除害处理规程

1 范围

本标准规定了进境集装箱承载废物原料动植物检疫除害处理的操作程序。

本标准适用于进境集装箱承载废物原料动植物检疫除害处理。

2 规范性引用文件

下列文件对于本文件的应用是必不可少的。凡是注日期的引用文件，仅注日期的版本适用于本文件。凡是不注日期的引用文件，其最新版本(包括所有的修改单)适用于本文件。

SN/T 1124—2002 集装箱熏蒸规程

SN/T 1411 国境口岸常用卫生处理药物中毒急救规程

SN/T 1529 卫生处理安全操作规程

SN/T 1758—2006 出入境卫生检疫卫生处理通用规则

SN/T 1759 出入境口岸卫生处理常用药物使用准则

SN/T 2298.1 进口可用作原料的固体废物检验检疫通用标准 第1部分：术语和定义

中华人民共和国进境植物检疫性有害生物名录

3 术语和定义

SN/T 2298.1 界定的术语和定义适用于本文件。

4 处理对象

除害处理应依据相应的法律法规或行政规章规定，科学的确定处理对象，主要有：

a) 中华人民共和国农业部发布的《中华人民共和国进境植物检疫性有害生物名录》内的有害生物活体；

b) 活体动物；

c) 动物尸体、组织、残留物(如羽毛等)及动物排泄物；

d) 土壤等禁止进境物；

e) 其他法律、法规、公告等规定需要除害处理的进境物。

5 技术要求

5.1 一般原则

5.1.1 根据处理方法、废物原料性质和处理场所的温(湿)度等具体情况确定药剂种类、使用剂量(浓度)及处理持续时间等。

5.1.2 使用的药剂和器械应经国家药械主管部门许可，国家质量监督检验检疫总局审核推荐，不得使用国家明令禁止药物。

5.1.3 除害处理应有规范的记录，内容包括处理对象、目的、方法、处理时间、效果评价等。

5.1.4 除害处理应保证现场人员健康与生命安全，实施焚烧、深埋等处理方法时，还应注意对周围环境、水源的保护。

5.2 应用原则

5.2.1 熏蒸处理

截获下列对象可对该批集装箱废物原料实施熏蒸处理：

a) 植物检疫性昆虫活体；

b) 活体动物；

c) 土壤。

5.2.2 焚烧处理

截获下列对象可对其实施焚烧处理：

a) 植物检疫性病菌、病毒、杂草种籽；

b) 动物尸体、组织、残留物(如羽毛等)；

c) 动物排泄物。

5.2.3 喷洒消毒、深埋处理

截获下列对象可对其实施先喷洒消毒后深埋处理：

a) 动物尸体、组织、残留物(如羽毛等)；

b) 动物排泄物；

c) 必要时，可对受上述动物残体污染的货物和区域实施喷洒消毒或焚烧处理。

6 处理程序

6.1 处理前准备

6.1.1 根据检疫结果确认需要实施除害处理集装箱的存放地点、数量、箱号，制定处理方案，出具处理证单，通知货主(代理)、运输部门及承担除害处理任务的专业单位。

6.1.2 选派具有资质的专业人员实施除害处理。

6.1.3 根据拟定的处理方法，选择处理药剂、器械及效果检测设备，熏蒸、喷洒消毒处理所需药剂的选择和使用参考 SN/T 1759 规定。

6.1.4 准备相应记录表单和处理用封识。

6.2 处理方式

6.2.1 熏蒸处理

熏蒸处理具体执行参考 SN/T 1124—2002 规定。

6.2.2 焚烧处理

6.2.2.1 明确需要焚烧的处理对象种类。

6.2.2.2 处理人员穿戴个人防护。

6.2.2.3 焚烧应符合环保要求。

6.2.2.4 选取环保指定的专业焚烧炉;若无条件则选择适宜的符合环保要求的场地和容器,如实施挖坑焚烧的,坑的深度应不小于2 m。

6.2.2.5 实施现场作业基本步骤:

a) 清理收集待处理对象;
b) 向相关人员宣布注意事项,设置警戒标志;
c) 投焚烧炉或将处理对象置于符合要求的容器或坑中,浇油焚烧;
d) 处理结束后,清理场地。

6.2.3 喷洒消毒处理

喷洒消毒处理具体执行参照SN/T 1758—2006和SN/T 1759规定。

6.2.4 深埋处理

6.2.4.1 明确需要深埋的处理对象种类。

6.2.4.2 处理人员穿戴个人防护。

6.2.4.3 选择适宜的深埋点,远离居民区、水源、泄洪区和交通要道,不得用于农业生产,标示清楚。坑的位置和类型应有利于防洪和避免动物扒刨。覆盖土层厚度应不小于1.5 m,坑底铺垫生石灰。来自动物疫区的动物及动物产品,置于坑中后,上撒生石灰,厚度不小于2 cm,再用土覆盖至与周围持平。

6.2.4.4 实施现场作业基本步骤:

a) 清理收集待处理对象;
b) 向相关人员宣布注意事项,设置警戒标志;
c) 挖坑,将处理对象置于其中,覆土深埋;
d) 处理结束后,清理场地,设置指示牌。

6.2.5 其他

如有特殊需求或具备相关设施的,可采用辐射、冷处理和热处理等方法进行除害处理。

7 防护和安全措施

7.1 作业人员的个人防护和操作安全,遵照SN/T 1529执行。

7.2 发生中毒事故或出现中毒可疑情况时,遵照SN/T 1411执行。

8 处理效果判定

8.1 熏蒸除害处理的效果评价和判定见SN/T 1124—2002第6章规定。

8.2 喷洒除害处理的效果评价和判定见SN/T 1758—2006第8章规定。

8.3 经处理达到除害处理目的,作合格判定。

鉴定业务标准

（一）基本要求与规定

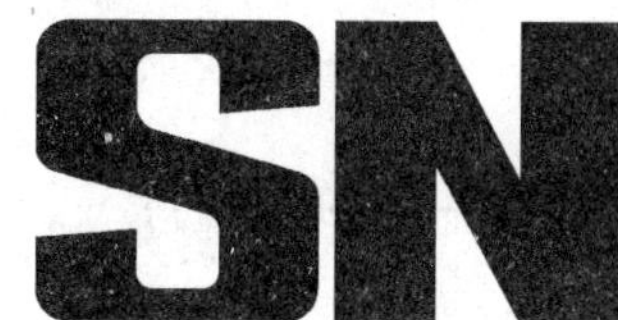

中华人民共和国出入境检验检疫行业标准

SN/T 0009.1—2009

进出口商品鉴定检验检疫行业标准编写基本规定　第1部分:残损鉴定

General rules for drafting inspection and quarantine standards of survey on import and export commodities—Part 1: Damage survey

2009-09-02 发布　　　　2010-03-16 实施

中华人民共和国国家质量监督检验检疫总局　发布

前　言

SN/T 0009《进出口商品鉴定检验检疫行业标准编写基本规定》系列标准共分为两个部分：

——第1部分：残损鉴定；

——第2部分：容器计重。

本部分为SN/T 0009的第1部分。

本部分由国家认证认可监督管理委员会提出并归口。

本部分起草单位：中华人民共和国广东出入境检验检疫局。

本部分主要起草人：钟帮奇、高鹏、蓝宇龙、林海健、刘智春、董志华。

本部分系首次发布的出入境检验检疫行业标准。

进出口商品鉴定检验检疫行业标准
编写基本规定　第1部分:残损鉴定

1　范围

SN/T 0009 的本部分规定了进口商品残损检验鉴定行业标准编写的基本要求、标准构成、条文编排和编写原则。

本部分适用于进口商品残损检验鉴定行业标准的编写。

2　规范性引用文件

下列文件中的条款通过 SN/T 0009 本部分的引用而成为本部分的条款。凡是注日期的引用文件，其随后所有的修改单(不包括勘误的内容)或修订版均不适用于本部分，然而，鼓励根据本部分达成协议的各方研究是否可使用这些文件的最新版本。凡是不注日期的引用文件，其最新版本适用于本部分。

GB/T 1.1　标准化工作导则　第1部分:标准的结构和编写

GB/T 20000.2　标准化工作指南　第2部分:采用国际标准

GB/T 20000.3　标准化工作指南　第3部分:引用文件

SN/T 2388.2　进口商品残损检验鉴定规程　第2部分:名词术语

3　术语和定义

SN/T 2388.2 确立的术语和定义适用于 SN/T 2360 的本部分。

4　标准的构成

4.1　一般构成和编写顺序

资料性概述要素：
- 封面
- 目次*
- 前言
- 引言*

规范性一般要素：
- 标准名称
- 范围
- 规范性引用文件*

规范性技术要素：
- 术语和定义*
- 符号和缩略语*
- 基本要求
- 方法与程序
- 规范性附录*

资料性补充要素*：
- 资料性附录*
- 参考文献*
- 索引*

注：上述构成要素不是任何一项标准都需要全部包括的，标有 * 者可根据标准化对象的特征和制定标准化的目的而取舍。

4.2 格式

残损检验鉴定规程的格式应符合 GB/T 1.1 的规定。

5 起草

5.1 资料性概述要素

5.1.1 封面

每项标准均应有封面，封面的内容有“中华人民共和国出入境检验检疫行业标准”字样和标准的标志、中文名称、英文名称、标准编号、代替标准编号、发布日期、实施日期、标准的发布部门等。如果标准有对应的国际标准，还应在封面上标明一致性程度的标识，一致性程度的标识由对应的国际标准编号、国际标准名称(使用英文)、一致性程度代号等内容组成。如果标准的英文名称与国际标准一致，则不标出国际标准名称。一致性程度的含义及其代号见 GB/T 20000.2。

5.1.2 目次

如果需要，按照 GB/T 1.1 的要求设置。

5.1.3 前言

每项标准均应有前言。前言不应包含要求、图和表。前言由特定部分和基本部分所组成。

特定部分适当地给出下列信息：

——对于系列标准或由多个部分组成的标准，在第一项标准或标准的第 1 部分的前言中应说明标准的预计结构。在系列标准的每一项标准或标准的每一部分的前言中，应列出所有已知的其他标准或其他部分的名称；

——说明与对应的国际标准、导则、指南或其他文件的一致性程度，写出对应的国际文件的编号、文件名称的中文译文，并列出与所采用国际标准的技术差异和所做的编辑性修改：

——说明标准代替或废除的全部或部分其他文件；

——说明与标准前一版本相比的重大技术变化；

——说明标准与其他标准或文件的关系；

——说明标准中的附录哪些是规范性附录，哪些是资料性附录。

基本部分适当给出下列信息：

——本标准由××××归口；

——本标准起草单位；

——本标准主要起草人；

——本标准所代替标准的历次版本发布情况。

如果标准分部分出版，则应将上述列项中的“本标准……”改为“本部分……”。

5.1.4 引言

引言为可选要素。应符合 GB/T 1.1 的规定。

5.2 规范性一般要素

5.2.1 标准名称

名称为必备要素。它应置于正文首页和标准的封面。名称力求简练，并应明确表示出标准的主题，使之与其他标准区分。名称不应涉及不必要的细节。任何其他必要的详细说明应在范围中给出。名称应由几个尽可能短的要素组成，其顺序由一般到特殊。通常，所使用的要素不多于下述三种：

a) 引导要素(可选)：表示标准所属的领域；

b) 主体要素(必备)：表示在上述领域内所要论述的主要对象；

c) 补充要素(可选)：表示上述主要对象的特定方面，或给出区分标准(或该部分)与其他标准(或其他部分)的细节。

注：在进出口商品重量鉴定行业标准体系中，标准名称应由重量鉴定的方式、类型及对象等几个尽可能短的独立要素组成，同时附英文名称。标准名称应符合 GB/T 1.1 的规定。

5.2.2 范围

范围为必备要素，它应置于每项标准正文的起始位置。范围应明确表明标准的对象和所涉及的各个方面，由此指明标准或其特定部分的适用界限。必要时，可指出标准不适用的界限。范围的文字应简洁，以便能作内容提要使用。范围不应包含要求。

标准适用性的陈述应由下述引导语引出：

——“本标准规定了……。”

——“本标准适用于……。”

如果标准分部分出版，则应将上述表述中的“本标准……”改为“SN/T ×××××的本部分……”或“本部分……”。

5.2.3 规范性引用文件

规范性引用文件为可选要素。它应列出标准中规范性引用文件（这些文件一经引用便成为标准应用时不可缺少的文件）一览表。对于注日期的引用文件，应给出年号以及完整的名称。对于不注日期的引用文件，不给出年号。

规范性引用文件一览表应由下列引导语引出：

“下列文件中的条款通过本标准的引用而成为本标准的条款。凡是注日期的引用文件，其随后所有的修改单（不包括勘误的内容）或修订版均不适用于本标准，然而，鼓励根据本标准达成协议的各方研究是否可使用这些文件的最新文件。凡是不注日期的引用文件，其最新版本适用于本标准。”

对于分部分出版的标准的某个部分，上述引导语应该为：

“下列文件中的条款通过SN/T ×××××本部分的引用而成为本部分的条款。凡是注日期的引用文件，其随后所有的修改单（不包括勘误的内容）或修订版均不适用于本部分，然而，鼓励根据本部分达成协议的各方研究是否可使用这些文件的最新文件。凡是不注日期的引用文件，其最新版本适用于本部分。”

引用文件的原则和具体方法见GB/T 20000.3。

5.3 规范性技术要素

5.3.1 术语和定义

这是可选要素。它给出为理解标准中某些术语所必需的定义。应使用下列适合的引导语：

——“下列术语和定义适用于本标准”；

——“……确立的以及下列术语和定义适用于本标准。”；

——“下列术语和定义适用于GB/T ×××××的本部分。”；

——“……确立的以及下列术语和定义适用于GB/T ×××××的本部分。”

5.3.2 符号和缩略语

这是可选要素。应列出理解标准所必要的符号和缩略语的一览表。

这一要素也可并入要素5.3.1，以便使术语及其定义、符号、缩略语及其单位放在适当的复合标题之下，例如“术语、定义、符号、单位和缩略语”。

5.3.3 基本要求

5.3.3.1 应规定残损检验鉴定工作条件要求。

5.3.3.2 应规定残损检验鉴定技术条件要求。

5.3.3.3 应规定残损检验鉴定安全条件要求。

5.3.4 方法与程序

5.3.4.1 应规定残损检验鉴定前的准备工作。

5.3.4.2 应规定残损检验鉴定的方法和程序。

5.3.4.3 应规定判定残损检验鉴定结果的处理。

5.3.5 规范性附录

规范性附录给出标准的附加条款。按 GB/T 1.1 编写。

5.4 资料性补充要素

5.4.1 资料性附录

资料性附录为可选要素。应符合 GB/T 1.1 的规定。

5.4.2 参考文献

参考文献为可选要素。如果有参考文献，则应置于最后一个附录之后。

5.4.3 索引

索引为可选要素。如果有索引，则应作为标准的最后一个要素。

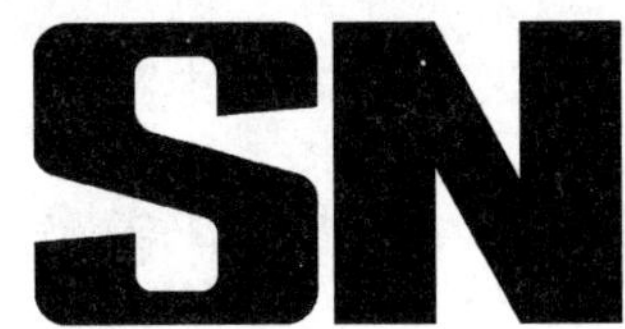

中华人民共和国出入境检验检疫行业标准

SN/T 0009.2—2009

进出口商品鉴定检验检疫行业标准编写基本规定 第2部分:容器计重

General rules for drafting inspection and quarantine standards of survey on import and export commodities—Part 2: Measurement survey

2009-09-02 发布　　2010-03-16 实施

中华人民共和国国家质量监督检验检疫总局 发布

前　言

SN/T 0009《进出口商品鉴定检验检疫行业标准编写基本规定》系列标准共分为两部分：

——第1部分：残损鉴定；

——第2部分：容器计重。

本部分为SN/T 0009的第2部分。

本部分由国家认证认可监督管理委员会提出并归口。

本部分起草单位：中华人民共和国广东出入境检验检疫局。

本部分主要起草人：钟帮奇、高鹏、林海健、罗剑、蔡笃文、董志华。

本部分系首次发布的出入境检验检疫行业标准。

进出口商品鉴定检验检疫行业标准
编写基本规定　第2部分：容器计重

1　范围

SN/T 0009的本部分规定了进出口商品容器计重行业标准编写的基本要求、标准构成、条文编排和编写细则。

本部分适用于进出口商品容器计重行业标准的编写。

2　规范性引用文件

下列文件中的条款通过SN/T 0009的本部分的引用而成为本部分的条款。凡是注日期的引用文件，其随后所有的修改单(不包括勘误的内容)或修订版均不适用于本部分，然而，鼓励根据本部分达成协议的各方研究是否可使用这些文件的最新版本。凡是不注日期的引用文件，其最新版本适用于本部分。

GB/T 1.1　标准化工作导则　第1部分：标准的结构和编写

GB/T 20000.2　标准化工作指南　第2部分：采用国际标准

GB/T 20000.3　标准化工作指南　第3部分：引用文件

3　术语和定义

以下术语和定义适用于SN/T 0009的本部分。

3.1

容器计重　measurement survey

通过测量经计量检定合格的容器内的液位高度(或空距)和液体温度，结合液体密度，经必要的修正后计算出被测液体重量的一种计重方法。

4　容器计重行业标准的构成

4.1　一般构成和编写顺序

资料性概述要素：
- 封面
- 目次*
- 前言
- 引言*

规范性一般要素：
- 标准名称
- 范围
- 规范性引用文件*

规范性技术要素：
- 术语和定义*
- 符号和缩略语*
- 基本要求
- 方法和程序
- 规范性附录*

资料性补充要素*：
- 资料性附录*
- 参考文献*
- 索引*

注：上述构成要素不是任何一项标准都需要全部包括的，标有*者可根据标准化对象的特征和制定标准化的目的而取舍。

4.2 格式

容器计重规程的格式应符合 GB/T 1.1 的规定。

5 起草

5.1 资料性概述要素

5.1.1 封面

每项标准均应有封面,封面的内容有“中华人民共和国出入境检验检疫行业标准”字样和标准的标志、中文名称、英文名称、标准编号、代替标准编号、发布日期、实施日期、标准的发布部门等。如果标准有对应的国际标准,还应在封面上标明一致性程度的标识,一致性程度的标识由对应的国际标准编号、国际标准名称(使用英文)、一致性程度代号等内容组成。如果标准的英文名称与国际标准一致,则不标出国际标准名称。一致性程度的含义及其代号见 GB/T 20000.2。

5.1.2 目次

目次为可选要素,按照 GB/T 1.1 的要求设置目次。

5.1.3 前言

每项标准均应有前言。前言不应包含要求、图和表。前言由特定部分和基本部分所组成。

特定部分适当地给出下列信息:

——对于系列标准或由多个部分组成的标准,在第一项标准或标准的第 1 部分的前言中应说明标准的预计结构。在系列标准的每一项标准或标准的每一部分的前言中,应列出所有已知的其他标准或其他部分的名称;

——说明与对应的国际标准、导则、指南或其他文件的一致性程度,写出对应的国际文件的编号、文件名称的中文译文,并列出与所采用国际标准的技术差异和所做的编辑性修改;

——说明标准代替或废除的全部或部分其他文件:

——说明与标准前一版本相比的重大技术变化;

——说明标准与其他标准或文件的关系;

——说明标准中的附录哪些是规范性附录,哪些是资料性附录。

在基本部分应视情况依次给出下列信息:

——本标准由××××提出;

——本标准由××××批准;

——本标准由××××归口;

——本标准起草单位(需要时,可指明负责起草单位和参加起草单位);

——本标准主要起草人;

——本标准所代替标准的历次版本发布情况。

如果标准分部分出版,则应将上述列项中的“本标准……”改为“本部分……”。

5.1.4 引言

引言为可选要素。应符合 GB/T 1.1 的规定。

5.2 规范性一般要素

5.2.1 标准名称

名称为必备要素。它应置于正文首页和标准的封面。名称力求简练,并应明确表示出标准的主题,使之与其他标准区分。名称不应涉及不必要的细节。任何其他必要的详细说明应在范围中给出。名称应由几个尽可能短的要素组成,其顺序由一般到特殊。通常,所使用的要素不多于下述三种:

a) 引导要素(可选):表示标准所属的领域;

b) 主体要素(必备):表示在上述领域内所要论述的主要对象;

c) 补充要素(可选):表示上述主要对象的特定方面,或给出区分标准(或该部分)与其他标准(或其他部分)的细节。

注:在进出口商品重量鉴定行业标准体系中,标准名称应由重量鉴定的方式、类型及对象等几个尽可能短的独立要素组成,同时附英文名称。标准名称应符合 GB/T 1.1 的规定。

5.2.2 范围

范围为必备要素,它应置于每项标准正文的起始位置。范围应明确表明标准的对象和所涉及的各个方面,由此指明标准或其特定部分的适用界限。必要时,可指出标准不适用的界限。范围的文字应简洁,以便能作内容提要使用。范围不应包含要求。

标准适用性的陈述应由下述引导语引出:

——“本标准规定了……。”

——“本标准适用于……。”

如果标准分部分出版,则应将上述表述中的“本标准……”改为“SN/T ×××××的本部分……”或“本部分……”。

5.2.3 规范性引用文件

规范性引用文件为可选要素。它应列出标准中规范性引用文件(这些文件一经引用便成为标准应用时不可缺少的文件)一览表。对于注日期的引用文件,应给出年号以及完整的名称。对于不注日期的引用文件,不给出年号。

规范性引用文件一览表应由下列引导语引出:

“下列文件中的条款通过本标准的引用而成为本标准的条款。凡是注日期的引用文件,其随后所有的修改单(不包括勘误的内容)或修订版均不适用于本标准,然而,鼓励根据本标准达成协议的各方研究是否可使用这些文件的最新文件。凡是不注日期的引用文件,其最新版本适用于本标准。”

对于分部分出版的标准的某个部分,上述引导语应该为:

“下列文件中的条款通过 SN/T ×××××本部分的引用而成为本部分的条款。凡是注日期的引用文件,其随后所有的修改单(不包括勘误的内容)或修订版均不适用于本部分,然而,鼓励根据本部分达成协议的各方研究是否可使用这些文件的最新文件。凡是不注日期的引用文件,其最新版本适用于本部分。”

引用文件的原则和具体方法见 GB/T 20000.3。

5.3 规范性技术要素

5.3.1 术语和定义

这是可选要素。它给出为理解标准中某些术语所必需的定义。应使用下列适合的引导语:

——“下列术语和定义适用于本标准”;

——“……确立的以及下列术语和定义适用于本标准。”;

——“下列术语和定义适用于 GB/T ×××××的本部分。”;

——“……确立的以及下列术语和定义适用于 GB/T ×××××的本部分。”

5.3.2 符号、缩略语

这是可选要素。应列出理解标准所必要的符号和缩略语的一览表。

这一要素也可并入要素 5.3.1,以便使术语及其定义、符号、缩略语及其单位放在适当的复合标题之下,例如“术语、定义、符号、单位和缩略语”。

5.3.3 基本要求

5.3.3.1 应规定容器计重工作条件要求,如计重系统、计重器具、计重容器、计重对象等的条件。

5.3.3.2 应规定容器计重技术条件要求。

5.3.3.3 应规定容器计重安全条件要求。

5.3.4 容器计重方法与程序

5.3.4.1 应规定容器计重前的准备工作。

5.3.4.2 应规定容器计重相应的鉴定方法与程序。

5.3.4.3 应规定容器计重数据、结果的处理。

5.3.5 规范性附录

规范性附录给出标准的附加条款。按 GB/T 1.1 编写。

5.4 资料性补充要素

5.4.1 资料性附录

资料性附录为可选要素。应符合 GB/T 1.1 的规定。

5.4.2 参考文献

参考文献为可选要素。如果有参考文献,则应置于最后一个附录之后。

5.4.3 索引

索引为可选要素。如果有索引,则应作为标准的最后一个要素。

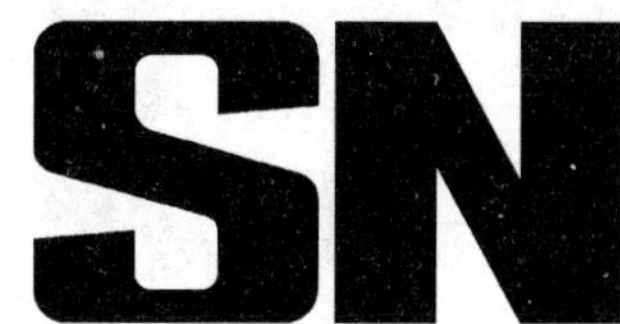

中华人民共和国出入境检验检疫行业标准

SN/T 0009.3—2010

进出口商品鉴定检验检疫行业标准编写基本规定 第3部分：重量鉴定

General rules for drafting inspection and quarantine standards on import and export commodities—Part 3: Weight survey

2010-05-27 发布　　2010-12-01 实施

中华人民共和国国家质量监督检验检疫总局 发布

前 言

SN/T 0009《进出口商品鉴定检验检疫行业标准编写基本规定》分为四部分：

——第1部分：残损鉴定；

——第2部分：容器计重；

——第3部分：重量鉴定；

——第4部分：运载工具适载鉴定。

本部分为SN/T 0009的第3部分。

本部分按照GB/T 1.1—2009给出的规则起草。

本部分由国家认证认可监督管理委员会提出归口并批准。

本部分起草单位：中华人民共和国辽宁出入境检验检疫局。

本部分主要起草人：汤宏兵、尹文忠、毕崇波、王行正、夏宏伟、吴苏宁。

进出口商品鉴定检验检疫行业标准编写基本规定 第3部分:重量鉴定

1 范围

SN/T 0009的本部分规定了进出口商品重量鉴定行业标准编写的基本要求、标准构成、条文编排和编写原则。

本部分适用于进出口商品重量鉴定行业标准的编写。

2 规范性引用文件

下列文件对于本文件的应用是必不可少的。凡是注日期的引用文件,仅注日期的版本适用于本文件。凡是不注日期的引用文件,其最新版本(包括所有修改单)适用于本文件。

GB/T 1.1—2009 标准化工作导则 第1部分:标准的结构和编写

GB/T 20000.2 标准化工作指南 第2部分:采用国际标准

GB/T 20000.3 标准化工作指南 第3部分:引用文件

SN/T 0188.1 进出口商品衡器鉴重规程 第1部分:名词术语

3 术语和定义

SN/T 0188.1界定的以及下列术语和定义适用于本文件。

3.1

鉴重方式 mode of weight survey

对货物重量进行鉴定的不同方式,如衡器鉴重、水尺计重、容器计重等。

3.2

鉴重方法 means of weight survey

依据技术标准的要求对货物重量实施具体鉴定的方法,如抽查鉴重、全批鉴重、监督衡重等。

4 总则

制定标准的目标、统一性、协调性、适用性、一致性和规范性应符合GB/T 1.1的规定。

5 结构

5.1 内容和层次划分

内容和层次的划分应符合GB/T 1.1的规定。

5.2 标准中要素的编排

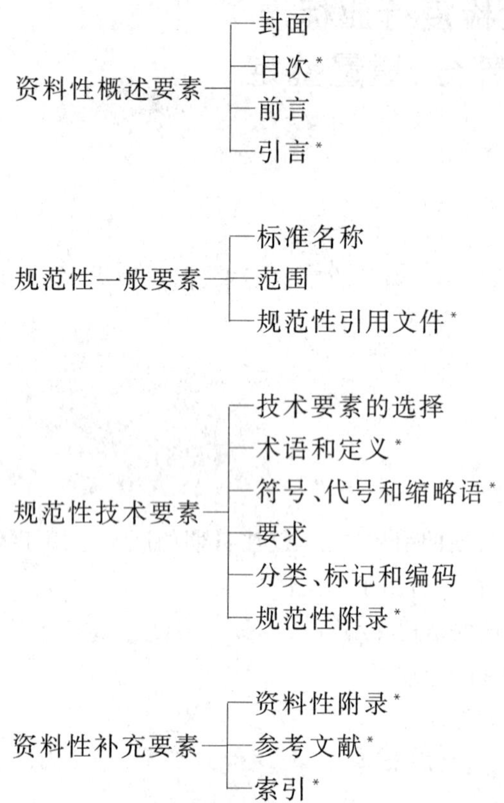

注：上述构成要素不是任何一项标准都需要全部包括的，标有 * 者可根据标准化对象的特征和制定标准化的目的而取舍。

6 要素的起草

6.1 资料性概述要素

6.1.1 封面

封面为必备要素。每项标准均应有封面，封面的内容有“中华人民共和国出入境检验检疫行业标准”字样和标准的标志、标准名称、英文译名、编号、发布日期、实施日期、标准的发布部门等，详见附录 A。

如果标准代替了某个或几个标准，封面应给出被代替标准的编号；如果标准与国际文件的一致性程度为等同，修改或非等效，还应按照 GB/T 20000.2 的规定在封面上给出一致性程度标识。

标准征求意见稿和送审稿的封面显著位置应按 GB/T 1.1—2009 附录 C 中 C.1 的规定，给出征集标准是否涉及专利的信息。

6.1.2 目次

目次为可选要素。为了显示标准的结构，方便查阅，可按照 GB/T 1.1 的要求设置目次。

6.1.3 前言

前言为必备要素。每项标准均应有前言。前言不应包含要求和推荐，也不应包含公式、图和表。前言应视情况依次给出下列内容：

a) 标准**结构**的说明。对于系列标准或分部分组成的标准，在第一项标准或标准的第1部分中应说明标准的预计结构；在系列标准的每一项标准或分部分标准的每一部分中列出所有已经发布或计划发布的其他标准或其他部分的名称；
b) 标准编制所依据的**起草**规则，提及GB/T 1.1。
c) 标准**代替的全部或部分其他文件**的说明。给出被代替的标准(含修改单)或其他文件的编号和名称，列出与前一版相比的主要技术变化。
d) 与**国际文件、国外文件关系**的说明。以国外文件为基础形成的标准，可在前言中陈述与相应文件的关系。与国际文件的一致性程度为等同、修改或等效的标准，应按GB/T 20000.2的有关规定陈述与对应国际文件的关系。
e) 有**专利**的说明。凡可能涉及专利的标准，如果尚未识别出设计专利，则应按照GB/T 1.1—2009附录C.2中的规定，说明相关内容。
f) 标准的**提出**信息(可省略)或归口信息。如果标准由全国专业标准化技术委员会提出或归口，则应在相应技术委员会名称之后给出其国内代号，并加圆括号。使用下述适用的表述形式：
   - “本标准由全国××××标准化技术委员会(SAC/TC ×××)提出。”
   - “本标准由××××提出。”
   - “本标准由全国××××标准化技术委员会(SAC/TC ×××)归口。”
   - “本标准由××××归口。”
g) 标准的**起草单位和主要起草人**，使用以下表述形式：
   - “本标准起草单位……。”
   - “本标准主要起草人……。”
h) 标准所**代替标准的历次版本**发布情况。

针对不同的文件，应将以上列项中的“本标准……”改为：“本部分……”或“本指导性技术文件……”。

6.1.4 引言

引言为可选要素。应符合GB/T 1.1的规定。

6.2 规范性一般要素

6.2.1 标准名称

标准名称为必备要素。它应置于正文首页和标准的封面。名称力求简练，并应明确表示出标准的主题，使之与其他标准相区分。名称不应涉及不必要的细节。任何其他必要的详细说明应在范围中给出。名称应由几个尽可能短的要素组成，其顺序由一般到特殊。通常，所使用的要素不多于下述三种：

a) 引导要素(可选)：表示标准所属的领域；
b) 主体要素(必备)：表示在上述领域内标准所涉及的主要对象；
c) 补充要素(可选)：表示上述主要对象的特定方面，或给出区分该标准(或该部分)与其他标准(或其他部分)的细节。

注：在进出口商品重量鉴定行业标准体系中，标准名称应由重量鉴定的方式、类型及对象等几个尽可能短的独立要素组成，同时附英文名称。标准名称应符合GB/T 1.1的规定。

6.2.2 范围

范围为必备要素，它应置于每项标准正文的起始位置。范围应明确表明标准的对象和所涉及的各个方面，由此指明标准或其特定部分的适用界限。必要时，可指出标准不适用的界限。

如果标准分成若干个部分，则每个部分的范围只应界定该部分的标准化对象和所涉及的相关方面。

范围的陈述应简洁,以便能作内容提要使用。范围不应包含要求。

标准化对象的陈述应使用下列表述形式:

——“本标准规定了……”

——“本标准确立了……”

——“本标准给出了……的指南。”

——“本标准界定了……的术语。”

标准适用性的陈述应使用下列表述形成:

——“本标准适用于……”

——“本标准不适用于……”

针对不同的文件,应将上述表述中的“本标准……”改为“SN/T ×××××的本部分……”或“本指导性技术文件……”。

6.2.3 规范性引用文件

规范性引用文件为可选要素。它应列出标准中规范性引用其他文件的文件清单,这些文件经过标准条文的引用后成为标准应用时必不可少的文件。文件清单中,对于标准条文中注日期引用的文件,应给出版本年号或年号(引用标准时,给出标准代号、顺序号和年号)以及完整的标准名称;对于标准条文中不注日期引用的文件,则不给出版本号或年号。

规范性引用文件清单应由下述引导语引出;

“下列文件对于本文件的应用是必不可少的。凡是注日期的引用文件,仅注日期的版本适用于本文件。凡是不注日期的引用文件,其最新版本(包括所有的修改单)适用于本文件。”

引用文件的原则和具体方法见 GB/T 20000.3。

6.3 规范性技术要素

6.3.1 技术要素的选择

技术要素的选择应符合 GB/T 1.1 中“目的性原则、性能原则、可证实性原则”的相关规定。

6.3.2 术语和定义

术语和定义为可选要素。它仅给出为理解标准中某些术语所必需的定义。

术语条目应由下述适当的引导语引出:

——仅仅标准中界定的术语和定义适用时,使用:“下列术语和定义适用于本文件”;

——其他文件界定的术语和定义也适用时,使用:“……界定的以及下列术语和定义适用于本文件”;

——仅仅其他文件界定的术语和定义适用时,使用:“……界定的术语和定义适用于本文件。”

6.3.3 符号、代号和缩略语

符号、代号和缩略语为可选要素。它给出为理解标准所必需的符号、代号和缩略语清单。

为了方便,该要素可与要素 6.3.2 合并,可将术语和定义、符号、代号、缩略语以及量的单位放在一个复合标题之下。

6.3.4 要求

6.3.4.1 要求为可选要素,它应包含下述内容:

a) 直接或以引用方式给出标准涉及的产品、过程或服务等方面的所有特性;

b） 可量化特性所要求的极限值；

c） 针对每个要求，引用测定或检验特性值的试验方法，或者直接规定试验方法。

要求的表达应与陈述和推荐的表述有明显的区别。

该要素不应包含合同要求（有关索赔、担保、费用结算等）和法律或法规的要求。

6.3.4.2 重量鉴定行业标准应规定的基本要求：

a） 重量鉴定工作条件要求；

b） 重量鉴定技术条件要求；

c） 重量鉴定安全因素要求。

6.3.4.3 方法与程序：

a） 应规定重量鉴定前的准备工作；

b） 应规定重量鉴定相应的鉴定方法；

c） 应规定重量鉴定数据、结果的处理。

6.3.5 分类、标记和编码

分类、标记和编码为可选要素，它可为符合规定要求的产品、过程或服务建立一个分支、标记和（或）编码体系。为了便于标准的编写，该要素也可并入6.3.4要求。

6.3.6 规范性附录

规范性附录为可选要素，它给出标准正文的附加或补充条款。按GB/T 1.1编写。

6.4 资料性补充要素

6.4.1 资料性附录

资料性附录为可选要素。应符合GB/T 1.1的规定。

6.4.2 参考文献

参考文献为可选要素。如果有参考文献，则应置于最后一个附录之后。

6.4.3 索引

索引为标准的可选要素。如果有索引，则应作为标准的最后一个要素。电子文本的索引应自动生成。

附 录 A
（规范性附录）
行业标准封面格式

单位为毫米

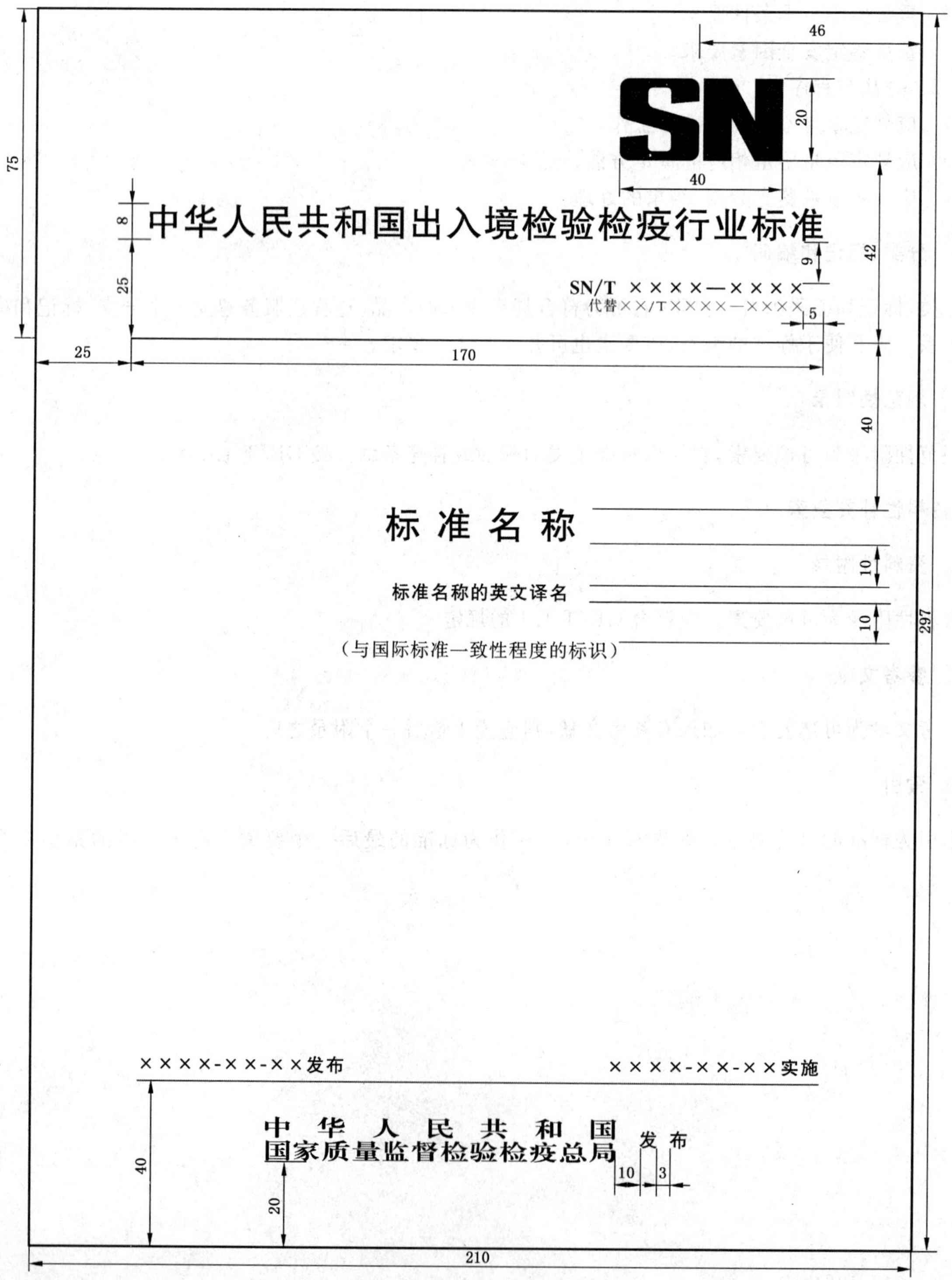

（二）名 词 术 语

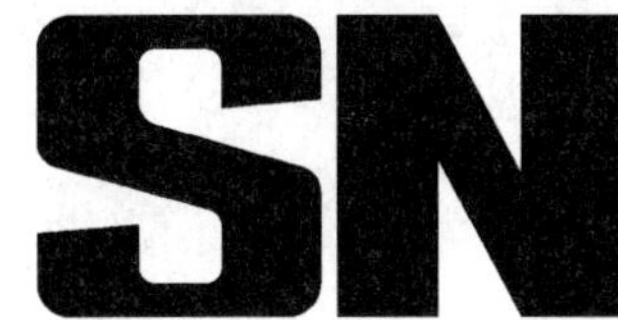

中华人民共和国出入境检验检疫行业标准

SN/T 0188.1—2010
部分代替 SN/T 0188—1993

进出口商品衡器鉴重规程 第1部分：术语

Rules for the weight survey by weighing instrument on import and export commodities— Part 1：Terminology

2010-01-10 发布

2010-07-16 实施

中华人民共和国
国家质量监督检验检疫总局 发布

前　言

SN/T 0188《进出口商品衡器鉴重规程》分为以下几个部分：

——第1部分：术语；

——第2部分：衡器鉴重通则；

——第3部分：汽车衡器鉴重；

——第4部分：轨道衡器鉴重；

——第5部分：台秤鉴重；

——第6部分：天平鉴重；

——第7部分：电子料斗秤鉴重。

本部分为SN/T 0188的第1部分。

本部分是对原行业标准SN/T 0188—1993《进出口商品鉴定规程　衡器鉴重》术语部分的修订。

本部分由国家认证认可监督管理委员会提出并归口。

本部分起草单位：中华人民共和国辽宁出入境检验检疫局。

本部分主要起草人：王燕南、吴云常、汤宏兵、宋晓峰。

进出口商品衡器鉴重规程
第1部分:术语

1 范围

本部分规定了进出口商品衡器鉴重的有关术语和定义。

本部分适用于进出口商品衡器鉴重标准的制修订、技术文件的编写等方面。

2 术语和定义

以下术语和定义适用于本部分。

2.1

重量鉴定 weight survey

按照相应的计量标准和技术规范规定的程序和方法,确定货物的重量。

2.2

衡器计重 weighing by weighing instrument

以衡器确定货物的重量,简称衡重。

2.3

衡器鉴重 weight survey by weighing instrument

对衡器计重的标准、方法、程序、过程及其结果进行鉴定,以确认货物的重量。

2.4

以毛作净 gross for net

以货物毛重作为贸易结算重量。

2.5

公量 conditioned weight

在规定水分含量或回潮率下货物的重量。

2.6

抽查衡重 weight survey by sampling

对包装良好,堆码整齐,管理有序,垛位、批次、唛头、件数清晰明确的标明重量、固定净重及定重包装货物以及具备相应条件的裸装货物,采用按照有关的检验鉴定技术标准、规范,抽取一定数量的在规定水分含量或回潮率下货物的重量。包装件衡重后以每件平均净重结合数量检验结果推算全批净重的鉴重方式。

2.7

抽查复衡 re-weighing by sampling

对已实施了衡器鉴重的进出口商品再进行抽查衡重以验证其重量是否仍符合技术规范要求的鉴重方式。

2.8

全批鉴重 weight survey for the lot

对全批货物采用全部衡重计得全批重量的鉴重方法。

2.9

监督衡重 supervision of weighing

在衡器设备、司秤操作及运输装卸等条件符合技术规范要求的前提下,采用对各类货物的衡器计重实施监督的鉴重方式。

2.10

静态称重 static weighing

载荷相对于衡器承载器没有相对运动的称重。

2.11

动态称重 dynamic weighing;in-motion weighing

载荷相对于衡器承载器存在相对运动的称重。动态称重可分连续和非连续两种。

2.12

校验 prove;verify

检查和测试使用中的衡器是否符合计量检定规程的要求。

2.13

实时数据打印 real time print-out;typewrite of the time;typewrite just as it is

由计重软件控制的为防止在称重后的数据丢失所进行的即时打印。

2.14

散装货物 cargo in bulk

无包装装运且通常不以单件计重的货物。

2.15

包装货物 cargo in package

以包装物包装装运的货物。

2.16

裸装货物 cargo in bare

无包装装运且通常可以单件计重的货物。

2.17

毛重 gross weight

货物及其包装物的重量。

2.18

皮重 tare weight

货物的包装物重量。

2.19

净重 net weight

不含包装物的货物的重量。

2.20

标明重量商品 identification weight commodity

每件重量不一但标有毛重、皮重、净重,或每件标有编号并附有重量明细单标明其重量的商品。

2.21

固定净重商品 definite net weight commodity

净重采用同一标称值但包装不同的商品。

2.22

定重包装商品 definite weight commodity in packages

净重采用同一标称值且包装一致的商品。

2.23

抽样检查方案 inspection schedule of sampling

从抽取的一个或几个样本中得到信息后对全批做出某种判定的方案。

2.24

随机抽样　random sampling

完全依照机会均等的原则，任调查总体中的个体自然出现，不加人为安排的取样方法。

2.25

单位样本　unit of sample

从检验批中随机抽取的用于进行衡重的单位商品，习惯称为样品。

2.26

样本　sample

按照一定的抽样规则从总体中取出的一部分个体，又称为“子样”。

2.27

样本量　sample size

样本中所包含的个体的个数。

2.28

(质量的)量值传递　dissemination of value (of a mass)

通过对质量计量器具的检定或校准，将质量国家基准所复现的质量计量单位量值，通过各等级质量计量标准传递到质量工作计量器具，以保证对被称对象质量值的准确和一致。

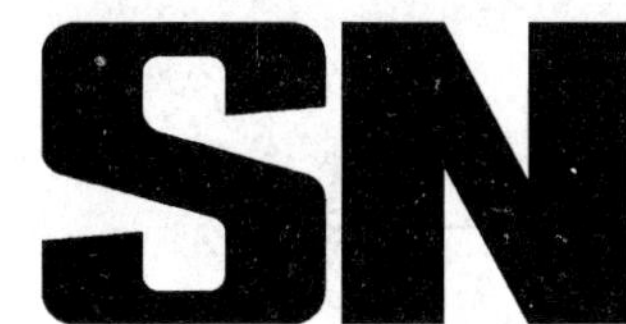

中华人民共和国出入境检验检疫行业标准

SN/T 2388.2—2009

进口商品残损检验鉴定规程 第2部分：名词术语

Rules for the damage survey of import commodities—Part 2: Terminologies

2009-09-02发布　　2010-03-16实施

中华人民共和国国家质量监督检验检疫总局　发布

前　言

SN/T 2388《进口商品残损检验鉴定规程》系列标准共分为两部分：

——第1部分:通则;

——第2部分:名词术语。

本部分为SN/T 2388的第2部分。

本部分由国家认证认可监督管理委员会提出并归口。

本部分起草单位:中华人民共和国广东出入境检验检疫局。

本部分主要起草人:周毅、董志华、蓝宇龙、吴介汉、李培深、钟帮奇。

本部分系首次发布的出入境检验检疫行业标准。

进口商品残损检验鉴定规程
第2部分:名词术语

1 范围

SN/T 2388本部分规定了进口商品残损检验鉴定名词术语。

本部分适用于进口商品残损检验鉴定行业标准的编写。

2 术语和定义

2.1

箱装货物 cargo in case

包括用木箱等箱类包装的货物。

2.2

捆装货物 cargo in bundle

包括用一般捆包等捆扎包装的货物。

2.3

袋装货物 cargo in bag

包括用袋等包装的货物。

2.4

桶装货物 cargo in drum

包括用桶等进行包装的货物。

2.5

散装货物 cargo in bulk

无包装且无法单件计重的货物。

2.6

裸装货物 naked cargo

无包装但可成件计重的货物。

2.7

其他包装货物 other packing

除上述包装以外的货物。

2.8

货物残损 damage cargo

货物发生毁坏、变质、短缺和漏失等情况后导致的货物损失。

2.9

灭失 miss

因海损、对舱面货保管不善致使其遗失、货物外泄、燃烧等情况造成的货物损失。

2.10

残损现场 damage spot

在货物进口的到货地,发现货物或货物包装存在残损并保持原状态的地点。

2.11

残损现状　damage condition

包括残损程度、包装状况、残损范围、残损货物数/重量等情况。

2.12

检查　inspection

对残损货物进行包括现场调查、现场查勘、样品的检测和测试的过程。

2.13

残损检验　damage survey

对残损货物进行检查、查找致损原因、估损贬值的鉴定活动。

2.14

损失检验　loss survey

对残损货物的现状予以证明并进行估损贬值的鉴定活动。

2.15

分卸　separation discharge

货物发生残损后，为减少损失的扩大和便于鉴定，按货物的好、坏状况或残损程度而进行的分类、分批卸货作业。

2.16

估损　appraisement

对货物的残损程度进行判定。

2.17

直接损失　direct damage

货物的实体有效成分损失或使用效能降低而致使的货物损失以及货物因包装破损致使的包装及货物损失。

2.18

间接损失　indirect damage

包括因避免残损扩大而产生的施救损失和费用、检查过程中产生的合理费用、残损货物必要且合理的维修和加工整理费用、残损货物实施销毁所产生的费用等。

2.19

贬值　depreciation

使用合理的残损检验鉴定工作方法，估定残损货物的价值损失。

2.20

残损率　rate of damage

货物中受损部分的数/重量或成分含量等与原状态的比例。

2.21

全损　total loss

货物因灭失或因残损全部失去其使用价值，称为残损货物的全损。

2.22

水渍损　water stained

因淡水或海水的侵入而造成的货物残损。

2.23

油渍损　oil stained

因油类物质泄漏而造成的货物本身或其他货物的残损。

2.24

污渍损 dirt stained

因外来污染而造成的货物残损。

2.25

化学品渍损 stained by chemicals

因液体化学品渗漏而造成货物本身或其他货物的残损。

2.26

火损 damaged by fire

货物在运输过程中,货物因自燃、火灾等情况而造成货物的灭失和残损。

2.27

气味感染 tainted by odor

因外来气味的感染使货物原有气味改变或品质下降而造成的货物残损。

2.28

残破 broken and torn

因货物外包装破损或转运、装卸中货物遭受挤压碰撞而造成的包装或货物本身的残损。

2.29

变形 deformed or transfigured

货物遭受外力的挤压撞击后产生不可恢复的形变而导致的残损。

2.30

锈损 rust damaged

货物的金属材料部分遇到水、化学品、碱、酸等侵入后发生锈蚀而造成的货物残损。

2.31

霉烂 mouldy and rotten

霉菌在适合的条件下繁殖生长造成货物霉烂而导致的残损。

2.32

变质 deteriorated

货物的物理或化学性质发生变化,造成原有成分改变而造成的货物残损。

2.33

虫蛀 moth-eaten

货物遭受昆虫或其幼体的食用,导致蚀空而导致的货物残损。

2.34

掺杂 admixture

货物内因掺入了其他物质且难以剔除而造成的残损。

2.35

原残 damage of pre-shipment

货物在付运前原已存在的残损。

2.36

工残 handling damage

卸货过程中由于装卸机械不良或使用不当、工人粗暴作业等原因造成的货物残损。

2.37

港残 damage at port

在卸货港码头、堆场、仓库等处,由于货物的堆放或因保管不善等原因造成的货物残损。

2.38

船残　damage on board

货物装船后至卸货前,发生在船上的残损。

2.39

海损　average

船舶在航行过程中遭遇自然灾害、意外事故、其他不可抗力及船方的人为过错而造成的货物残损。

2.40

单独海损　particular average

由于自然灾害、意外事故或其他不可抗力及其人为过错等原因,所直接造成的船舶或货物的损失,所造成的损失仅仅是涉及船舶与货物所有人一方的利益,并不涉及船、货甚至运费等各方的利益。

2.41

共同海损　general average

船舶在航行过程中遭遇自然灾害、意外事故、其他不可抗力及船方的人为过错而发生海难事故后,为解除共同危险,维护船舶继续航行,船方有意识地采取合理的救难措施,做出某些特殊牺牲,因而导致船舶、货物和运费产生的特殊损失和支出额外的特殊费用,这部分的损失和费用,应由保存的船货和运费三方面共同分摊。

2.42

感官检验法　by sense

残损货物通过感官的方法与完好货物进行对比后就可进行检验的方法。

2.43

衡器计重法　by scale

使用经检定的衡器将受损货物与原件或完好货物进行重量比对,计算出残损率的检验方法。

2.44

测量计算法　by measurements

使用经检定的量具测量货物受损部位的长度、面积、体积,并与原件或完好货物进行比对,从而计算出残损率的检验方法。

2.45

物理测试法　by physical test

使用检测设备或专用器具对受损货物的全批或样品进行检测,与完好货物的相应指标进行比对,从而为估损贬值或为确定致损原因提供依据的检验方法。

2.46

化学分析法　by chemical analysis

使用检测设备对受损货物的样品进行化验,与完好货物或质保证明的相应指标进行比对,确定货物主要含量的降低程度或残损货物是否满足安全、卫生、环保的强制要求,从而为估损贬值或为确定致损原因提供依据的检验方法。

2.47

生物试验法　by biological experiment

通过对受损货物的样品进行生物培养、动物实验等,对残损货物进行卫生健康方面的评价,从而为估损贬值或为确定致损原因提供依据的检验方法。

2.48

专家评估法　by expert appraise

在测量、测试或分析的基础上,通过专家或专家组对残损货物的进一步评价,从而确定货物受损程度的检验方法。

2.49

价格对比法　by price compare

在市场调查的基础上，通过对比完好货物与残损货物的市场价差来确定残损货物受损程度的检验方法。

2.50

收率成本法　by cost

通过对残损货物使用后成品率的下降程度或生产同样产品成本的增加而确定货物受损程度的检验方法。

（三）通　　则

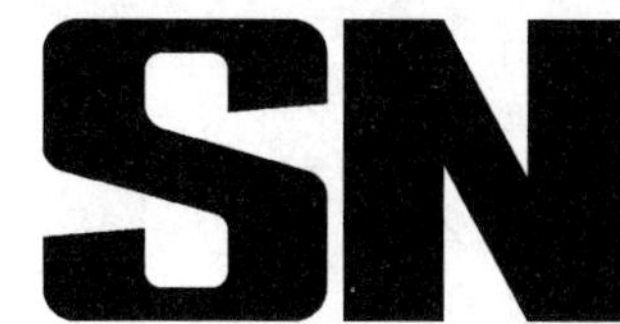

中华人民共和国出入境检验检疫行业标准

SN/T 0188.2—2010

进出口商品衡器鉴重规程 第2部分:衡器鉴重通则

Rules for the weight survey by weighing instrument on import and export commodities—Part 2:General rules for weight survey by weighing instrument

2010-01-10 发布　　2010-07-16 实施

中华人民共和国国家质量监督检验检疫总局　发布

前　言

SN/T 0188《进出口商品衡器鉴重规程》分为以下几个部分：

——第1部分：术语；

——第2部分：衡器鉴重通则；

——第3部分：汽车衡器鉴重；

——第4部分：轨道衡器鉴重；

——第5部分：台秤鉴重；

——第6部分：天平鉴重；

——第7部分：电子料斗秤鉴重。

本部分为SN/T 0188的第2部分。

本部分由国家认证认可监督管理委员会提出并归口。

本部分起草单位：中华人民共和国辽宁出入境检验检疫局。

本部分主要起草人：王燕南、吴云常、汤宏兵、宋晓峰、王庆生。

进出口商品衡器鉴重规程 第2部分:衡器鉴重通则

1 范围

本部分规定了以衡器对进出口商品进行重量鉴定的通则。

本部分适用于进出口商品的衡器鉴重。

2 规范性引用文件

下列文件中的条款通过 SN/T 0188 的本部分的引用而成为本部分的条款。凡是注日期的引用文件,其随后所有的修改单(不包括勘误的内容)或修订版均不适用于本部分,然而,鼓励根据本部分达成协议的各方研究是否可使用这些文件的最新版本。凡是不注日期的引用文件,其最新版本适用于本部分。

GB/T 8170 数值修约规则与极限数值的表示和判定

SN/T 0188.1 进出口商品衡器鉴重规程 第1部分:术语

SN/T 0510—1995 进出口定重包装商品重量的抽样检查和均值估计方法

3 术语和定义

SN/T 0188.1 确立的术语和定义适用于本部分。

4 衡器鉴重基本要求

4.1 工作条件要求

4.1.1 检验检疫机构对从事进出口商品计量的衡器计量室,应实施监督管理。衡器计量室应订立严格的衡重、放行、数据传递与保存以及交接班制度。

4.1.2 衡器计量性能应经周期检定合格,检验检疫机构应派员参与进出口商品计量用大型衡器的检定工作并做好记录,衡器仪表数显的可调部位(包括设计计量参数、线性等调拨键)应由检验检疫机构加以封识。电子衡器的计量软件应经计量检定部门或当地检验检疫机构认可。

4.1.3 衡器计量室应配置必要监控设施,保证衡重时计量和鉴重人员可观察被衡重车辆相关位置有无异常情况。

4.1.4 衡重作业因风力过大及雨雪等因素而影响衡重数据的准确与真实性时应暂停作业。

4.2 技术条件要求

4.2.1 衡重准确度应优于0.2%。

注:国际惯例或相关行业规范另有要求的除外。

4.2.2 应取得法定计量及有资质的检定部门的检定合格证书并在使用有效期之内。检定周期应视使用情况而定:使用频繁的检定周期应为3个月,使用不频繁的检定周期应为6个月,最长不应超过1年。

4.2.3 应是非连续累计自动衡器或非自动衡器,但均应为静态衡重。

4.2.4 非自动衡器应符合ⅢⅢ级标准;非连续累计自动衡器应符合⓪②级标准。

4.2.5 大、中型衡器分度数与分度值的设定应满足衡器鉴重准确度的要求。

4.2.6 使用秤量范围应从最大秤量至可满足衡器准确度的最小秤量。

4.2.7 水平引道长度不得小于衡器台面长度的三分之二。

4.2.8 凡附有仪表自校装置的，在衡器使用中应进行自校。

4.2.9 衡器检定和使用中的允许误差应符合表1的规定。

表1 衡器的允许误差

检定称量	允许误差(d)	
中准确度级Ⅲ	首期与后续检定	使用中检定
0～500 d	±0.5 d	±1.0 d
500 d～2 000 d	±1.0 d	±2.0 d
2 000 d～10 000 d	±1.5 d	±3.0 d
注：d——标尺分度值，即衡器最小示值。		

4.2.10 检验检疫机构对进出口商品计量用衡器应建立相应的技术档案，应记录包括衡器品牌、生产厂家、生产日期、安装与使用时间、周期检定记录(原始与调动后)与检定合格证书复印件、日常使用中试验数据(包括重复性、比对等)、维修情况以及计算机软件情况等必要信息。对衡器运行出现的偶发故障、原始数据和修调数据以及处理全过程等，应详细进行记录。

4.3 安全要求

应遵守衡器计量室和鉴重场所的安全制度和要求。

5 重量鉴定方法与程序

5.1 准备工作

5.1.1 受理报检时应注意报检单的有关项目内容是否填写齐全、清楚，所附单证是否齐全。报检单填写内容应与合同、信用证、提单、发票及与重量有关的单、证、函电等相一致。

5.1.2 应明确货物计价采用的方法：“以毛计净”、“以净计净”结算或“限制回潮”、“干态重量”、“公量”等。

5.1.3 审阅报检单等对申报之数、重量鉴定有无特殊要求。

5.1.4 对以干态重量、公量或限制回潮率计价的货物，应明确在重量鉴定的同时抽取代表性样品测定水分。

5.2 重量鉴定

5.2.1 衡器鉴重方式的选择

根据货物品种、数量、包装情况、报检单和贸易合同要求、货物堆存及管理条件、运输装卸条件、衡器设备及衡重管理情况以及技术规范规定等确定采取抽查鉴重、全批鉴重或监督衡重等方式。

a) 对包装良好，堆码整齐，管理有序，垛位、批次、唛头、件数清晰明确的标明重量、固定净重及定重包装商品以及具备相应条件的裸装商品，可采用抽查衡重的鉴重方式。对超过装运时限的已实施了衡器鉴重的进出口商品可采取抽查复衡的鉴重方式。

b) 对全批固体散装物料，或不定重包装且不逐件标明重量的进出口商品及其他各类商品可采用全部衡重的鉴重方式。

c) 对衡器设备、衡重管理及运输装卸等条件达到技术规范要求的，可采用监督衡重的鉴重方式。

5.2.2 衡器的选择

5.2.2.1 对于5.2.1a)规定的商品或小批量包装商品以及契约中规定使用台秤衡重的商品，可使用台秤进行衡重或抽查衡重。

5.2.2.2 对贵稀商品，以克计价并签证的进出口商品，可使用小型衡器(如天平)逐件衡取重量。

5.2.2.3 对于散装、裸装商品以及不具备抽查衡重条件的大宗商品可根据商品的不同特性和要求选用汽车衡器衡重；对于铁路运输的上述商品可采用轨道衡器衡重；对于传输出入储存罐的散装大宗货物可采用料斗秤进行计重。

5.2.3 **衡器的校验**

5.2.3.1 在使用各类衡器衡重前,应按相应的检定或计量操作规定对衡器状况和性能进行检查与校验。

5.2.3.2 各类衡器应配有相应的标准砝码,砝码总质量应达到或超过衡重最大使用量。

5.2.3.3 移动式衡器(台案秤等)用于鉴重,在每批商品衡重前应先行检查和校验,其内容包括检查衡器机件结构、检查衡器机件性能、测试衡器计量性能(自检、秤量测试、重复性试验、偏载测试、合成受力中心测试、计量杠杆最大示值准确性测试、灵敏性测试等)。

5.2.3.4 大中型固定式衡器(汽车衡、轨道衡、料斗秤等)用于鉴重,在每批商品衡重前应先行检查和校验,其内容包括检查相关部位封识、利用自检功能进行自检、承重系统清洁、衡器台面与坑基之间无杂物夹卡或秤轨与路轨之间隙适中、空载荷零位示值稳定等机件与性能情况。

5.2.4 **重量鉴定程序与操作**

5.2.4.1 根据选择的衡器鉴重方式、货物存放场所、装卸及运输方式等,确定鉴重程序;衡重操作应符合“计量操作规定”、“操作说明“以及“用户手册”的相关要求。

5.2.4.2 在衡重作业中,应观察衡器仪表零点标示,置零后方可进行计量。

5.2.4.3 鉴重时,对于包装货物,应核对其名称、包装及标记、批号、垛号或车号等;对于非包装货物,应核对其名称、批号、垛号或车号等。

5.2.4.4 车辆驶入秤面前应减速,被衡重车辆须在秤的台面上停稳后方可确认重量结果。

5.2.4.5 空、重车对应衡重一次有效。对铁壳自卸车、集装箱卡车等短途倒载车辆,可适当减少空车衡重次数,但不得一次衡重确定空车重量。

5.2.4.6 超长超重车与拖挂车,轴距大于秤面长度的车辆不应分成前后两次衡重。拖挂车应解体单车衡重;超长、超重车辆必须换车衡重。

5.2.4.7 车辆衡重,除司机一人外,不得再有搭乘人员随车衡重。

5.2.4.8 衡重作业中,对衡器计量性能进行重复性测试,每工班随机复衡不得少于两次,其复衡称量所得结果之差,应不大于该秤量的最大允许误差。

5.2.4.9 当衡重数据出现异常或重复性变化过大,应及时比对加以确认,比对数值的差值,应不超过该秤量检定允差值的两倍,必要时应用标准砝码予以校准。

5.2.5 **衡重、装卸过程的监督**

5.2.5.1 装卸船衡重,须保证装卸船车数、件数与衡重车次、出(入)库放行车辆数相符,杜绝跑车漏衡及重复衡重。

5.2.5.2 对重车衡重后长时间未返回衡重空车体的,要通知供货人追查,严禁沿用前次车体重量核算,杜绝重车未经回空衡重的情况发生。

5.2.5.3 衡重载货车辆时,对车厢及车门不严密易产生沿途撒漏的,应禁止使用。对发生撒漏或沿途失落的已衡重商品,应会同有关部门做好现场记录,并监督主管单位妥善处理、予以扣除或追加相应重量。

5.2.5.4 包装货物衡重后割包装船的,应对割包后全部袋皮进行衡重或抽衡推算袋皮合计重量。

5.2.5.5 出口货物在衡重后抽取样品的,应由发货人补足或从总重量中扣除;进口货物于衡重前抽取样品的,样品重量应计入总重量中。

5.2.5.6 全批衡重商品在装卸过程中产生的地脚应及时收集、整理、衡重,并从商品总重量中扣除或追加,凡可装运的应及时装运,不能装运的应集中存放,作最终一次性处理;对灭失量与影响量,包括运输环节撒落丢失、装卸损耗、人为过失、操作混乱、违章违规等影响衡重数据准确的,应作出记录,统一处理。

5.2.5.7 对于大型自动装卸船系统,应于作业前检查并封识各个传输管道,使被衡商品按规定流向输送,杜绝溢、漏与旁流。

5.2.5.8 工作记录应规范、详尽、真实。记录应简明，包括天气、作业泊位、船名或车号、货名、拟装数量、已衡重量及累计量、件数等，还应包括衡器状态（零点情况、本次校验记录、复衡数据等）、作业中发现与发生的特殊事件及处理经过等。

5.2.5.9 交接班应按各岗位的工作内容，由当班人员填写清楚，并明确本班及以前各班遗留待处理事情。每工班应以码单核对放行单，出现差错及时纠正。对已、待衡的车辆应交接清楚，防止疏漏和差错。明确后签字交接班。

5.2.6 不同类型商品的鉴重

5.2.6.1 对标明重量包装商品鉴重可按规定随机抽取样本数，鉴定毛重与净重，依抽查单位净重结合全批件数推算出全批重量。如毛重不符，净重相符，只证明净重，并列明标明毛重；如毛重相符，净重不符，或毛重、净重都不相符，则为不合格。

5.2.6.2 对固定净重商品鉴重可按规定随机抽取样本数，依抽查净重推算出全批重量。符合允差要求，且抽查的平均值与表列平均净重差重率符合要求，按标称量值签发鉴重结果，否则，更正标称值或依抽查净重推算全批重量。

5.2.6.3 对定重包装商品鉴重应依据 SN/T 0510—1995 的规定实施，依抽查单件净重推算出全批重量。样本的总净重与标称值总净重差重符合要求的，全批净重与标称值相符，否则按样本的平均净重推算全批总净重。

5.2.6.4 对冰冻商品鉴重按相应规定解冻、控水后按标明重量、固定重量或定重包装商品鉴重。对包装不可拆解的商品鉴重按标识皮重或发票皮重核算净重，并在鉴重结果中注明。

5.2.6.5 对于散装商品鉴重应于装卸口岸实施全批鉴重；灌袋备货，拆袋装船的出口商品，应按散装商品鉴重。如灌袋定重准确，符合定重包装商品抽查条件的，可按定重包装商品采用抽查鉴重。

5.2.6.6 对裸装商品鉴重，如规格一致，标称值相同，可按定重包装商品采用抽查鉴重；如标称值不同但编号、重量标注清楚的，可按标明重量商品进行抽查鉴重；不同于以上两种的裸装商品应全批鉴重。

5.2.6.7 对以克为单位签证的微量商品鉴重，选择Ⓘ级衡器实施全批鉴重。

5.2.6.8 如贸易合同中约定了相应的抽查鉴重标准，可按其规定的抽查比例掌握。

5.2.7 抽样

以“限制回潮”、“干态重量”、“公量”计价结算或涉及进口残损（如水渍商品）的商品，在鉴重的同时应按规定抽取代表性样品以测定含水量或杂质等。

5.2.8 数量检验

依据件数推算全批商品毛重或净重，应对该批商品进行数量检验。

5.3 重量鉴定数据、结果的处理

5.3.1 审核人员对鉴重结果和所拟制的重量鉴定证稿进行认真审核，综合分析，核准与判定鉴重结果。

5.3.2 将报检单、衡器校验记录、重量码单（包括实时打印记录）、鉴重结果、重量鉴定证稿等汇总并存档。

5.3.3 重量鉴定结果经审核无误后方可签发重量鉴定证书。根据判定鉴重结果，依据不同情况签发不同类型的重量鉴定证书或单证。

5.3.4 重量单位应采用国家法定计量单位，如吨(t)、千克(kg)、克(g)等。若签证需列明其他制式的计量单位，应以法定计量单位为基准，换算后并列标明。

5.3.5 计算与签证重量的数字修约，按照 GB/T 8170 办理。

5.3.6 重量鉴定证书须附重量明细单的，可提供商品鉴重码单或复印件。

5.3.7 凡属下列情况之一的，检验检疫机构不予签证：

a) 货证不符的。

b) 进出口商品未经鉴重即已使用或装运的。

c) 衡重过程中衡器发生偶发故障、跑车漏衡、自控系统丢失数据、批次混淆或违章作业等，造成衡重结果失准或无法核算的。

d) 弄虚作假，以欺骗手段获取鉴重数据的。

e) 超过规定出口交接期限或索赔有效期的。

f) 包装破损或不符合商品储运要求的。

g) 储存、运输或装卸过程中造成污染、变质或重量发生变化无法查实的。

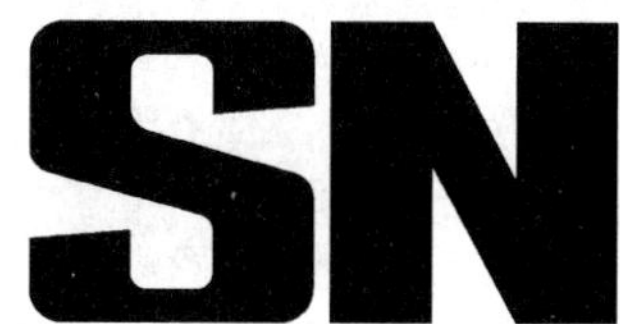

中华人民共和国出入境检验检疫行业标准

SN/T 2388.1—2009

进口商品残损检验鉴定规程 第1部分:通则

Rules for the damage survey of import commodities—Part 1:General regulation

2009-09-02 发布　　2010-03-16 实施

中华人民共和国国家质量监督检验检疫总局　发布

前　　言

SN/T 2388《进口商品残损检验规程》系列标准共分为两部分：

——第1部分：通则；

——第2部分：名词术语。

本部分为SN/T 2388的第1部分。

本部分由国家认证认可监督管理委员会提出并归口。

本部分起草单位：中华人民共和国广东出入境检验检疫局。

本部分主要起草人：刘扬睿、刘智春、吴坚华、蓝宇龙、高鹏、吴介汉。

本部分系首次发布的出入境检验检疫行业标准。

进口商品残损检验鉴定规程
第1部分:通则

1 范围

SN/T 2388的本部分规定了进口商品残损检验鉴定的一般程序和要求。

本部分适用于各类海运进口的商品,其原则也适用于陆运、空运、邮寄进口的商品。

本部分允许在不违反本部分的一般程序和要求下制定具体商品或方法的残损检验鉴定标准。

2 规范性引用文件

下列文件中的条款通过SN/T 2388本部分的引用而成为本部分的条款。凡是注日期的引用文件,其随后所有的修改单(不包括勘误的内容)或修订版均不适用于本部分,然而,鼓励根据本部分达成协议的各方研究是否可使用这些文件的最新版本。凡是不注日期的引用文件,其最新版本适用于本部分。

SN/T 2388.2 进口商品残损检验鉴定规程 第2部分:名词术语

3 术语和定义

SN/T 2388.2确立的术语和定义适用于SN/T 2388的本部分。

4 基本要求

4.1 工作条件

4.1.1 残损第一现场现状未被破坏,或虽被破坏但报检人能提供进行检验鉴定的合法的确凿证据。

4.1.2 残损商品未被卸移离残损第一现场,或虽被卸移离残损第一现场但报检人能提供进行检验鉴定的合法的确凿证据。

4.1.3 残损商品应分卸分放、妥善保管,及时合理施救以防止残损扩大或残损原因混淆。

4.2 技术条件

4.2.1 重大残损或散装商品残损,应增加监卸检验鉴定项目。

4.2.2 应对残损商品进行正常品质、性能检验以外的检查测试(包括对残损商品和同批无残损商品进行专项比对试验)才能确定致损原因或估损贬值的,应增加相应的检查测试项目。

4.3 安全因素要求

4.3.1 在进入残损现场进行检验鉴定前,应确认不会受到伤害,必要时要做好防护。

4.3.2 遇七级大风、雷电、大雨等应停止在野外或登轮、登高的检验鉴定。

4.4 中止

如果不符合上述基本要求,或存在影响对残损现场的检查和有关调查的正常进行、影响本部分或本系列标准其他各有关部分的执行、影响检验鉴定结果准确性的其他情况而未有明显改善,可中止本部分的执行,直至检验鉴定环境条件和情况满足本部分或本系列标准其他各有关部分的规定。

5 检验鉴定方法与程序

5.1 准备工作

5.1.1 对海运进口的商品应审查的资料包括:舱单、积载/配载图、航海日志、海事声明、海事报告、事故报告、合同、信用证、发票、提单、装箱单、理货单、说明书、重量明细单、品质证书以及其他有关证单资料。

5.1.2 根据商品的特性准备检验工具或用品用具。

5.2 **现场检查**

5.2.1 对海运进口的商品应了解商品装卸和运输及有关情况；查阅舱单、积载/配载图、航海日志和大事记(船舶航行中如遇海事，应索取海事报告或海事声明)；必要时应了解货舱前三个航次所装的商品品种及本航次货舱的清洗情况，索取装货港的验舱报告、货舱适载证书等。

5.2.2 对海运进口的商品应检查船舶各舱盖、舱口、人孔、风筒、风盖、封识；开舱后检查舱内货物的覆盖、包装、衬垫、积载、加固情况和商品残损情况。为查找致损原因或查清残损情况应视情况增加相关的检查项目或试验。

5.2.3 根据现场情况要求或建议收货人或船方、卸货部门采取合理施救措施，或将残损商品分卸、分放、妥善保管，避免残损扩大。

5.2.4 遇散装商品残损或重大残损，为防止残损扩大或致损原因混淆，应对残损商品增加监卸检验鉴定项目并依相关技术标准实施。

5.3 **检验**

5.3.1 查找商品致损的原因和时间。

5.3.2 查明残损商品的受损状况(如：范围、残损程度等)，将残损商品按不同的致损原因和残损程度分类，分别检查和确定残损商品的数量/重量。对需扣除皮重、水分、油分、杂质的，应检查皮重、水分率、含油率、杂质。地脚应予清净和衡重、估损。上述数/重量检验项目应依数/重量检验技术标准实施。

5.3.3 根据需要对残损商品增加进行相关的检查测试项目(包括对残损商品和同批无残损商品进行专项比对试验)。

需抽样检查的应分别对完好商品和残损商品依相关检验标准抽取代表性样本进行检查测试；对分舱或分票载运的商品，应分舱或分票抽样和检查测试。

5.3.4 审核船方与理货部门签署的理货单。

5.4 **估损**

5.4.1 **直接损失**

5.4.1.1 商品实体的损失。检查确定残损商品实体有效成分的损失或使用效能的降低甚至失效的程度。

5.4.1.2 商品包装的损失。对包装破损的商品，检查确定由直接原因致使商品包装破损的程度和数量。

5.4.2 **额外费用**

5.4.2.1 认定为避免残损扩大而合理施救所产生的损失和费用；为查找致损原因、确定残损货物的程度和数/重量所产生的合理费用；残损商品必要合理的修配、加工整理费用或销毁处理费用。

5.4.2.2 调查和认定残损商品所造成的其他损失和必要的合理施救或处理所产生的费用。

5.4.3 **全损**

属于下列情况之一的商品，可判定为全损：

——灭失；

——涉及安全、卫生、环保问题，依据国家法律法规禁止使用或应销毁的；

——核心部分或主件损坏不能修复(配)或不值得修复(配)的；

——修复(配)、加工整理的费用超过货物本身价值80%以上；

——无使用价值的；

——应报废的。

5.5 **贬值**

5.5.1 分别按下面情况将残损商品贬值：

——不修复(配)、加工可按原用途使用但影响外观或商销的；

——经修复(配)、加工后可按原用途使用的；

——不修复(配)、加工直接改变用途的；

——经修复(配)、加工后改变用途的；

——修复(配)、加工费用超过货物本身价值80%的；

——应报废或销毁的。

5.5.2 贬值方法

5.5.2.1 市场法

将残损商品与近期在成熟的公开市场上已公平交易的同一种残损商品或同类残损商品的价格进行合理的比较和修正，确定残损商品的价值。具体依有关的价值鉴定技术标准实施。

5.5.2.2 成本法

将残损商品的现时重置成本扣减各项贬值，确定残损商品的价值。具体依有关的价值鉴定技术标准实施。

5.5.2.3 销售法

将残损商品在成熟的公开市场直接公平销售，确定残损商品的价值。

5.5.2.4 拍卖法

将残损商品在成熟的拍卖市场上公开拍卖，确定残损商品的价值。

5.6 分摊

如遇下列情况之一，应将残损所造成的贬值和损失合理地分摊：

——共同海损；

——涉及到两个或两个以上责任方并且不具备条件致使不能明确分清因各自的责任所造成的贬值和损失的。

（四）检　　验

中华人民共和国进出口商品检验行业标准

进出口商品重量鉴定规程 石油及其液体产品静态计重

SN/T 0185—93

Rules for the weight survey of import and export commodities—Static measurement of petroleum and petrolic liquid products

1 主题内容与适用范围

1.1 主题内容

本规程规定了进出口石油及其液体产品静态计重检验的程序、要求和方法。

1.2 适用范围

本规程适用于进出口石油及其液体产品静态时的数量计算。可用于立式固定顶油罐、浮顶油罐、卧式油罐、铁路油槽车、油舱、油驳及输油管线中石油及其液体产品数量的计算。

（注：为了便于叙述，文中将“石油及其液体产品”以“石油”一词代替。）

2 引用与参照标准

GB 514 石油产品试验用液体温度计 技术条件
GB 1884 石油和液体石油产品密度测定法(密度计法)
GB 1885 石油计量换算表
GB 4756 石油和液体石油产品取样法(手工法)
GB 8927 石油和液体石油产品温度测量法
GB 8929 原油水含量测定法(蒸馏法)
SY 2001 石油产品取样法
SY 3301 石油密度计技术条件
JJG 168 立式金属罐容量(试行)检定规程
JJG 398 测深钢卷尺检定规程
ZB A10 003 出口商品油舱清洁、密固检验规程

3 术语

3.1 石油静态计重

石油在容器中处于静止状态下的计量方法。

3.2 沉淀物

容器内石油中存在的不溶于石油或与石油分离的非碳烃固体。如：锈、泥、砂等物质。

3.3 溶解水

在一定温度条件下，可溶于石油中的水。

3.4 悬浮水

中华人民共和国国家进出口商品检验局1993-11-04批准 1994-01-01实施

石油中所含的一种最终可分离形成小水珠的水。

3.5 底水

以分层状态存在于石油下层的水。

3.6 总水量

石油中所含溶解水、悬浮水和底水的总量。

3.7 总观测容积

在一定温度和常压条件下，测定的包括所有水和沉淀物在内的石油体积。

3.8 毛观测容积

在一定温度和常压条件下，测定的包括溶解水、悬浮水和悬浮沉淀物在内的石油体积。但不包括底水和底部沉淀物的体积。

3.9 净容积

在一定温度和常压条件下，扣除总水量和沉淀物总量后的石油体积。

3.10 净标准容积

将净容积换算到一标准条件下的石油体积。

4 方法概述

根据计量容器容量表规定的计量口，以经检定的量油尺和石油温度计分别测量容器中石油的深度或空距以及温度，然后按容量表求得油液在当时温度下的总观测容积，经各项修正后，求出石油在温度20℃时的净标准容积，再乘其20℃的计量用密度，计算出石油在空气中的重量(质量)。可用下式表示：

$$m = V_{20} \times \rho_{20} \times F \quad \cdots\cdots (1)$$

也可以用 $m = V_{20} \times (\rho_{20} - 0.0011)$ 表示 ……（2）

式中：m——石油在空气中的重量(质量)；

ρ_{20}——石油在20℃时的真空中密度，单位为 g/cm^3；

V_{20}——石油在20℃时的体积；

F——石油真空中质量换算到空气中重量换算系数。见GB 1885。

注：对(2)式计算结果有争议时，以(1)式为准。

5 计量精度和基本要求

5.1 计量精度

计量容器准确度应≤0.2%；静态计量系统误差应≤0.3%。

5.2 基本要求

5.2.1 计量用的容器和器具，须经国家计量检定部门检定，取得合格检定证书，并在有效期内使用。

5.2.2 计算油量时应采用标准温度下的石油体积(V_{20})和密度(ρ_{20})。

6 计量器具和用品

6.1 量油尺

6.1.1 量油尺应采用钢卷尺，其长度可根据计量容器的不同选择10 m、15 m、20 m或25 m等相应规格的。尺的最小刻度为1 mm。并附有计量部门检定证书及校正表。

6.1.2 量油尺的尺锤材质应为铜质。测量轻质油品可选用尺锤重500 g，长度150 mm；测量原油和重质油可选用锤重1 000 g、长度250 mm的量油尺。

6.1.3 量水尺应采用下端为铜或铝合金尺棒的绳尺，尺棒的长度为300 mm、直径为30 mm、最小刻度为1 mm，亦可以量油尺代替。

6.1.4 量油尺应每半年检定一次。其技术条件应符合 JJG 4 的规定。

6.1.5 量油尺属于下列情况之一者,应停止使用:

a. 尺带扭曲、变形或镶接;

b. 尺带刻度不清晰、不工整和有影响目视的外观缺陷;

c. 尺的刻度误差超过允许范围;

d. 尺锤尖端损坏、变形。

6.2 温度计

6.2.1 用于测定容器中石油温度的温度计,一般应选用杯盒温度计。最小分度值不大于 0.5℃,并附有计量部门检定证书及校正表。

6.2.2 测定石油密度时用的温度计,应选用棒状全浸式水银温度计。最小分度值为 0.2℃,并附有计量检定部门检定证书及校正表。

6.2.3 温度计使用前应进行检定,使用后一年至少检定一次。其技术条件应符合 GB 514 的规定。

6.2.4 杯盒温度计使用前应检定,使用后一年至少检定一次。其主要规格及技术条件应符合 GB 8927 中的有关规定。

6.2.5 温度计属于下列情况之一者,应停止使用:

a. 毛细管内的水银柱有断裂或分裂成段现象;

b. 温度计中的水银不洁,有气泡和其他杂质;

c. 在读数范围内目视毛细管管道内径,有能看得到的收缩或扩张现象;

d. 在毛细管的内表面和外面呈粗糙或有污垢,在刻度范围内有影响读数的气泡;

e. 目视能察觉得到的毛细管不直和弯曲现象;

f. 温度计外壳的内外表面有擦伤和其他影响强度的毛病。温度计正面的外壳粗糙、有气泡、结疖等,降低明晰程度,造成读数困难的。

6.2.6 如使用数字石油温度计等测定油温,除应达到上述技术要求外,还应符合防爆安全规定。

6.3 密度计

6.3.1 测定石油密度用的密度计,应选用 SY-Ⅰ型或相当 SY-Ⅰ型精度的石油密度计,并附有计量部门的检定证书及校正表。

6.3.2 石油密度计的测量范围应符合 GB 1884 的规定。

6.3.3 石油密度计应每半年检定一次。其技术条件应符合 SY 3301 的规定。

6.3.4 密度计属于下列情况之一者,应停止使用。

a. 密度计玻璃干管不光洁、有划痕、气泡和其他妨碍读数的缺陷;

b. 装在石油密度计躯体下部的压载物,有明显的位移;

c. 标尺的刻线不均匀、不清晰、与石油密度计的轴线不垂直;

d. 标尺松动、歪斜、移位和皱缩等现象。

6.4 取样器

6.4.1 取样器应为铜质或铝合金材料制成。

6.4.2 取样器的容量应符合 SY 2001 的规定。

6.4.3 取样器的自重应是其排开液体重量的 1.5～2 倍。

6.4.4 取样器的提拉绳应选用符合防静电要求的材料制成。

6.5 试油膏

应符合下述要求:

均匀地涂在尺上浸入试油中,颜色变化清晰,完全发生变化不应超过 10 s,与停留 20 s 的示值变化不超过 0.5 mm。

6.6 试水膏

应符合下述要求：

均匀地涂在尺上浸入试水中，颜色变化清晰，完全发生变化不应超过5 s，与停留5 s的示值变化不超过0.5 mm。

7 油罐计量

7.1 准备工作

7.1.1 计量前应详细审阅报验单和贸易契约有关条款，了解船舶装、卸期，掌握装、卸计划和装卸流程，确定计量油罐，并查阅油罐计量表是否准确、有效。

7.1.2 检尺前应查明输油管线内存油情况，使其在输油前、后保持相同状态，以免影响计重准确。

7.1.3 备好量油尺、量水尺（亦可用量油尺代替）、温度计、试油膏、试水膏等器具和用品，了解油库备油情况，确定工作时间。

7.1.4 浮顶油罐在检尺前，有关人员不应在浮顶上走动，以免油面动荡不稳，影响测量准确。

7.1.5 了解库（港）方关于油罐内油温状况。如罐内重质油品因温度原因近于凝结，应建议其设法加温，使之达到适于准确测量的油温。

7.1.6 如测量油深或底水，则须记录油罐检尺参照高度。

7.2 油深/空距测量

对油罐内石油油深或空距进行测量应先于油温测量。测量时应会同库（港）方计量人员共同进行。

7.2.1 人工测量

7.2.1.1 油深或空距应在油罐容量表规定的计量口或检测点（基准点）测量，如油罐有一个以上计量口时，应在各计量口或检测点（基准点）逐一测量，取其算术平均值。

7.2.1.2 测量时应做到下尺稳、触底轻、读数准。在测量轻质油时，当尺锤触及罐底的瞬间即提尺。测量重质油时，要待尺锤触及罐底，停留5 s左右再提尺。检尺应连续测量二次，差值不超过1 mm时，以第一次检尺数为准；如差值超过1 mm，应增加检尺次数，取二次相同的结果；当差值超过2 mm时，应暂停测量。

7.2.1.3 测量易挥发的轻质油之油深或空距时，如尺带上油迹不清晰，应涂试油膏检尺。

7.2.1.4 在测油深或空距时，应测量底水和底部沉淀物的高度。测量应在相应的测量口进行，如底水和沉淀物分布不均匀，应设法在几个测量口测量，取其各测量数值加以算术平均。测量底水应在尺锤、尺带或尺棒上均匀涂以试水膏或采用底部测水器进行测试。

7.2.1.5 测量深度时应根据下尺高度和参照高度的差异的具体情况，确定差异高度为底部沉淀物或冰冻等。

7.2.2 自动测量

7.2.2.1 测量油深或空距用器具应符合计量用量油尺之规定。使用前应查阅有关检定证书，使用说明，并以人工检尺进行核对。

7.2.2.2 对自动测量数据如有争议，应以人工检尺数据为准。

7.3 油温测量

应在加温停止后或停止搅拌后，会同库（港）方计量人员共同进行。

7.3.1 人工测温

7.3.1.1 油温测量应在与测深或空距相应的一个或多个测量口进行，并取其算术平均值。

7.3.1.2 油温测量应根据油罐内石油的深度测一个或几个测温点的油温，然后取其算术平均值。

a. 油深在3 m以下，测油深中部一点。

b. 油深在3至5 m，测上、下二点。即在石油顶部液面下1 m，底部液面上1 m处测定，取其算术平均值作为石油的平均温度。

c. 油深在5 m以上，测上、中、下三点。即在石油顶部液面下1 m、油深中部和石油底部液面上1 m

处测定，取其算术平均值作为石油的平均温度。如其中有一点温度与平均温度相差大于1℃，则必须增加测温点，即在上部和中部测温点之间及中部和下部测温点之间各增加一个测温点，以五点的算术平均值作为石油的平均温度。

7.3.1.3 测温停留时间：加温油温度计在油液中至少停留15 min，不加温的轻质油至少停留10 min。

7.3.1.4 如油罐内石油输入时间不同，而油温分布严重不均，则应适当增加测温点。

7.3.2 自动测温

7.3.2.1 自动测温系以油罐装置的固定仪表测定显示罐内的石油温度。其技术要求应参照7.3.1人工测温之规定。

7.3.2.2 使用前应以检定有效的温度计进行现场核对。如有差异，应以人工测得油温为准。

7.4 样品的采取

采取油罐计量用的液体石油的试样，应在油罐内采取。采取方法按GB 4756的规定执行。

7.5 密度测定

密度的测定方法，按GB 1884的标准执行。对采取的试样，均应做密度和温度的测定，每个试样连续测定2次，密度计读数应读准至0.000 1 g/cm³，温度读准至0.2℃。同时记录测定温度和视密度。

7.6 含水量测定

石油的含水量测定方法，应按GB 8929规定或按贸易合同规定的标准执行。对采取的试样作水分含量的平行测定，取平行测定的两个结果的算术平均值作为被测石油的含水量。数值以重量百分数表示。

7.7 测量、测定数据的判断和确定

7.7.1 数据的判断

在测量、测定工作结束后，作油量计算的每一个测量、测定的数据，必须分析、判断并与原始记录，各自样品的化验结果相对应。

7.7.2 数据的确定

人工测量、测定的数据都必须按量具检定证书中给出的修正值进行修正后才能进行油量计算。量具的修正可近似取邻近检定点的修正值。并将修正后的数据修约至最小计量单位：高度(油位、水位、沉淀物位)1 mm；温度0.1℃；密度0.000 1 g/cm³。

7.8 油量计算

7.8.1 密度的换算

将密度计在t℃下测得的石油视密度ρ_t换算到20℃下的标准密度(ρ_{20})；可查GB 1885表1。

7.8.2 标准体积的计算

7.8.2.1 总观测容积(表载体积)的计算

根据所测罐内的油深或空距(前尺与后尺的油深或空距)，查容量表，求得总观测容积(表载体积)(V_{oi}、V_{of})。

7.8.2.2 底水体积的计算

根据所测罐内的底水高度(前尺与后尺水高)，查容量表，求得表载底水体积(V_{wi}、V_{wf})。

7.8.2.3 底部沉淀物的计算

如测得罐内底部淤积沉淀物(前尺和后尺)，查容量表，求得表载底部沉淀物体积(V_{si}、V_{sf})。

7.8.2.4 静压力引起容积增大值ΔV_p的计算

根据所测罐内油深或空距，查静压力修正表得到这一油高或空距下水的容积增大值ΔV_{wp}，然后据下式计算出油品液位下静压力引起的容积增大值ΔV_p。

$$\Delta V_p = \Delta V_{wp} \cdot D\frac{20}{4} \qquad \cdots\cdots(3)$$

式中：ΔV_p——罐内石油液高下静压力引起的容积增大值；

ΔV_{wp}——罐内同一液高水的静压力引起的容积增大值；

$D\frac{20}{4}$——标准条件下罐内石油密度与4℃纯水密度的比值（为石油 ρ_{20}值）。

7.8.2.5 在测定温度（t℃）条件下，罐内石油体积（V_t）的计算

计算在测定温度（t℃）下石油体积（V_t），可用下式求出：

a. 保温的立式金属罐

$$V_t = [V_o + \Delta V_p - V_w - V_s] \cdot [1 + 3\alpha(t - 20)] \quad \cdots\cdots(4)$$

式中：V_o——总观测容积（即油罐表载体积），m^3；

α——罐壁材质的线胀系数，钢罐一般取0.000 012/℃；

t——罐壁平均温度，以罐内平均油温代替，℃；

V_w——罐内底水体积，m^3；

V_s——罐内沉淀物体积，m^3。

b. 非保温的金属罐

$$V_t = [V_o + \Delta V_p - V_w - V_s] \cdot [1 + 2\alpha(t - 20)] \quad \cdots\cdots(5)$$

对卧式油罐、铁路油槽车：

$$V_t = [V_o + \Delta V_p - V_w - V_s] \cdot [1 + 3\alpha(t - 20)] \quad \cdots\cdots(6)$$

(5)、(6)两式中：t——罐壁平均温度。$t=\frac{t_p+t_a}{2}$，其中 t_p 为罐内平均油温，t_a 为罐外四周大气平均温度。亦可以油罐附近的百叶箱中的温度代替。

c. 对非保温的立式油罐、卧式油罐及铁路油槽车进行人工检尺法测量时，量油尺应按下式进行温度修正

$$H_c = H_r[1 + \alpha(t_p - 20)] \quad \cdots\cdots(7)$$

式中：H_c——量油尺温度修正后的实际油深，m；

H_r——量油尺所测油深的读取值（20℃时的值），m；

α——量油尺材质的线胀系数，一般取0.000 012/℃；

t_p——罐内平均油温，℃。

7.8.2.6 在标准温度20℃时的石油标准体积（V_{20}）的计算。

石油的标准体积（V_{20}）是利用石油体积系数或石油体积温度系数，将测定温度（t℃）下的石油体积（V_t）换算到标准温度（20℃）下的石油体积（V_{20}）。

a. 用石油体积系数进行修正，计算石油的标准体积（V_{20}）。按下式：

$$V_{20} = V_t \cdot K \quad \cdots\cdots(8)$$

式中：K——石油体积系数。查 GB 1885 表 2 得出。

b. 用石油体积温度系数计算石油的标准体积(V_{20})。按下式：

$$V_{20} = V_t[1 - f(t - 20)] \quad \cdots\cdots(9)$$

式中：f——石油体积温度系数(1/℃)。其值查 GB 1885 表 3 得出。

注：用 K 值和 f 值两种公式计算结果，如有争议，以 K 值计算结果为准。

7.8.2.7 重量计算

石油的重量计算是将石油的质量以空气浮力修正值或空气浮力修正系数进行修正，将真空中的质量(M)换算到空气中的重量(m)。

a. 以空气浮力修正系数进行修正的计算：

$$m = \rho_{20} \cdot V_{20} \cdot F \quad \cdots\cdots(10)$$

式中：F——空气浮力修正系数。其值查 GB 1885 表 5 得出。

b. 以空气浮力修正值进行修正的计算

$$m = V_{20}(\rho_{20} - 0.001\,1) \quad \cdots\cdots(11)$$

式中：0.001 1——石油密度的空气浮力修正值，g/cm^3。适用于密度(ρ_{20})范围在 0.466 0～1.017 8 的液体货物。

注：如对(10)式和(11)式的计算结果有争议时，以(10)式的计算结果为准。

c. 出口计量，以油罐内前尺油量减末尺油量；进口计量时，以油罐内末尺油量减前尺油量即为输出或输入油量。

d. 浮顶油罐的浮顶重量应按检定证书说明一项内的重量或体积相应扣除。

7.8.2.8 纯油量的计算

对需扣除石油中水的含量，来计算纯油量时，按下式计算：

$$m_c = m \cdot (1 - W) \quad \cdots\cdots(12)$$

式中：m_c——纯油在空气中的重量；

m——含水石油(毛油)在空气中的重量；

W——石油试样的水分重量百分含量。

7.8.2.9 应详细记录测量、计算等项目、内容和情况。如油罐编号、油品名称、装/卸时间、鉴定时间、装/卸舱位、输油管线编号、测量数据和计算步骤及结果等。

7.9 证书签发

计量结束后，根据检验和计算结果，及时签发有关单证。

8 油舱计量

8.1 准备工作

8.1.1 计量前，应查阅报验单及有关贸易运输条款，准备应用工具，联系船舶靠泊时间，及时登轮。

8.1.2 登轮后应了解及查核下列情况：

a. 本航次拟装/卸货物舱位、数量以及装/卸程序。

b. 了解上航次承载何种油品，卸后油舱清洗情况。

c. 油舱计量表检定单位和日期，如无纵横倾校正表时，应查阅管线分布图查明测量管部位。

d. 压舱水舱位及数量，能否排净和呆存情况，以及排水速度。

e. 污油舱舱位、有无残油以及数量。

f. 历次油舱与装卸货港岸罐计量情况。

8.1.3 在登轮从事鉴定工作时，均应会同船方共同进行。

8.2 测算残油

油舱及污油舱内有残存油液时，应予以测量，并查核残油密度，以便核算残油量。

注：油舱底部残存油呈楔形（如图）的容积，可按式(13)计算求出：

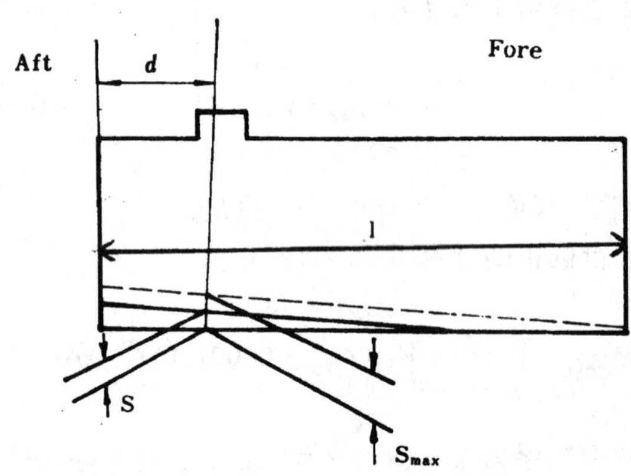

$$V=\frac{\left(S+d\times\frac{T}{L}\right)^2\times b\times L}{2\times T}\quad\cdots\cdots(13)$$

但是：$S\leqslant S_{max}=(l-d)\times\frac{T}{L}$

式中：V——楔形体的容积；

S——测深值；

S_{max}——最大测深值；

d——测量孔至后舱壁距离；

T——吃水差；

b——舱宽；

l——舱长；

L——船长(LBP)。

8.3 油深/空距测量

对油舱内石油油深或空距进行测量应先于测温。

8.3.1 人工测量

8.3.1.1 油深或空距应在油舱容量表规定的计量口测量。如油舱有一个以上计量口时，应在各计量口逐一测量，取其算术平均值。

8.3.1.2 测量应做到下尺稳、触底轻、读数准，当尺锤触及舱底的瞬间即提尺。检尺应连续测量 3 至 5 次，差值不超过 20 mm 时，取其算术平均值；如超过 20 mm，则应适当增加测量次数；当超过 40 mm 时，应暂停测量。

8.3.1.3 测量易挥发的轻质油之深度或空距时，如尺带上油迹不清晰，应涂试油膏检尺。

8.3.1.4 在测油深或空距时，应测量底水高度。测量应在相应的计量口进行，如底水分布不均匀，应设法在几个测量口测量，取其各测量点数值加以算术平均。测量底水应在尺锤、尺带或尺棒上均匀涂以试水膏或采用底部测水器进行测试。

8.3.1.5 测量深度时应根据下尺高度和参照高度的差异的具体情况，确定差异高度为凝结油或冰冻等。

8.3.2 自动测量

8.3.2.1 测量油深或空距用器具应符合计量用量油尺之规定。使用前应查阅有关检定证书，使用说明，并以人工检尺进行核对。

8.3.2.2 对自动测量数据如有争议，应以人工检尺数据为准。

8.4 油温测量

油温测量应逐舱进行，加温油应在加温停止后进行测量。

8.4.1 人工测温

测量油舱内石油的温度，其技术要求按7.3.1人工测温之规定执行。

8.4.1.1 如油舱内石油输入时间或地点不同而油温分布严重不均，应适当增加测温点。

8.4.2 自动测温

8.4.2.1 自动测温系以油轮装置的固定测温仪表测得、显示油舱内的石油温度。其技术要求应参照7.3.1人工测温有关规定。

8.4.2.2 使用前应以检定有效的温度计进行现场核对。如有差异，应以人工测得油温为准。

8.5 观测船舶水尺和倾斜度

测量油深/空距及油温后，应立即观测船舶艏、艉水尺值。在驾驶室或机舱内查看倾斜仪所指示的船舶倾斜度数值。

8.6 样品的采取

采取油舱计量用试样，应在油舱或输油管线内采取。采取方法按GB 4756规定执行。

8.7 密度测定

按7.5的规定执行。

8.8 含水量测定

按7.6的规定执行。

8.9 测量、测定数据的判断和确定

同7.7。

8.10 油量计算

8.10.1 密度的换算按7.8.1的规定执行。

8.10.2 油舱的纵、横倾修正计算

当油轮处于纵倾或横倾状态下，而油舱测量管又未设在油舱纵向和横向的中部，须对舱内石油体积或油深/空距进行修正计算。

8.10.2.1 如船方具备油舱容积或油深/空距的纵、横倾修正表，可据以修正。

8.10.2.2 如船方不具备纵、横倾修正表，则应根据不同情况进行修正或处理：

a. 无纵倾修正表，当油舱内油面已覆盖舱底，且油面又未接触舱顶，可按下列公式修正计算。

$$C = \frac{T(1-2d)}{2L} \qquad (14)$$

式中：C——油深或空距修正值；

T——船舶吃水差；

l——油舱长；

d——测量点距后舱壁距离；

L——船长(两垂线间距离)。

b. 无横倾修正表，应建议船方将船调平，不予修正。

油深修正，如测量点在舱中后部，仰时减俯时加；测量点在舱中前部，仰则加，俯则减。对空距的修正，符号与油深修正相反。

8.10.3 标准体积的计算

8.10.3.1 总观测容积（表载体积）的计算按已经纵倾、横倾修正后的油深/空距，查相应舱位的容量表，求得总观测容积（表载体积 V_o）。

8.10.3.2 底水体积的计算

根据所测舱内的底水高度，查相应舱位的容量表，求得表载底水体积（V_w）。

8.10.3.3 在测定温度（t℃）条件下，舱内石油体积（V_t）的计算。可用下式求出：

$$V_t = V_o - V_w \qquad (15)$$

式中：V_t——在测定温度（t℃）下，舱内石油体积；

V_o——表载石油的体积，m^3；

V_w——表载底水的体积，m^3。

注：如经测量舱内无水，此时 $V_t = V_o$。

8.10.3.4 在20℃温度下，石油标准体积（V_{20}）的计算。同7.8.2.6。

8.10.3.5 重量计算

石油重量的计算是将石油的质量以空气浮力修正值或空气浮力修正系数进行修正，把真空中的质量（M）换算到空气中的重量（m）。

a. 以空气浮力修正系数进行修正的计算：同（10）式。

b. 以空气浮力修正值进行修正的计算：同（11）式。

c. 出口计量时，如系同种同牌号石油加载，则应以装后重量扣除装前舱内石油重量；进口计量时，如舱内有剩油，则应从卸前重量中扣除卸后舱内剩油重量。

8.10.3.6 纯油量的计算。

同（12）式。

8.10.3.7 应详细记录测量、计算等项目、内容和情况。如船名、油品名称、装/卸货时间、鉴定时间、装/卸货舱位、输油管线编号、输出/输入罐号、测量数据和计算步骤及结果等。

8.11 证书签发

计量结束后，根据检验和计算结果，及时签发有关单证。

9 具体问题的处理及安全注意事项

9.1 具体问题的处理

9.1.1 测量计量容器内油深/空距，必须待油面稳定，泡沫基本消失后进行。对油罐内石油测量应在接近开始输油时进行；测量后超过8 h尚未输油，则应重新复测，并以复测结果为准。

9.1.2 输油管线内的存油应保持在输油前、后的相同状态下。如不具备上述条件，应将管线内存油泵入计量罐内进行计量。

9.1.3 管线内存油未经计量罐而直接上船，又无法测算时，视具体情况，亦可按船舱计量出证。

9.1.4 测量高凝点油（如原油）的底水时，应核查测得的水是底水，还是油面的表层水。如果是表层水，应驱除后再行测量。

9.1.5 空罐内剩油深度如低于输油管口高度时，应从其他油罐计量的油液补足输油管系内的存油，然后再检尺，并将补入数量加入输油数量内。

9.1.6 对于汽油、石脑油等油罐内的垫水，应严格控制其高度（一般不得高于15 cm），以免影响计量准确和增加石油的含水量。

9.1.7 浮顶罐内剩油深度如低于浮顶（浮船）最低点时，其浮顶重量不再扣除。

9.1.8 浮顶罐之浮顶（浮船）如处于不能计量位置时，应以其他油罐计量的石油补足使浮顶达到完全起浮状态或将该罐石油泵入其他油罐直至浮船落底,然后再检尺。并将补入数量与该罐输油量相加或从该罐输油数量中扣除。

9.1.9 在使用一种计量容器为主的计重的同时,还应进行其他计量容器的计重校核工作,以防失误。

9.1.10 对C&F成交或上航次于国内运油的船舶,舱内的存油较多时,应加入出口计算的重量内。

9.1.11 对船方要求在其空距、油温记录上签字时,如系共同测量,数字相符,可以签字,并注明提单数量。

9.1.12 拟载油舱内压舱水排不净而影响石油的品质时,不能装载。如船方要求装货时,应由船方书面提出申请且经买卖双方确认后方可装载,但计量时应扣除其重量,并在验舱证书上注明实际情况。

9.1.13 拟载油舱内在来港之前已装入部分其他货物(如添加剂等)时,不能在其上面加载。如船方要求加载,应由船方书面提出申请且买卖双方确认后方可加载,但在计量时应扣除其重量,并在重量证书上注明实际情况。

9.1.14 对拟载出口石油及其产品的油舱,一般都应进行油舱清洁检验。油舱清洁检验按ZB A10 003执行。由船方陪同将拟装油舱逐个检查,对不装油的油舱亦应查视,并做记录。验舱完毕后,将验舱通过的时间及时通知有关单位。

9.1.15 对运载进口油的船舶,卸货后均应由收货人或其代理人申请进行干舱检验。如未卸净,应对其进行重量计算,并由船方签字确认,在重量证书上列明实际情况。

9.1.16 在要求以体积单位出证的石油计量中,应对浮顶罐先进行浮顶排油量的计算,如前尺和后尺浮顶都处于起浮状态,可省略这一计算。关于浮顶排油量可按下式计算:

$$V_f = \frac{m_f}{\rho_{20}} \times \frac{1}{1\,000} \qquad \cdots\cdots(16)$$

式中:V_f——20℃浮顶排油体积,单位m^3;

m_f——浮顶重量,如油罐检定证书说明一项内所示,单位kg。

注:V_f求出后,从石油20℃标准容积中扣除,再计算重量。

9.1.17 油舱计量时,应分舱计算重量。亦可根据油温状况合并计算。即在各舱平均油温相差不大(一般可掌握在5℃以内)的情况下,以各舱石油体积之和计算整批石油重量。如对根据油温状况合并计算结果与分舱计算结果有争议时,以分舱计算结果为准。

9.1.18 为保证进出口石油计量准确,对于贸易关系人的监视装载或卸载申请,应予以受理。亦可根据实际情况,由商检机构建议贸易关系人申请监装或监卸。

9.1.19 监装或监卸时,应对可影响石油计量的各个环节,如油罐、船舱、管线、阀门等进行检视,如有必要,应对有关管线阀门等进行封识。

9.1.20 在装/卸和计量过程中,应对有关计量容器、器具、管线、计量时间、装/卸时间及发生问题等作详细记录,并据此按要求签发监视装/卸单证等。

9.2 安全注意事项

9.2.1 如遇七级以上大风、雷电、大雨等,应暂停测量工作。

9.2.2 进入油库或登轮,应严格遵守油库及船方有关防火防爆安全规定。

9.2.3 在油罐区或油船上执行计量检验工作时,应穿着防静电工作服和防滑、防静电鞋,并使用防爆手电筒或防爆手灯等。测量、采样时,工作人员应站在罐、舱开口处的上风头。

9.2.4 测量用器具和工作记录应装包和妥善携带,使计量人员能空手攀扶梯子,以免发生危险。

9.2.5 在户外执行计量检验任务遇天气寒冷时,不宜穿着大衣,应配备轻便防寒服(如皮夹克等),以避免发生意外事故。

附 录 A
油量计算实例
（参考件）

例 1. 浮顶油罐原油输送，以岸罐测量为基础，在输送前后密度相同的情况下，重量计算。

(a) 测量数据	装 前	装 后
总测量深度，m	19.805	6.645
底　　水，m	0	0
平均油温，℃	35.0	34.0
(b) 化验数据		
20℃平均密度，g/cm³	0.828 0	0.828 0
溶解水及悬浮水	0	0
(c) 计算过程		
总观测容积 V_t，m³	46 188	15 337
（即 V_{oi}、V_{of}）		
底水容积，m³	0	0
（即 V_{wi}、V_{wf}）		
净容积，m³	46 188	15 337
容积修正系数（K 值）	0.987 4	0.988 2
（查 GB 1885 中的表）		
20℃净标准容积，m³	45 606.031	1 156.023
20℃净装载容积，m³	30 450.008	
(d) 重量计算		

大气中重量，t　　30 450.008×（0.828 0－0.001 1）＝25 179.116

注：输送前后，浮顶处于完全起浮状态时，可不做浮顶排油量修正。

例 2. 浮顶油罐柴油输入，以岸罐测量为基础，密度不同，末次测量时，底水与首次不同的情况下，重量计算。

(a) 测量数据	输入前	输入后
总测量深度，m	5.410	18.905
底　　水，m	0.007	0.160
平均油温，℃	33.0	36.0
(b) 化验数据		
20℃平均密度，g/cm³	0.846 0	0.838 0
(c) 计算过程		
总观测容积 V_t，m³	24 992.000	86 237.000
（即 V_{oi}、V_{of}）		
底水容积，m³	350.000	856.000
（即 V_{wi}、V_{wf}）		
毛观测容积，m³	24 642.000	85 381.000
净容积，m³	24 642.000	85 381.000
容积修正系数（K 值）	0.989 6	0.986 9

(GB 1885 表 2)

20℃净标准容积,m^3	24 385.723	84 262.509
输入净标准容积,m^3	59 876.786	

(d) 重量计算

大气中重量,t

84 262.509×(0.838 0−0.001 1)−24 385.723×(0.846 0−0.001 1)

=70 519.294−20 603.497

=49 915.797

例 3. 浮顶油罐轻柴油输送,以岸罐测量为基础,输送前后密度相同,但末次测量浮顶落底的情况下,重量计算。

(a) 测量数据	装　前	装　后
总测量深度,m	13.805	1.100
底　　水,m	0	0
平均油温,℃	6.5	5.5
(b) 化验数据		
20℃平均密度,g/cm^3	0.828 5	0.828 5
悬浮水	0	0
(c) 计算过程		
总观测容积 V_t,m^3	8 782.463	668.190
(即 V_{oi}、V_{of})		
底水容积,m^3	0	0
(即 V_{wi}、V_{wf})		
净容积 V_t,m^3	8 782.463	668.190
容积修正系数(K 值)	1.011 3	1.012 2
(查 GB 1885 表 2)		
20℃标准容积,m^3	8 881.705	676.342
浮顶排油量修正,m^3	55.522	0
20℃净标准容积,m^3	8 826.183	676.342
输送净标准容积,m^3	8 149.841	

(d) 重量计算

大气中重量,t　　8 149.841×(0.828 5−0.001 1)

=6 743.178

例 4. 固定顶油罐汽油输送,输送前后密度相同,考虑到管线内存油,重量的计算。

(a) 测量数据	装　前	装　后
总测量深度,m	14.237	3.793
底　　水,m	0.051	0.051
平均油温,℃	21.0	20.5
(b) 化验数据		
20℃平均密度,g/cm^3	0.723 6	0.723 6
(c) 计算过程		
总观测容积 V_t,m^3	5 695.005	1 517.227
(即 V_{oi}、V_{of})		

底水容积,m^3	20.400	20.400
(即 V_{wi}、V_{wf})		
毛观测容积,m^3	5 674.605	1 496.827
净容积,m^3	5 674.605	1 496.827
容积修正系数(*K* 值)	0.998 8	0.999 4
(查 GB 1885 表 2)		
20℃净标准容积,m^3	5 667.795	1 495.929
输送净标准容积,m^3	4 171.866	

(d) 输油后管线内满油

管线总容积,m^3	空	19 680
管线内油温,℃		20.5
容积修正系数(*K* 值)		0.999 4
(查 GB 1885 表 2)		
20℃净标准容积,m^3		19.668

扣除管线内存油,总输送净标准容积,m^3　　4 171.866－19.668＝4 152.198

(e) 重量计算

大气中重量,t　　4 152.198×(0.723 6－0.001 1)＝2 999.963

例 5. 某油轮装原油,以油舱测量为基础,装油前中 4 舱为空舱,装毕后重量计算。

(a) 测量数据	装　前	装　后
空　　距,m	空舱	1.135
底　　水,m	0	0.050
平均油温,℃		38.5
船舶水尺,m		艏水尺:8.30
		艉水尺:8.65

(b) 化验数据

20℃平均密度,g/cm^3	0.822 5
溶解水及悬浮水(体积百分比)	0.4%

(c) 计算过程

空　　距,m	1.135
纵　　倾,m	0.35
纵倾修正值,m	0.015
修正后空距,m	1.120
总观测容积,m^3	2 358.460
(即 V_o)	
底水容积,m^3	3.500
毛观测容积,m^3	2 354.960
溶解水及悬浮水,m^3	9.420
净容积,m^3	2 345.540
容积修正系数(*K* 值)	0.984 2
20℃净标准容积,m^3	2 308.480

(d) 重量计算

大气中重量,t　　　　　　　　2 308.480×(0.822 5—0.001 1)=1 896.189

注:石油的水分体积百分含量为重量百分含量乘以试油的密度。

附加说明:
本标准由中华人民共和国国家进出口商品检验局提出。
本标准由中华人民共和国辽宁进出口商品检验局负责起草。
本标准主要起草人王万德、汤宏兵。

中华人民共和国进出口商品检验行业标准

进出口商品重量鉴定规程 流量计计重

SN/T 0186—93

Rules for the weight survey of import and export commodities—Weight by flowmeter

1 主题内容与适用范围

1.1 主题内容

本规程规定了出口原油流量计计量检验的程序、要求和方法。

1.2 适用范围

本规程主要适用于采用容积式流量计(以下简称流量计),对粘度在 10～500 mPa·s 范围以内的出口散装原油进行的动态计量。散装液体石油产品动态计量亦可参照使用。

2 引用标准

GB 514 石油产品试验用液体温度计技术条件

GB 1227 精密压力表

GB 1884 石油和液体石油产品密度测定法(密度计法)

GB 1885 石油计量换算表

GB 4756 石油和液体石油产品取样法(手工法)

GB 8927 石油和液体石油产品温度测量法

GB 8929 原油水含量测定法(蒸馏法)

GB 9109 原油动态计量

SY 3301 石油密度计技术条件

3 计量精度

用于出口原油计量的流量计及其计量系统的精度分别为±0.2%和±0.35%。

4 检定要求

4.1 流量计及其校验设备,必须经国家计量机构按规定周期进行检定,发给合格证书,在检定有效期内使用。

4.2 流量计在使用中发现有问题时,商检部门应提请使用单位对流量计进行检定。检定时,使用单位应邀请当地的商检部门参加。

4.3 流量计在使用前、使用后,应分别进行在线实液的校验,求出实际的流量计系数,确定使用参数及精度。

中华人民共和国国家进出口商品检验局1993-11-04批准　　1994-01-01实施

5 计量器具、仪表

5.1 流量计

5.1.1 通过流量计的正常工作流量,应在其最大输油流量的30%～80%范围内。

5.1.2 当一台流量计不能满足计量要求时,宜采用多台并联的计算方式。同时留有备用流量计。

5.1.3 流量计属于下列情况之一者,停止使用:

a. 经过检定,流量计计量精度或复现性超过规定的误差范围;

b. 大、小计数器模糊不清或数字脱落;

c. 大、小计数器不工作或时走时停;

d. 无输出电脉冲信号;

e. 流量计及辅助设备发生机械故障等。

5.2 温度计

5.2.1 一般选用棒状水银温度计测量原油温度,温度计的最小分度值为0.2℃,并附有检定合格证和校正表。在检定有效期内使用。

5.2.2 温度计每半年检定一次,其技术条件应符合GB 514的规定。

5.2.3 属于下列情况之一者,停止使用:

a. 毛细管内的水银柱有断裂现象;

b. 感温泡有裂痕;

c. 刻度不清,涂料脱落。

5.3 密度计

5.3.1 测定出口原油的密度,要使用SY-Ⅰ型精度的石油密度计。

5.3.2 石油密度计的测量范围,应符合GB 1884的规定。

5.3.3 石油密度计每半年检定一次,其技术条件应符合SY 3301的规定,并在检定有效期内使用。

5.3.4 属于下列情况之一者,停止使用:

a. 有影响强度和妨碍读数的缺陷(如划痕、节点、气线和气泡等);

b. 密度计内有油气、水气及其他杂质,干管顶端封口处有胀大、变色和裂纹;

c. 分度表有松动、扭曲、歪斜和皱缩等现象。

5.4 压力表

5.4.1 测定流量计系统压力,一般选用0.4级压力表,并附有检定合格证和校正表,在检定有效期内使用。其技术要求按GB 1227执行。

5.4.2 属于下列情况之一者,停止使用:

a. 壳体变色或壳体内有异物;

b. 刻度盘变色;

c. 工作液体泄漏;

d. 导入压力部分堵塞;

e. 零点和精度变化不在规定范围内。

5.5 标准装置

5.5.1 对计量原油的大口径流量计的实液检定,可选择下列二种标准装置之一:

a. 标准体积管,复现性为±0.02%;

b. 标准流量计,精度为0.1级。

5.5.2 用标准体积管检定流量计,按GB 9109有关规定执行。

5.5.3 标准装置的计量误差应小于流量计允许基本误差的二分之一。

6 计量检验程序

出口原油计量，由当地口岸的进出口商品检验局（简称商检机构）监管，并会同流量计使用单位，按照国家有关规定负责完成。出口原油的各项检验工作，由商检机构的职能部门，按照《中华人民共和国进出口商品检验法》及其实施细则的规定办理。

6.1 准备工作

6.1.1 根据合同规定采用的计量标准和出口原油的重（数）量，由商检机构向流量计使用单位提出计量要求，使用单位根据计量设备的技术状况，拟定出合理的计量方案。

6.1.2 计量系统、操作仪表盘及控制台上的电气设备处于计量准备状态。

6.1.3 检查流量计至码头管线原油的充满情况。

6.1.4 计量开始前，由商检工作人员会同流量计使用单位的操作人员，将流量计积算器复零，并记录表头累积计数器的底数。

6.1.5 由商检工作人员最后确认流量计计量系统的全部设备状态符合计量规定的要求。

6.2 流量计输油计量

6.2.1 流量计系统的组成

流量计应与过滤器、消气器、调节阀等辅助设备配套，也可采用含水分析仪、在线密度计等设备，组成流量计计量系统（见图 1）。

a. 过滤器和消气器应设置在流量计的进口端。

b. 回压调节阀应设置在流量计的出口端。

c. 在过滤器进口端与流量计出口端，应分别设置（0.4 级）压力表。

d. 在流量计出口端，应设置（0.2℃分度）温度计。

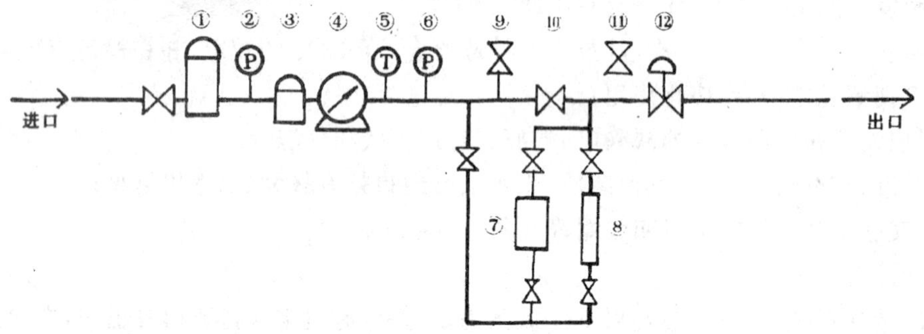

图 1 流量计计量系统示意图

①—消气器；②⑥—压力表；③—过滤器；④—流量计；⑤—温度计；⑦—在线含水分析仪；⑧—在线密度计；⑨—标准装置进口；⑩—截止阀；⑪—标准装置出口；⑫—调节阀

6.2.2 流量计操作人员必须通过专门训练和现场操作实验，掌握流量计使用的有关技术。包括：计量设备、仪表的维修保养；常见故障和人为误差的消除；阀门漏失检测；判别气体事故和准确地确定密度、流量、流量计读数及温度、压力读数等。经过商检机构考核，发给流量计计量操作合格证，方可上岗操作。

6.2.3 流量计开始运行半小时之内，操作人员要严密监视计量系统各设备的运行情况。在整个计量运行过程中，操作人员要对计量系统的全部设备进行定岗检查。

6.2.4 计量运行过程中，每小时记录一次温度、压力，排量和瞬时流量。

6.2.5 流量计使用单位要定时作出完整的输油计量记录，并及时将最终的计量数据书面通知商检机构。

6.2.6 输油计量结束后，由商检工作人员会同流量计操作人员记录流量计大、小计数器的终止底数。

6.2.7 正常运行的流量计发生故障、误计量或需要检定时，可以启用经过检定合格的备用流量计，此时，备用流量计必须按正常流量计的要求管理使用。

6.2.8 计量系统采用自动温度补偿装置、在线密度测定装置或含水分析仪时，以被计量的液体温度、密度、含水范围，来调节测定装置。

6.2.9 流量计检定以后，未经有关单位同意，不得变更流量计的调节器、自动温度补偿器、在线密度测定装置含水分析仪或计数器变速齿轮等。

6.2.10 流量计在每次使用过程中，使用单位应在正常计量开始后和结束前，分别对流量计实行在线实液校验，并以二次校验的流量计系数的算术平均值作为本次计量的流量计系数。

6.2.11 当商检机构发现流量计有误计量的情况时，如：流量计出现卡数、带数、二次仪表与一次仪表的计量数差值超过规定误差范围等，商检机构可以要求使用单位立即查明原因，并对流量计进行校验。如果校验结果表明，流量计的计量误差在规定的误差范围以内，流量计可以继续使用。否则，要立即停止使用发生故障的流量计。当使用单位发现流量计出现故障时，应将处理情况及时报告商检机构。

6.2.12 当流量计的工作流量超过最大允许流量的范围时，本次计量的结果无效。

6.2.13 流量计装置所采用的闸门，必须能够快速而平滑地开启、关闭，并保证安全关闭。

6.3 管线测温

测温部位在靠近流量计出口处。计量开始时，罐内原油通过流量计 10 min 后测温一次，以后每隔 1 h测温一次。以计量时间内各次所测温度的算术平均值作为所输原油的平均温度。

6.4 管线测压

6.4.1 测压部位在过滤器进口处和靠近流量计出口处，分别安装 0.4 级压力表，安装方法应符合有关标准的规定。

6.4.2 计量开始时，罐内原油通过流量计 10 min 后测压一次，以后每隔 1 h 测压一次。以计量时间内各次所测压力的算术平均值作为所输原油的平均压力。

6.5 取样

6.5.1 油罐取样

6.5.1.1 取样前，应将取样器用要取的油品冲洗一次，并在取样前把它倒掉。

6.5.1.2 把取样器降到罐内取样部位，提开取样器木塞，使其充满油样后，提出取样器，将油倒入贴有标签的样品瓶中。

6.5.1.3 在测量罐内底水高度时，应使用底部测水器或试水膏，不准使用试水纸。

6.5.2 管线取样

6.5.2.1 取样部位

a. 油品试样应从水平安装在流量计出口端垂直管线上或水平呈 90°安装在流量计出口端水平管线的流体湍流区(雷诺数 $Re>2\ 000$)的管线取样器中采取。

b. 取样管入口端的 45°斜面应朝向液体流动方向，入口端斜面的中点应位于管径的 1/3 处，取样管露出部分应尽量短。

6.5.2.2 取样方法

计量开始时，罐内油品流过流量计后 10 min 取样一次，之后每隔 1 h 取样一次。然后，将所采取的试样以相等的体积掺合成一份间歇样。

6.5.2.3 取样要求

a. 取样前，应放出一些要取样的油品，将取样器冲洗干净，然后把试样收集在试样容器或收集器中。

b. 采取高凝点试样时，要注意管线保温，防止油品凝固。采取挥发性试样时，要防止轻馏分损失。

6.6 密度测定

6.6.1 采用密度计法测定原油密度，应当把试样加热到具有足够流动性的最低温度下测定。对所采取的试样至少连续测定 2 次，同时记录测定温度和视密度的结果。

6.6.2 采用在线液体密度计测定原油密度，其主要技术条件指标应符合被计量液体的实际工作条件，并在规定的范围内工作，应有适当的设备来检查测定装置的工作情况。

6.7 原油含水测定

6.7.1 采用蒸馏法测定原油含水量，对所采取的试样作水分含量的平行测定，取平行测定的 2 个结果的算术平均值作为被测原油的含水量，数据以重量百分数表示。

6.7.2 采用在线含水分析仪测定原油含水量，其主要技术指标应符合被计量液体的实际工作条件，并在规定的范围内工作，应有适当的设备来检查测定装置的工作情况。

7 油量计算

7.1 密度的换算

7.1.1 将石油密度计所测定的油品视密度(ρ_t)与同时测得的温度值(t℃)查表换算到 20℃下的标准密度(ρ_{20})，查表方法与密度和温度尾数的修正方法，见 GB 1885 表 1。

7.1.2 将连续测定的 2 个温度与视密度均换算到 20℃下的标准密度，并取其算术平均值作为被测品的标准密度(ρ_{20})。

7.2 标准体积的计算

7.2.1 由流量计计量结束后表头计数器的终止底数减去计量开始时表头计数器的初始底数，得到原油在 t℃的实输体积 V_t。

7.2.2 将流量计在 t℃时得到的实测体积 V_t 换算到标准温度(20℃)下的体积(V_{20})。其换算公式为

$$V_{20} = C_{ti} \cdot V_t \qquad \cdots\cdots (1)$$

式中：V_t——在计量温度(t℃)下实测体积；

C_{ti}——石油体积系数，其值由计量温度(t℃)与油品的标准密度(ρ_{20})查 GB 1885 表 2 获得。

7.2.3 采用温度自动补偿的流量计，由温度补偿器将计量温度(t℃)下测定的体积(V_t)自动换算到 20℃下的标准体积(V_{20})，并从流量计表头计数器直接读出。此时，标准体积(V_{20})要经过商检部门采取对比计算的方法加以确认。能够满足外贸出口要求的精度时，标准体积(V_{20})可直接用于油量计算，否则，使用单位应停止使用温度自动补偿装置。

7.2.4 对采用将计量温度下的被测体积自动补偿到华氏 60 F(15.6℃)时体积的流量计，此时，应将华氏 60 F(15.6℃)时的体积($V_{15.6}$)换算到 20℃下的标准体积(V_{20})。换算公式为：

$$V_{20} = c_{ti} \cdot V_{15.6} \qquad \cdots\cdots (2)$$

此时，标准体积(V_{20})能够满足外贸出口要求的精度时，可直接用于油量计算，否则，停止使用温度自动补偿装置。

7.3 纯油量计算

7.3.1 流量计配在线液体密度计计量方式的油量，按下式计算：

$$m_a = m_g(MF \cdot F_a \cdot C_w) \qquad \cdots\cdots (3)$$

式中：m_a——原油在空气中的净质量，t；

m_g——质量仪表显示的原油在真空中的总质量，t；

$(MF \cdot F_a \cdot C_w)$——联合修正系数；

MF——流量计系数；

F_a——换算系数，由 GB 1885 表 5 查 F 值即为 F_a 值；

C_W——原油含水系数，$C_W=1-W$，W 为原油含水质量百分率。

7.3.2 流量计配玻璃密度浮计计量方式的油量按下式计算：

$$m_a = V_i \cdot \rho_{20} \cdot (MF \cdot C_{pi} \cdot C_{ti} \cdot F_a \cdot C_W) \quad \cdots\cdots (4)$$

$$C_{pi} = \frac{1}{1-(P-P_e)\cdot F} \quad \cdots\cdots (5)$$

$$F = e^x \times 10^{-6} \quad \cdots\cdots (6)$$

$$x = -1.620\,80 + [21.592t + 0.5 \times (\pm 1.0)] \times 10^5 + [87\,096.0/\rho_{15}^2 + 0.5 \times (\pm 1.0)] \times 10^5 + [420.92t/\rho_{15}^2 + 0.5 \times (\pm 1.0)] \times 10^5$$

e^x 计算值应由下式准确到 0.001：

$$(e^x \times 1\,000 + 0.5) \times 0.001$$

式中：V_i——流量计累积体积值，m^3；

C_{ti}——原油体积系数，查 GB 1885 表 2 的 K 值；

C_{pi}——原油体积压力修正系数；

P——原油计量下压力，kPa(表压)；

P_e——原油饱和蒸气压，在计量温度下，饱和蒸气压不大于 101.325 kPa(1 atm)时，设 $P_e=0$；

F——原油压缩系数，kPa^{-1}；

t——原油计量下的温度，℃；

ρ_{15}——原油在 15℃时的密度，g/cm^3；

(±1)——当 $t \geqslant 0$ 时为 +1.0，当 $t<0$ 时为 −1.0。

注：① (4)式中的 $\rho_{20} \times F_a$ 也可用 $\rho_{20}-0.001\,1$ 代替，有争议时，以 $\rho_{20} \times F_a$ 为准。

② (3)、(4)式中，去掉 C_W，即为出口原油的毛重。

7.4 计量参数读取规则

7.4.1 压力修正参数(C_{pi})、体积系数(C_{ti})、标准密度(ρ_{20})、空气浮力修正系数(F_a)、含水系数(C_W)，流量计系数(MF)截尾精确到小数点后第四位。

7.4.2 视密度读数精确到 0.000 1 g/cm^3。

7.4.3 原油含水读数精确到 0.000 25。

7.4.4 温度读数精确到 0.1℃，平均温度截尾精确到小数点后第 2 位。

7.4.5 压力读数精确到 50 kPa(表压)。

7.4.6 油量结算值截尾精确到 0.001 t。

8 安全注意事项

8.1 如遇七级以上大风、雷电、大雨等，应暂停测量工作。

8.2 进入油库或登轮，应严格遵守油库及船方有关防火防爆安全规定。

8.3 在油罐区或油船上执行计量检验工作时，应穿着防静电工作服和防滑鞋，并使用防爆手电筒或防爆手灯等。测量、采样时工作人员应站在罐、舱开口处的上风头。

8.4 测量用器具和工作记录应装包和妥善携带，使计量人员能空手攀扶梯子，以免发生危险。

8.5 在户外执行计量检验任务遇天气寒冷时，不宜穿着大衣，应配备轻便防寒服(如皮夹克等)，以避免发生意外事故。

附 录 A
名 词 及 术 语
（补充件）

A1 容积式流量计

流动的液体进入流量计时，被计量腔内旋转的固定容积空间连续不断地置换，被置换的这部分液体体积得到计数，通过表头计数器指示出累积的体积流量。

A2 流量计精度

在流量计的量程范围内，流量计的实测值与真值或理化值之间的接近程度。用百分数表示。

A3 计量综合误差

是由组成计量分流的各类计量仪表的精度所决定，根据这些仪表的测量误差进行合成确定。用百分数表示。又称为计量系统精度。

A4 辅助设备

与流量计安装在一起的设备，如消气器、过滤器、回压调节阀等，这些辅助设备保证流量计的计量精度与正常使用。

A5 消气器

为从石油中分离和消除气体（空气和蒸气）而设置的一种设备。

A6 过滤器

配备金属丝过滤网，以除去流体中的杂质的一种设备。

A7 回压调节阀

装于流量计下游，保持流量计管段压力稳定的自动调节阀。

A8 检定

评定计量器具的计量性能，并确定是否满足检定规程的要求所进行的全部工作。

A9 实液

采用流量计所计量的液体，作为检定装置的检定液，称这种检定液为实液。

A10 动态计量

对在流动状态下的液体石油进行连续地计量。

A11 流量计系数

在检定装置中所测得的量与流量计累积量的比。

附加说明：

本标准由中华人民共和国国家进出口商品检验局提出。

本标准由中华人民共和国黄岛进出口商品检验局负责起草。

本标准主要起草人石建国、王正清。

中华人民共和国进出口商品检验行业标准

进出口商品重量鉴定规程 水尺计重

SN/T 0187—93

Rules for the weight survey of import and export commodities—Weight by draft

1 主题内容与适用范围

本规程规定了水尺计重的基本要求，船舶吃水及船用物料的测定方法和计算步骤。

本规程适用于大批量(相对于受载船舶之载重量)的散装及其他衡重方法不易确定重量[1)]的海运货物的重量鉴定。

注：1) 凡涉及重量系指法定计量单位质量而言。

2 术语

水尺计重

测定承运船舶的吃水及船用物料(包括压载水)。依据船舶设计部门以完工图制作的、或船舶检验部门审定的船舶的正规图表，计算载运货物重量的鉴定工作。

3 计重准确度

水尺计重过程中，影响其计算准确度的因素很多。如果船舶制表准确度在1‰，其水尺计重准确度可以在5‰之内。

4 水尺计重基本要求

4.1 船舶的水尺、载重线标记字迹要清晰、正规、分度正确。

4.2 具备本船有效、正规的下列图表：

a. 容积图或可供艏艉水尺纵倾校正的有关图表；

b. 排水量或载重量表；

c. 静水力曲线图表或可供排水量纵倾校正的有关图表；

d. 水油舱计量表及水油舱液深纵倾校正表，或可供纵倾校正的有关图表。

4.3 不具备有关纵倾校正图表者，吃水差应调整或保持在0.3 m(或1 ft)以内。

4.4 备妥、检查下列器具：

a. 经检定准确度为万分之五的铅锤密度计；

b. 容量大于500 mL的港水取样器和玻璃量筒；

c. 电子计算器、钢直尺、钢卷尺、干舷尺、直角尺、量水尺、量油尺以及分规等测算器具。

4.5 查明下列实际情况：

a. 各项图表上的计算单位；比例倍数；公英制、海淡水，容量和重量等。

b. 淡水、压载水、燃油等舱位的分布情况和贮存量，以及压载水的密度。

中华人民共和国国家进出口商品检验局1993-11-04批准　　1994-01-01实施

c. 燃油、淡水的每日消耗量和装卸期间的变化。

d. 货舱污水沟(或井)、尾轴隧道和隔离柜等处的污水。

e. 铺垫物料和其他货物重量,以及装卸货期间的变动。

5 测定

5.1 船舶吃水

5.1.1 用目力观测或用量具实测艏、艉、舯的左右吃水数。

5.1.2 船舶无舯水尺标记或不能直接观测舯吃水读数者,可从船舶左右舷甲板线或夏季载重线上缘测至水面的距离,同时核对法定干弦高度。

5.2 港水密度

测看水尺的同时,用港水取样器,从船中舷外吃水深度一半处,取得港水样品,用密度计测定其密度。

5.3 淡水、压载水

用量水尺逐舱测量淡水和压载水的液深,测量管总深度,要注意左右两舱的测量管总深度应基本一致。

5.4 污水

货舱污水沟、尾轴隧道和隔离柜等处存有较多污水且在装卸货期间有所变动,可按其实际形状进行测定。

5.5 燃油

用量油尺逐舱测量燃油的油深,每日消耗量在 3 t 以下,亦可由船方自行测定,并提供贮油量。

6 计算

6.1 水尺计算

根据所测艏、艉、舯的左右吃水数,以及水尺计算公式,得到拱陷校正后平均吃水(D/M)。

6.1.1 公式:

$$F_{PS} = 1/2 \cdot (F_P + F_S) \quad \cdots\cdots(1)$$

$$A_{PS} = 1/2 \cdot (A_P + A_S) \quad \cdots\cdots(2)$$

$$T = A_{PS} - F_{PS} \quad \cdots\cdots(3)$$

$$M_{PS} = 1/2 \cdot (M_P + M_S) \quad \cdots\cdots(4)$$

$$F_C = T \cdot \mathrm{d}F/(L_{BP} + \mathrm{d}F - \mathrm{d}A) \quad \cdots\cdots(5)$$

$$A_C = T \cdot \mathrm{d}A/(L_{BP} + \mathrm{d}F - \mathrm{d}A) \quad \cdots\cdots(6)$$

$$M_C = T \cdot \mathrm{d}M/(L_{BP} + \mathrm{d}F - \mathrm{d}A) \quad \cdots\cdots(7)$$

$$F_m = F_{PS} + F_C \quad \cdots\cdots(8)$$

$$A_m = A_{PS} + A_C \quad \cdots\cdots(9)$$

$$M_m = M_{PS} + M_C \quad \cdots\cdots(10)$$

$$T_C = A_m - F_m \quad \cdots\cdots(11)$$

$$M_{FA} = 1/2 \cdot (F_m + A_m) \quad \cdots\cdots(12)$$

$$D/M = 1/8 \cdot (F_m + A_m + 6M_m) \quad \cdots\cdots(13)$$

式中:F_P——艏左吃水数,m(ft);

F_S——艏右吃水数,m(ft);

A_P——艉左吃水数，m(ft)；

A_S——艉右吃水数，m(ft)；

M_P——舯左吃水数，m(ft)；

M_S——舯右吃水数，m(ft)；

F_{PS}——艏平均吃水，m(ft)；

A_{PS}——艉平均吃水，m(ft)；

T——艏艉吃水差，m(ft)；

M_{PS}——舯平均吃水，m(ft)；

F_C——艏吃水校正值，m(ft)；

A_C——艉吃水校正值，m(ft)；

M_C——舯吃水校正值，m(ft)；

L_{BP}——两垂线间船长，m(ft)；

$\mathrm{d}F$——艏吃水点至艏垂线间距离，m(ft)；

$\mathrm{d}A$——艉吃水点至艉垂线间距离，m(ft)；

$\mathrm{d}M$——舯吃水点至舯垂线间距离，m(ft)；

F_m——纵倾校正后艏平均吃水，m(ft)；

A_m——纵倾校正后艉平均吃水，m(ft)；

M_m——纵倾校正后舯平均吃水，m(ft)；

T_C——艏艉纵倾校正后吃水差，m(ft)；

M_{FA}——纵倾校正后艏艉平均吃水，m(ft)；

D/M——拱陷校正后平均吃水，m(ft)。

6.1.2 吃水校正

a. 船舶具备艏、艉、舯水尺纵倾校正表，可据以校正，必要时予以核对。

b. 艏吃水校正值：艏倾时(+)艉倾时(－)。

c. 艉吃水校正值：吃水点在垂线前，艏倾时(－)艉倾时(+)；吃水点在垂线后，艏倾时(+)艉倾时(－)。

6.1.3 船图上标明吃水点至垂线间距离，可查取数据，根据公式予以校正。

6.1.4 船图上未标明吃水点至垂线间距离，则应由以下方法确定：

6.1.4.1 艏吃水点至艏垂线间距离

将艏吃水按船图上的比例缩小，用分规量出艏吃水点，并测量该点至艏垂线间距离，再按比例放大即得艏吃水点到艏垂线的实际距离 $\mathrm{d}F$。

6.1.4.2 艉吃水点至艉垂线间距离

船图上标明艉水尺标记，则可按求 $\mathrm{d}F$ 之方法量出艉吃水点至艉垂线的距离。如船图上未标明艉水尺标记，则可在船舷侧以目测或实测确定艉吃水点至舵杆中心之间的实际距离。

6.1.4.3 吃水点至相应垂线距离值：在垂线前为(+)，在垂线后为(－)。

6.1.5 艏艉垂线的确定

船图上无两垂线时，可将夏季载重线高度，按船图比例缩小，作一平行于基线的水线与船艏相交，并以此相交点作一垂直于基线的垂线为艏垂线，以舵杆中心线作为艉垂线。

6.1.6 舯吃水的确定

a. 舯吃水从甲板线测定时：

舯左(右)吃水等于法定干弦加夏季载重线高度减左(右)舷实测干舷高度。

b. 舯吃水从夏季载重线测定时：

舯左(右)吃水等于夏季载重线高度减左(右)舷实测干舷高度。

6.2 排水量或载重量计算

6.2.1 相应排水量或载重量

根据拱陷校正后平均吃水 D/M,从排水量或载重量表中查算出最接近于平均吃水处的吨数作为基数 Δ_1,将差额吃水数乘以相应的每厘米吨(或每英寸吨),得出差额吨数,以基数吨数加上或减去差额吨数,即得当时吃水的相应排水量或载重量的吨数 Δ_2。

同时具备排水量和载重量表,一般应以排水量计算。

6.2.2 排水量纵倾校正

具备排水量纵倾校正表(二次校正),经校对后,可据以校正。

无排水量纵倾校正表,当船舶艏艉吃水差大于 0.3 m(或 1 ft),则应按下列公式进行校正:

$$Z = 100 \cdot T_C/L_{BP} \cdot X_F \cdot \mathrm{TPC} + 50 \cdot L_{BP}(T_C/L_{BP})^2 \mathrm{dm/dz} \qquad (14)$$

$$= 12 \cdot T_C/L_{BP} \cdot X_F \cdot \mathrm{TPI} + 6 \cdot L_{BP} \cdot (T_C/L_{BP})^2 \mathrm{dm/dz} \qquad (15)$$

$$\Delta_3 = \Delta_2 + Z \qquad (16)$$

式中:Z——排水量纵倾校正值,t(tn);

X_F——D/M 处漂心距舯距离,m(ft);

TPC——D/M 相应处的每厘米吃水吨,t/cm;

(TPI——D/M 相应处的每英寸吃水长吨,tn/in);

dm/dz——D/M 处纵倾力矩变化率;t/cm(tn/in);

Δ_2——相应排水量,t(tn);

Δ_3——纵倾校正后排水量,t(tn)。

漂心距舯的距离 X_F,可以从静水力曲线图中测得,或从其他图表上查得。漂心在舯前为(—)舯后为(+)。

纵倾力矩变化率 dm/dz,可按 D/M 值上下变化 50 cm(或 6 in),从有关图表中查得两个相应的每厘米(或每英寸)纵倾力矩 MTC(或 MTI),求其差数即得。

船舶图表无纵倾力矩资料时,可按以下公式计算:

$$\mathrm{MTC} = \Delta_2 \cdot (\mathrm{KM_L} - \mathrm{KB})/(100 \cdot L) \qquad (17)$$

$$\mathrm{MTI} = \Delta_2 \cdot (\mathrm{KM_L} - \mathrm{KB})/(12 \cdot L) \qquad (18)$$

式中:MTC——每厘米纵倾力矩,m·t/cm

(MTI——每英寸纵倾力矩,t·tn/in);

L——水线船长(可用 LBP 代替),m(ft);

$\mathrm{KM_L}$——纵稳心距基线高度,m(ft);

KB——浮心距基线高度,m(ft)。

6.2.3 在具备其他纵倾排水量表(如菲尔索夫曲线图等),亦可据以校正,但应先作艏艉水尺纵倾校正后进行查算,然后再作拱陷校正,其公式如下:

$$\Delta_3 = \Delta_T + 3/4 \cdot (M_m - M_{FA}) \cdot \mathrm{TPC} \qquad (19)$$

$$\Delta_3 = \Delta_T + 3/4 \cdot (M_m - M_{FA}) \cdot TPI \quad \cdots\cdots (20)$$

式中：Δ_T——纵倾状态下拱陷校正前排水量，t(tn)。

6.2.4 港水密度校正

$$\Delta_4 = \Delta_3 \cdot \rho_1/\rho \quad \cdots\cdots (21)$$

式中：Δ_4——港水密度校正后排水量，t(tn)；

ρ_1——实测港水密度，g/cm³；

ρ——制表密度，g/cm³。

当排水量或载重量表上列明密度时，按所列密度计算；未列明密度时：海水可按 1.025，淡水可按 1.000计算。

如系载重量，须加上空船重量后，再作港水密度校正。

6.3 淡水、压载水计算

根据所测水深，结合纵、横倾状态，从计量表和纵、横倾校正表中查算出海淡水的容量或重量。

压载水总量在 500 t 以下时，可按泵进压载水海域的密度计算，或按海淡水的标准密度计算；500 t 以上时，须取样测定密度，并予以校正。

$$W_C = W \cdot \rho_2/\rho \quad \cdots\cdots (22)$$

$$W_C = V \cdot \rho_2 \quad \cdots\cdots (23)$$

式中：W_C——密度校正后重量，t；

W——制表密度下的重量，t；

V——容积，m³；

ρ_2——压载水密度，g/m³。

其他容量单位如按公式(23)计算时，应先换算为立方米。

具有计量表而无纵、横倾校正表，且水舱近似矩形者，可用公式先校正水深，然后查算贮水量。

6.3.1 纵倾时测量水深未超过舱高的容量计算

纵倾状态下，测量水深 s 未超过舱高 h(即 $s \leqslant h$)时，可先按判别公式计算舱底浸水面长度 l_1：

$$l_1 = s \cdot L_{BP}/T_C + d \quad \cdots\cdots (24)$$

式中：l_1——舱底浸水面长度，m(ft)；

s——实测水深，m(ft)；

d——测量管距横舱壁间距离，m(ft)。

当 $d<0.5$ m(或 1.5 ft)时，可作零计算。其距离可从泵浦图或管线分布图上查测或实际测量取得。

a. 当 $l_1 \geqslant 1$ 时(如图 1)，可按一般校正公式求出平均水深 m：

$$m = s \pm c \quad \cdots\cdots (25)$$

$$c = T_C/L_{BP} \cdot (l/2 - d) \quad \cdots\cdots (26)$$

式中：m——平均水深，m(ft)；

c——水深纵倾校正值，m(ft)；

l——舱长，m(ft)。

测量管在舱前，水深纵倾校正值，艏倾(－)，艉倾(＋)；

测量管在舱后，水深纵倾校正值，艏倾(＋)，艉倾(－)。

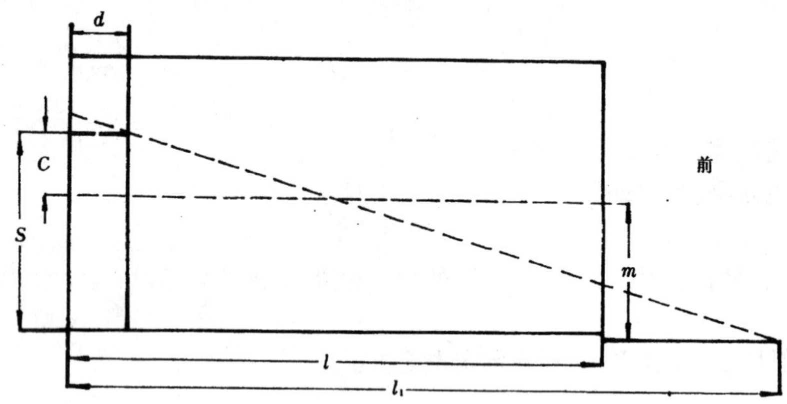

图 1

b. 当 l_1<1 时(如图 2)，可按呆存水公式计算平均水深 m：

$$m = l_1^2 \cdot T_c (2l \cdot L_{BP}) \quad \cdots\cdots (27)$$

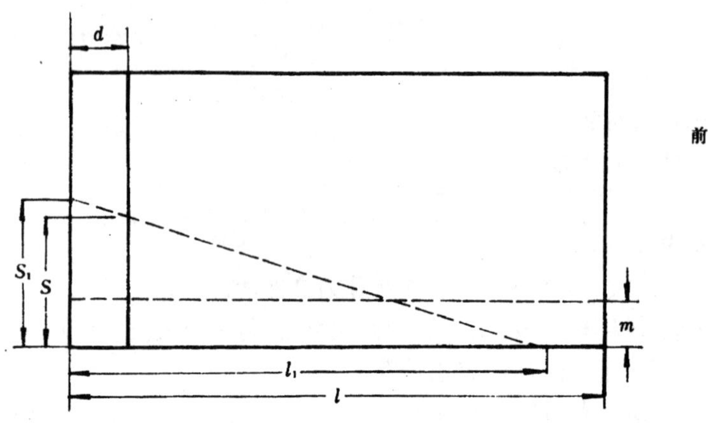

图 2

S_1—呆存水舱壁处水深

c. 当艏倾时或测量管在舱前，应注意水舱出现的假满情况。其校正原理同 6.3.2 中 b 条。

6.3.2 纵倾时测量水深超过舱高的容量计算

$$l_2 = L_{BP}/T_c \cdot (S - h) + d \quad \cdots\cdots (28)$$

式中：l_2——舱顶浸水面长度，m(ft)；

h——舱高，m(ft)。

a. 当 $l_2 \geqslant l$ 时，可按满舱计算；

b. 当 $l_2 < l$(如图 3)，可按假满公式求出平均水深 m。

$$m = h - (l - l_2)^2 \cdot L_c/(2l \cdot L_{BP}) \quad \cdots\cdots (29)$$

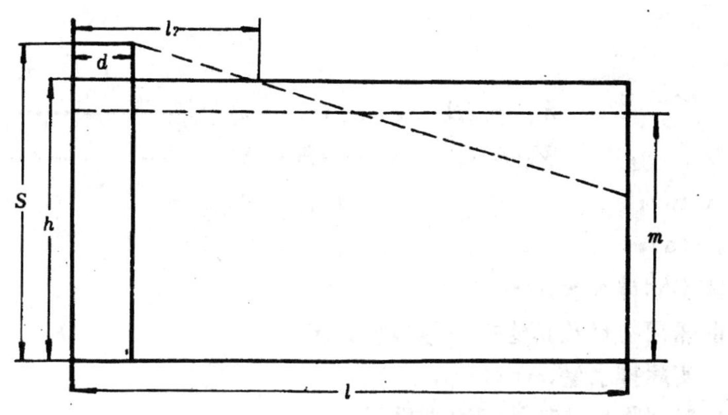

图 3

6.3.3 无横倾校正表的计算

当水油舱对称分布船的两边，或测量管在舱柜的横向中央位置，可不作校正；当水油舱分布于船的单边，测量管不在舱柜的横向中央位置，且当横倾角超过1°时，应作横倾校正，其公式如下：

$$m = s \pm c_1 \quad \cdots\cdots (30)$$

$$c_1 = T_1/B_M \cdot (b_1/2 - d_1) \quad \cdots\cdots (31)$$

式中：c_1——水深横倾校正值，m(ft)；

B_M——船舶型宽，m(ft)；

b_1——舱宽，m(ft)；

T_1——左右舷横倾值，m(ft)；

d_1——测量管距船舷或纵向分舱壁距离，m(ft)。

当 $d_1 < 0.3$ m(或1.0 ft)时，可作零计算。其距离可从泵浦图或管线分布图上查测或实际测量取得。

测量管在左侧，横倾水深校正值，左倾(－)右倾(＋)；

测量管在右侧，横倾水深校正值，左倾(＋)右倾(－)。

6.3.4 以平均水深查得计量表上的容量值。

6.4 燃油贮存量计算

6.4.1 以实测计算

根据所测油深及油温，经纵、横倾校正后查出计量表上的容量，乘以实测温度下的油液密度，即得油液贮存量；无纵、横倾校正表，则可按公式(24)～(31)中相应的公式计算。

油液的密度可参考有关单证或由船方提供。

6.4.2 以消耗量计算

可将装卸货前的贮油量减去每日消耗量与装卸货天数的乘积，即得到装卸货后的贮存量。

6.5 污水量计算

6.5.1 根据测定的污水深度进行查表计算。

6.5.2 无计量表时，按实际形状计算体积求出重量。

6.5.3 装卸货期间少量污水保持不变者，可并入船舶常数以内或估算处理。

6.6 **船舶常数计算**

船舶常数等于装前或卸后实际排水量减空船重量、船用物料减其他货物等重量。

实际计算常数与船方所提供的常数相差悬殊时，应进一步核查。

6.7 **货物重量计算**

$$W_L = (B - b) - (A - a) \quad \cdots\cdots(32)$$

$$W_D = (A - a) - (B - b) \quad \cdots\cdots(33)$$

式中：W_L——装货重量，t(tn)；

W_D——卸货重量，t(tn)；

A——装或卸货前实际排水量，t(tn)；

a——装或卸货前船用物料及其他货物等重量，t(tn)；

B——装或卸货后实际排水量，t(tn)；

b——装或卸货后船用物料及其他货物等重量，t(tn)。

6.8 **各项数据测算精度**

各项数据测算精度

项　　目	准　确　度　±
测看吃水，m(in)	0.01(0.5)
长度测量，m(in)	0.01(0.5)
船图测量，m	0.000 5
密度测量，g/cm	0.000 5
吃水计算，m(in)	0.001(0.01)
长度计算，m(in)	0.01(0.5)
重量计算，t(tn)	0.1(0.1)
容积计算，m(ft)	0.1(1)
L_{BP} · B，m(ft)	0.1(1)
X_f，m(in)	0.01(0.5)
TPC(TPI)，t/cm(tn/in)	0.01(0.01)
MTC(MTI)，m · t/cm(ft · tn/in)	0.01(0.01)
货物重量，t(tn)	1(1)

附加说明：

本规程由中华人民共和国国家进出口商品检验局提出。

本规程由中华人民共和国上海进出口商品检验局负责起草。

本规程主要起草人陈力群。

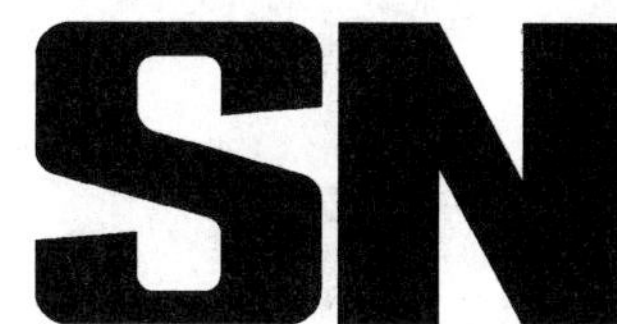

中华人民共和国出入境检验检疫行业标准

SN/T 0188.3—2010
部分代替 SN/T 0188—1993

进出口商品衡器鉴重规程
第3部分:汽车衡器鉴重

Rules for the weight survey by weighing instrument on import and export commodities—
Part 3:Weight survey by vehicle weigh-bridge

2010-01-10 发布　　　　2010-07-16 实施

中华人民共和国
国家质量监督检验检疫总局　发布

前　言

SN/T 0188《进出口商品衡器鉴重规程》分为以下几个部分：

——第1部分：术语；

——第2部分：衡器鉴重通则；

——第3部分：汽车衡器鉴重；

——第4部分：轨道衡器鉴重；

——第5部分：台秤鉴重；

——第6部分：天平鉴重；

——第7部分：电子料斗秤鉴重。

本部分为 SN/T 0188 的第3部分。

本部分是 SN/T 0188—1993《进出口商品重量鉴定规程　衡器鉴重》的修订，本部分与原部分的区别是：

——提出了衡器的准确度部分。

——增加了数字式电子衡器基本要求的内容。

——增加了衡器计量室基本要求的内容。

本部分由国家认证认可监督管理委员会提出并归口。

本部分起草单位：中华人民共和国辽宁出入境检验检疫局、中华人民共和国天津出入境检验检疫局。

本部分主要起草人：于效群、高广涛、汤宏兵、刘鹏、孙毅、孙经建。

进出口商品衡器鉴重规程
第3部分:汽车衡器鉴重

1 范围

本部分规定了进出口商品汽车衡器鉴重的方法、程序和要求。

本部分适用于以汽车衡器计重的进出口商品的重量鉴定。

2 规范性引用文件

下列文件中的条款通过SN/T 0188的本部分的引用而成为本部分的条款。凡是注日期的引用文件,其随后所有的修改单(不包括勘误的内容)或修订版均不适用于本部分,然而,鼓励根据本部分达成协议的各方研究是否可使用这些文件的最新版本。凡是不注日期的引用文件,其最新版本适用于本部分。

GB/T 8170 数值修约规则与极限值的表示和判定

SN/T 0188.1 进出口商品衡器鉴重规程 第1部分:术语

3 术语和定义

SN/T 0188.1确立的术语和定义适用于本部分。

4 汽车衡鉴重基本要求

4.1 工作条件要求

4.1.1 检验检疫机构对从事进出口商品计量的汽车衡计量室,应实施监督管理。汽车衡计量室应订立严格的衡重、放行、数据传递与保存以及交接班制度。

4.1.2 汽车衡计量性能应经周期检定合格,检验检疫机构应派员参与进出口商品计量用汽车衡的检定工作并做好记录,衡器仪表数显的可调部位(包括设计计量参数、线性等调拨键)应由检验检疫机构加以封识。电子汽车衡的计量软件应经计量检定部门或当地检验检疫机构认可。

4.1.3 计量室应配置必要监控设施,保证衡重时计量和鉴重人员可观察被衡重汽车相关位置有无异常情况。

4.1.4 衡重作业因风力过大及雨雪等因素而影响衡重数据的准确与真实性时应暂停作业。

4.2 技术条件要求

4.2.1 称量准确度应优于0.2%。

4.2.2 应取得法定计量及有资质的检定部门的检定合格证书并在使用有效期之内。检定周期应视使用情况而定:使用频繁的检定周期应为3个月,使用不频繁的检定周期应为6个月,最长不应超过1年。

4.2.3 应是非连续累计自动汽车衡或非自动汽车衡,但均应为静态称量。

4.2.4 准确度等级应达到Ⅲ级秤标准。

4.2.5 分度数与分度值的设定应满足汽车衡和汽车衡鉴重准确度的要求。

4.2.6 使用秤量范围应从最大秤量至可满足汽车衡准确度的最小秤量。

4.2.7 水平引道长度不得小于衡器台面长度的三分之二。

4.2.8 凡附有仪表自校装置的,在汽车衡使用中应进行自校。

4.2.9 汽车衡检定和使用中的允许误差应符合表1的规定。

表 1 汽车衡的允许误差

检定称量	允许误差(*d*)	
中准确度级Ⅲ	首期与后续检定	使用中检定
0～500 *d*	±0.5 *d*	±1.0 *d*
500 *d*～2 000 *d*	±1.0 *d*	±2.0 *d*
2 000 *d*～10 000 *d*	±1.5 *d*	±3.0 *d*
注：*d*——标尺分度值，即衡器最小示值。		

4.2.10 检验检疫机构对进出口商品计量用汽车衡应建立相应的技术档案，应记录包括汽车衡品牌、生产厂家、生产日期、安装与使用时间、周期检定记录(原始与调动后)与检定合格证书复印件、日常使用中试验数据(包括重复性、比对等)、维修情况以及计算机软件情况等必要信息。

对汽车衡运行出现的偶发故障、原始数据和修调数据以及处理全过程等，应详细进行记录。

4.3 安全要求

应遵守衡器计量室和鉴重场所的安全制度和要求。

5 汽车衡鉴重方法与程序

5.1 准备工作

5.1.1 受理报检时应注意报检单的有关项目内容是否填写齐全、清楚，所附单证是否齐全。报检单填写内容应与合同、信用证、提单、发票及与重量有关的单、证、函电等相一致。

5.1.2 应明确货物计价采用的方法：“以毛计净”、“以净计净”结算或“限制回潮”、“干态重量”、“公量”等。

5.1.3 审阅报检单等对申报之数、重量鉴定有无特殊要求。

5.1.4 根据货物品种、包装种类、贸易合同要求、存放地点、装卸运输途径等确定采用汽车衡鉴重方式。

5.1.5 对不符合抽查鉴重条件的、抽查鉴重不合格的包装货物以及需以汽车倒载衡重的散装等货物，均可实施汽车衡鉴重。对上述海运货物，应在装卸口岸全批鉴重或监督衡重。

5.1.6 对以干态重量、公量或限制回潮率计价的货物，应明确在重量鉴定的同时抽取代表性样品测定水分。

5.2 鉴重

5.2.1 总体要求

按监督衡重方式执行鉴重。监督衡重范围包括汽车衡计量技术状态，操作使用与数据采集是否正确，运输装卸作业是否规范，以及衡重各环节对重量产生的影响，以确保鉴重结果的准确无误。

5.2.2 汽车衡技术状态的确认

5.2.2.1 衡重开始前，检查封识应完好无损。电子汽车衡的计算机系统应处于正常工作状态。

5.2.2.2 附有自检功能的，应由司秤人员先行检测并做好记录。

5.2.2.3 汽车衡承重系统应清洁，汽车衡承重平台与坑基或引桥之间隙应适中(汽车衡调整限位螺栓头部与预埋件侧面间隙应保持在 2 mm 左右)且无杂物夹卡。

5.2.2.4 汽车衡空载荷，零位示值应稳定(杠杆秤应保持计量杠杆的平衡)，承重平台卸载后应恢复零位与平衡。

5.2.3 衡重操作规范

5.2.3.1 在衡重作业中，应观察汽车衡仪表零点标示，置零后方可进行计量。日常连续使用的汽车衡，每工班查测零点不少于 3 次，数字显示仪表应随时观查复零，并测试汽车衡灵敏度[可加 1 *d*(数字显示仪表加 1.4 *d*)砝码，计量杠杆(仪表数字)应有改变]。零点变化不大于(±)1 *d* 可视为正常，超出时应作出记录，并及时处理。

5.2.3.2 车辆驶入秤面前应减速，时速须保持 3 km/h 以下；司秤与鉴重人员查视被衡车辆完全停稳在秤的台面上后方可确认重量结果。

5.2.3.3 空、重车对应衡重一次有效。对铁壳自卸车、集装箱卡车等短途倒载车辆，可适当减少空车衡重次数，但不得一次衡重确定空车重量。

5.2.3.4 超长超重车与拖挂车，轴距大于秤面长度的车辆不应分成前后两次衡重。拖挂车应解体单车衡重；超长、超重车辆必须换车衡重。

5.2.3.5 车辆衡重，除司机一人外，不得再有搭乘人员随车衡重。

5.2.3.6 对汽车衡计量性能进行重复性测试，每工班随机复衡不少于两次，其复衡称量所得结果之差，应不大于该秤量的最大允许误差。

5.2.3.7 当衡重数据出现异常或重复性变化过大，应及时比对加以确认，比对数值的差值，应不超过该秤量检定允差值的两倍，必要时应用标准砝码予以校准。

5.2.4 衡重、装卸过程的监督

5.2.4.1 装卸船衡重，须保证装卸船件数、车数与衡重车次、出(入)库放行车辆数相符，杜绝跑车漏衡及重复衡重。

5.2.4.2 交接班应按各岗位的工作内容，由当班人员填写清楚，并明确本班及以前各班遗留待处理事情。每工班应以码单核对放行单，出现差错及时纠正。对已、待衡的车辆应交接清楚，防止疏漏和差错。明确后签字交接班。

5.2.4.3 对重车衡重后长时间未返回衡重车体的，要通知供货人追查，严禁沿用前次车体重量核算，杜绝重车未经回空衡重的情况发生。

5.2.4.4 现场记录应简明，包括天气、作业泊位、船名或车号、货名、拟装数量、已衡重量及累计量、件数等，还应包括汽车衡状态(零点情况、本次考核记录、复衡数据等)、作业中发现与发生的特殊事件及处理经过等。

5.2.4.5 对衡重运载车辆，其车厢及车门不严密易产生沿途撒漏的，应禁止使用。对发生撒漏或沿途失落的已衡重商品，应会同有关部门做好现场记录，并监督主管单位妥善处理、予以扣除或追加相应重量。

5.2.4.6 地脚经整理后，凡可装运的应及时装运，不能装运的应集中存放，作最终一次性处理。

5.2.4.7 包装货物衡重后割包装船的，应对割包后全部袋皮进行衡重或抽衡推算袋皮合计重量。

5.2.4.8 对灭失量与影响量，包括运输环节撒落丢失、装卸损耗、人为过失、操作混乱、违章违规等影响衡重数据准确的因素，应作出记录，统一处理。

5.2.4.9 出口货物在衡重后抽取样品的，应由发货人补足或从总重量中扣除；进口货物于衡重前抽取样品的，样品重量应计入总重量中。

5.2.5 衡重数据的确认

5.2.5.1 口读、手记的衡重数据，应由司秤人员与鉴重人员双方及时核对清楚，双方采用两读一记方式(即读、记录与复读重量值)加以确定。

5.2.5.2 仪表数字显示附有微机终端显示与打印设备的，查视仪表读数、终端显示、打印数据应一致，鉴重人员对电子汽车衡还应将打印数据与实时打印记录进行核对。

5.2.5.3 计算与累加数据应于各工班核对准确，双方磅码单相互签字后生效。

5.2.5.4 出口货物的地脚应由发货人收集，实衡总重量应扣除装卸损耗、地脚重量及其他影响量、割包装船货物的袋皮重量(不影响交货质量的可计入总重量当中)，求得实际货物重量，并与仓库理货、发货人核实后确认鉴重结果。进口货物重量的撒漏与地脚，应由收货人负责收集、分类并分别衡重，合理扣除杂质后，全部计入实衡重量作为收货总重量，重量鉴定结果应分别列明项目与实际重量。

5.2.5.5 鉴重结果与现场全部磅码单等(包括实时打印记录)有关单据汇总后交审核，一并存档备查。

5.2.6 **其他**

对“限制回潮”、“干态重量”、“公量”计价的货物,按取样标准规定在鉴重期间抽取代表性样品,以测定水分含量,用于相应重量计算。

5.3 **数据、结果的处理**

5.3.1 **审核汇总**

5.3.1.1 鉴重人员应详细填写规定格式的重量汇总单。在复核码单和重量汇总单时,应详细查阅工班记录,对货物的撒漏、灭失、残损以及地脚等可能影响计重结果准确性情况,在汇总中应有说明。鉴重人员工作结束后,应汇总原始码单(包括实时打印记录)、现场记录和鉴重结果等,交审核人员做签证前的审核。

5.3.1.2 对于不同重量计价方式的商品,应采用相应的计算方法。对需以“干态重量”进行结算的,从计算湿态货物数量中扣除含水量后,计算出干态货物重量。对需以“限制回潮”、“公量”进行结算的,根据实际水分含量按要求计算实际重量。

a) 净重结算

对以净重结算的商品,在衡取包件毛重的同时,应按规定抽取皮重,同批量货物有一种以上的毛、皮重时,应按加权平均法推算各批总皮重。然后按式(1)计算净重:

$$净重 = 毛重 - 皮重 \qquad \cdots\cdots(1)$$

b) 以毛作净结算

对贸易合同规定以毛重计算货价的商品,在衡重时只需衡取毛重,不必回皮。

c) 干态净重结算

干态净重结算指商品在实衡湿态净重和实测含水率后,以计算出的干态净重结算[见式(2)]。

$$干态净重 = 湿态净重 \times (1 - 含水率) \qquad \cdots\cdots(2)$$

5.3.1.3 计算与重量尾数的处理

a) 计算每件重量,以 kg 为单位;计算全批重量,以 kg 或 t 为单位。

b) 对尾数保留三位小数,第四位进行修约。

5.3.2 **签证**

5.3.2.1 重量鉴定结果经审核无误后可签发重量鉴定证书。根据合格评定的结果,依据不同情况签发不同类型的重量鉴定证书或单证。

5.3.2.2 签证的重量单位:应按国家规定的法定计量单位吨(t)、千克(kg)作为签证的基本单位,如贸易结算需要其他制式的计量单位,应以我国法定计量单位为主,换算后并列。

5.3.2.3 计算与签证重量的数字修约,按照 GB/T 8170 办理。

5.3.2.4 遇下述情况之一的,检验检疫机构不予签发鉴重证书:

a) 进出口商品未经鉴重已运出或使用的。

b) 衡重过程中衡器发生严重失准、失控且无法核实的。

注:失准、失控:包括衡器、计算机系统偶发故障、跑车漏衡、自控系统丢失数据及批次或商品混淆、违章作业等。

c) 有意弄虚作假,以欺骗手段获取失真鉴重数据的。

d) 超过交接期或索赔有效期未取得境外发货人确认的。

e) 商品实际情况与合同、信用证要求条件不符的。

f) 包装不能保障商品的完整性及装卸运输不能保证货证相符的。

g) 储存、运输或装卸过程中造成污染、变质或重量发生变化无法查实的。

5.3.2.5 重量鉴定证书须附重量明细单的,可提供商品鉴重码单或复印件。

5.3.3 **具体问题的处理**

5.3.3.1 进口货物出现海事、海损、货差等情况,须运往内地处理并鉴重的,口岸检验检疫机构可跟踪货物流向异地实施检验鉴定。

5.3.3.2 预衡货物鉴重后，10日内装出可视为有效，超期出口具备复查条件的，应抽查或重验。

5.3.3.3 内地鉴重的出口商品，口岸检验检疫机构按照国家质检总局的规定可免验或查验。对包装破损、渗漏或无标记批号、批次不清的，应重新办理重量鉴定。

5.3.3.4 根据鉴重工作需要，对堆码整齐，管理有序，便于查清垛位、批次、唛头、件数的大件标明重量货物、固定净重货物及定重包装货物，可于港区、储运库场实施抽查鉴重，对申报重量是否准确进行合格评定。进口货物按合同规定需以单件重量出证索赔的，经抽查发现短重，应逐件衡重并在证书上列明。

前　　言

根据国家标准GB/T1.1—1993《标准化工作导则　第1单元:标准的起草与表述　第1部分:标准编写的基本规定》的规定起草本标准。

本标准由中华人民共和国国家进出口商品检验局提出。

本标准由中华人民共和国河北进出口商品检验局、深圳进出口商品检验局、湖北进出口商品检验局负责起草。

本标准主要起草人:郎景森、陈英、周树达、饶伟。

中华人民共和国进出口商品检验行业标准

外商投资财产鉴定规程

SN/T 0614—1996

Rules for appraisal of foreign investment property

1 范围

本标准规定了外商投资财产鉴定的项目、方法和程序。

本标准适用于外商投资财产的鉴定,其他财产的鉴定可参照本规程办理。

2 定义

本标准采用下列定义。

2.1 财产

公司、企业和其他经济组织或个人所拥有的产权或有关权益。包括:土地、建筑物、机器、设备、交通工具、办公用具、产成品、材料等有形财产及工业产权、专有技术、商标、商誉等无形资产。

2.2 外商

外国的公司、企业和其他经济组织或个人,以及香港、澳门、台湾地区的公司、企业和其他经济组织或个人等投资者。

2.3 外商投资企业

外商在中国境内举办的中外合资经营企业、中外合作经营企业或外资企业。

2.4 外商投资财产

在外商投资企业及各种对外补偿贸易方式中,外商投入或者受外商投资企业委托从境外购进的财产。

2.5 财产鉴定

根据有关资料,应用科学、可行的方法,参照国际惯例对财产进行检测、分析和确定其价值的过程。

3 鉴定项目

外商投资财产鉴定的项目包括:品种、质量、数量鉴定、损失鉴定和价值鉴定。

3.1 品种、质量、数量鉴定

品种、质量、数量鉴定是对外商投资财产的品名、规格、型号、数量、质量、商标、新旧程度、出厂日期、制造国别或地区、生产厂家等进行鉴定。

3.2 损失鉴定

损失鉴定是对外商投资财产因自然灾害、意外事故造成损失的原因、程度、财产的残余价值以及施救、清理等费用的鉴定。

3.3 价值鉴定

价值鉴定是对外商投资财产的价值进行鉴定。

中华人民共和国国家进出口商品检验局1997-02-13批准　　1997-05-01实施

4 鉴定方法

外商投资财产鉴定方法分为品种、质量、数量鉴定方法、损失鉴定方法和价值鉴定方法。

4.1 品种、质量、数量鉴定方法

参照与被鉴定财产有关的检验标准，对财产的品种、质量、数量等项目进行鉴定。

4.2 损失鉴定方法

参照与被鉴定财产有关的鉴定办法，对财产的损失进行鉴定。

4.3 价值鉴定方法

价值鉴定方法包括：市场法、成本法、收益法以及财政部、国家商检局规定的其他方法。

4.3.1 市场法

参照与被鉴定财产相同或类似财产的现行市价，经比较、调整，确定被鉴定财产的价值。

4.3.2 成本法

根据被鉴定财产在全新情况下的重置成本减去其有形损耗、功能性损耗、经济性损耗等因素，确定其价值；或者根据被鉴定财产的现实状况和使用年限，考虑其功能变化等因素，确定其成新率，得出其价值。

4.3.3 收益法

根据被鉴定财产合理的预期获利能力和适当的折现率，计算出被鉴定财产的现值。

5 鉴定程序

5.1 受理申请

申请人应填写申请单列明的鉴定目的、对象和要求。

5.1.1 品种、质量、数量鉴定申请

申请人应提供合同、发票、运(提)单、装箱单、技术文件等与被鉴定财产有关的单证、资料。

5.1.2 价值鉴定申请

申请人除提供5.1.1规定的单证、资料外，还应提供企业合同(或设立外资企业的申请)、章程、批文、可行性报告、财产目录、报关单、保险单、安装调试及维修费用清单等资料。

5.1.3 损失鉴定申请

申请人除提供5.1.2规定的单证、资料外，还应提供保险明细单、有关部门的实情事故报告、受损财产明细单、施救维修费用清单、有关帐册单据或证明等。

5.1.4 单证、资料审核

收到申请后，应审核申请单和有关单证、资料。提供单证、资料不符合要求的，要求申请人做必要补充或说明。对需要保留现状的财产，可要求暂行封存。

5.2 拟制鉴定计划

受理申请后，确定鉴定人员、拟制工作方案、安排鉴定时间、选择鉴定方法等。

5.3 现场勘查

在现场，对被鉴定财产的实体状况和涉及的鉴定项目进行检验、核实和调查取证，作好原始记录。

5.4 市场调查

通过对国内外市场、企业的调查、咨询，搜集与被鉴定财产相同或类似财产的有关资料。

5.5 资料分析

整理在现场勘查和市场调查中获得的各种证据、数据及有关资料；确定鉴定方法；经综合分析，得出鉴定结果。

5.6 出具鉴定证书

确定证书性质及用途，签发鉴定证书。

6 鉴定人员要求

6.1 人员资格

鉴定人员必须获得国家商检局颁发的“资格证书”后，方准独立从事外商投资财产鉴定工作和签发鉴定证书。

6.2 职业道德

鉴定人员进行外商投资财产鉴定工作必须遵循真实性、公正性、科学性、可行性原则；有义务为申请人保守涉及事实数据的秘密（法律有规定者除外）。

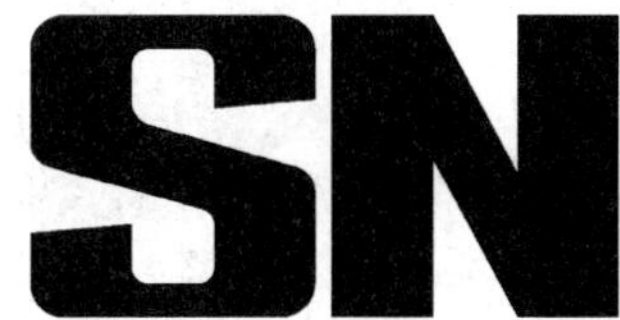

中华人民共和国出入境检验检疫行业标准

SN/T 0892—2010
代替 SN/T 0892—2000

进出口商品货载衡量检验规程

Rules for the inspection of cargo weighing and measurements for import and export commodities

2010-11-01 发布　　　　2011-05-01 实施

中华人民共和国国家质量监督检验检疫总局　发布

前　言

本标准代替SN/T 0892—2000《进出口商品货载衡量检验规程》，本标准与原标准相比，除编辑性修改外主要技术内容变化如下：

——增加了术语和定义；

——增加了基本要求；

——增加了计量单位及尾数的处理；

——增加了附录的内容；

——删除了原标准中的附录D中鞍马腿测量及计算。

本标准的附录A为资料性附录，附录B、附录C、附录D、附录E、附录F为规范性附录。

本标准由国家认证认可监督管理委员会提出并归口。

本标准起草单位：中华人民共和国天津出入境检验检疫局、中华人民共和国辽宁出入境检验检疫局。

本标准主要起草人：唐枫、李国功、周满红、汤宏兵。

本标准的历次版本发布情况为：

——SN/T 0892—2000。

进出口商品货载衡量检验规程

1 范围

本标准规定了进出口商品货载衡量的要求和方法。

本标准适用于进出口商品货载衡量。

2 规范性引用文件

下列文件中的条款通过本标准的引用而成为本标准的条款。凡是注日期的引用文件，其随后所有的修改单(不包括勘误的内容)或修订版均不适用于本标准，然而，鼓励根据本标准达成协议的各方研究是否可使用这些文件的最新版本。凡是不注日期的引用文件，其最新版本适用于本标准。

SN/T 0188.3 进出口商品衡器鉴重规程 汽车衡器鉴重

3 术语和定义

下列术语和定义适用于本标准。

3.1

货载衡量 cargo weighing and measurements

货载衡量是采用衡器和量具衡量载运货物的重量和体积。

3.2

积载因数 stowage factor

积载因数指单位重量货物的体积，以式(1)表示：

$$S.F.=\frac{\sum V_c}{\sum W} \qquad (1)$$

式中：

$S.F.$——积载因数，单位为立方米/千克(m^3/kg)；

V_c——货物的体积，单位为立方米(m^3)；

W——货物的重量，单位为千克(kg)。

3.3

满尺丈量 maximum measurement

分别丈量货件三维方向上最大部位的尺寸，包括货件包装上突出部位的尺寸，然后相乘得到货件的体积。

3.4

叠量 superposition measurement

2件或2件以上的货物叠起后整体丈量。

3.5

拼量 juxtaposition measurement

2件或2件以上的货物拼拢后整体丈量。

3.6

减量 abatement measurement

对货件的突出部位按一定比例丈量计算。

3.7

免量　avoidance measurement

对货件的突出部位不予以丈量计算。

3.8

堆量　stack measurement

对外形扁或薄的货件堆放在一起丈量计算。

3.9

分量　respective measurement

对有较大突出部位的货件，根据占用舱容情况，分别丈量、计算各部位的尺码、体积，将各部位体积相加求取货件的总体积。

4　基本要求

4.1　货载衡量工作条件要求

货载衡量工作中所使用的卡尺(参见附录 A)、钢卷尺、皮卷尺等相关量具及相关衡器须依法经检定合格并在有效期内方可使用。

4.2　货载衡量安全要求

4.2.1　货载衡量应在确保人身安全结果准确的前提下开展。

4.2.2　进入码头、集装箱堆场及登轮时，应严格遵守其有关安全规定。

5　货载衡量检验

5.1　全量和抽量原则

货物丈量采用全量还是抽量应视货物的规格、包装条件而定，基本上应遵循以下原则：

a)　以一个提单为一批进行丈量计算，同批货物中包装、规格相同者，可采用抽量方法丈量计算。

b)　同一提单中有几种商品，其规格包装不一，但其中包装规格相同者，可分别抽量计算，再合并列入一个提单尺码。

c)　同批货物中包装规格各不相同的，应全部逐件丈量。

d)　采用抽量方法时，除按规定的抽量比例外，还应掌握抽量件的代表性。抽量件的代表性要考虑堆垛内外、上下部位货件尺码有无变化以及包件有无松散变形等异常情况。抽量时应确保抽量的货件足以代表全批货物。

e)　同批货件中有个别尺码较大或较小的尾件，不能当作抽量的代表件，应分别丈量计算体积后加入总体积。

5.2　抽量比例

5.2.1　同批规格、包装形式相同的货物，货件少于或等于 10 件时，全量；货件大于 10 件、小于或等于 100 件时，抽量 10 件；货件大于 100 件时，货件以 100 件为基数抽量 10 件，超过 100 件，每增 100 件增抽 2 件，不足 100 件时按 100 件增抽，但抽量总数一般不超过 50 件。

5.2.2　同批规格、包装形式相同的货物，件与件或包与包之间体积有差异，应增加抽量比例，以 100 件为基数抽量 20 件，每增 100 件增抽 4 件，不足 100 件按 100 件增抽，但抽量总数一般不超过 100 件。

5.2.3　同批货物不同商品、不同规格、不同包装的应按不同规格、不同包装分别进行抽量。

5.2.4　同批货物体积各异，应逐件进行丈量。

5.3　一般货物丈量

一般货物的丈量采用满尺丈量，2 件或者 2 件以上的货物水平放置的，可采用叠量或拼量的方法丈量，特殊形状货件的突出部位可根据现场情况予以减量或免量，外形扁薄货件可采用堆量的方法丈量货物，有较大突出部位的货件，可根据占用舱容情况采取分量方法(见附录 B、附录 C、附录 D、附录

E、附录 F)。

5.4 散装货物丈量

散装货物丈量可采取求积载因数的方法,抽取具有代表性的散货,装入标准容器,经装满摊平,然后称取散装货物重量,用标准容器容量除以散装货物重量即得单位重量所占用的容积,由此可推算全批散货占用的总容积。

5.5 衡重

衡重指衡取货物毛重,方法可参照 SN/T 0188.3。

6 计量单位及尾数处理

6.1 丈量货物尺码以厘米为单位,遇到厘米以下的尾数精确到 0.5 cm,多余部分按 0.25 cm 和 0.75 cm为界限舍入。例如 34.15 cm 和 21.62 cm,应分别舍去多余部分,修约为 34.0 cm 和 21.5 cm;而 34.30 cm 和 21.80 cm 应分别进位,修约为 34.5 cm 和 22.0 cm。

6.2 总体积以立方米为单位,精确到小数点后第三位,余数按修约规定处理。遇有一批货物总体积不到 0.001 m^3 时按 0.001 m^3 计。

6.3 计算体积时,件数在 500 件以上时,每挡尺码以厘米为单位,精确到 0.5 cm。

6.4 计算体积时,件数在 500 件以下时,每挡尺码以厘米为单位,精确到 1 cm。但若遇到有两挡尺码的数值均有 0.5 cm 尾数时,则将较小尺码的一挡尾数进位成整数,而舍去较大尺码一挡的尾数:若三挡尺码均有 0.5 cm 尾数,则将最小和最大尺码的尾数进位成整数而把中间一挡尺码的尾数舍去。例如实量尺码 22.5 cm×25 cm×27 cm 可进位到 23 cm×25 cm×27 cm;实量尺码 20.5 cm×30 cm×40.5 cm 应修约为 21 cm×30 cm×40 cm;实量尺码 32.5 cm×45.5 cm×53.5 cm 可修约为 33 cm×45 cm×54 cm。

6.5 规格一致的货件可抽量部分有代表性的货件,并以其平均体积推算全批货物总体积。平均体积的单位是立方米,当批量小于或等于 1 000 件时保留 6 位小数;当批量大于 1 000 件时保留 9 位小数。总体积仍按 6.2 中列明的要求处理。

6.6 同批货件中有多种规格包装的,各种规格包装件的平均体积各自根据上款决定尾数位数,可以有不同(6 位或 9 位)。

附 录 A
（资料性附录）
卡尺及其使用

A.1 卡尺的造型与游标卡尺相仿，卡尺的长度通常有 1 M，1.2 M 和 1.4 M 多种，最小刻度值通常是 0.5 cm。主尺的一端装有固定卡爪，二者互相垂直，另有活动把手卡爪套在主尺上可以自由移动（见图 A.1）。

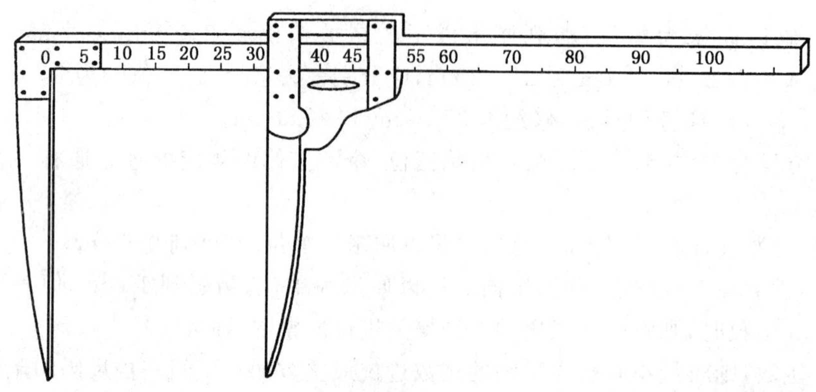

图 A.1 卡尺

A.2 使用卡尺测量货物时，应使主尺与货物表面保持平行，不可倾斜，以免影响结果的准确性。使用时可根据需要将活动卡爪反套于主尺杆上进行测量，读取量值时应读取活动卡爪内侧处的量值。卡尺对各类包件货物都适用，尤其对松软的包袋货物，卡尺的两个卡爪能卡紧货件，或者卡住货件的突出部件，使丈量结果比较准确（见图 A.2）。

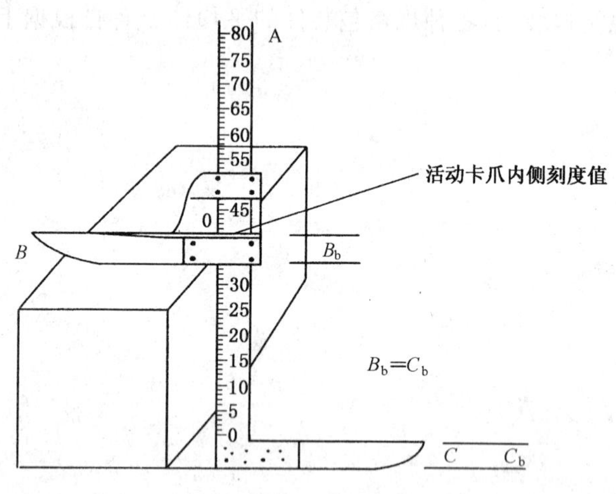

图 A.2 卡尺丈量

附　录　B
（规范性附录）
箱形货物丈量实例

B.1　常见箱型货物的丈量及计算

箱形货物通常泛指外形为直六面体的木箱、纸箱、塑料箱、机压包等常见包装货物，对这类货物采用满尺丈量，即测量其最大长度、宽度和高度，求得货物占用舱容的体积。

B.2　带有超出箱体的底托货物的丈量及计算

带有超出箱体的底托货物，可以采取免量，免去一侧超出部分进行丈量，按图 B.1 进行丈量和计算。计算公式见式(B.1)：

$$V_3 = a \times b \times c \qquad \text{(B.1)}$$

式中：

V_3——带有超出箱体的底托货物的体积，单位为立方米(m^3)；

a——高度，单位为米(m)；

b——宽度，单位为米(m)；

c——长度，单位为米(m)。

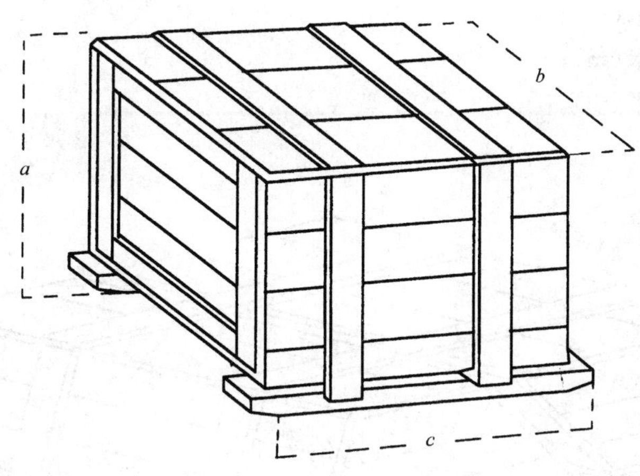

图 B.1　带底托木箱丈量

B.3　斜割面箱装货物丈量及计算

斜割面箱装货物，如钢琴等货物，这类货物通常指顶面为斜面的六面体或七面体木箱，对这类货物采用“满尺丈量”，即测量其最大长度，宽度和高度，求得货物的体积，按图 B.2、图 B.3 进行丈量和计算。计算公式见式(B.2)：

$$V_4 = a \times b \times c \qquad \text{(B.2)}$$

式中：

V_4——斜割面箱装货物的体积，单位为立方米(m^3)；

a——高度，单位为米(m)；

b——宽度，单位为米(m)；

c——长度，单位为米(m)。

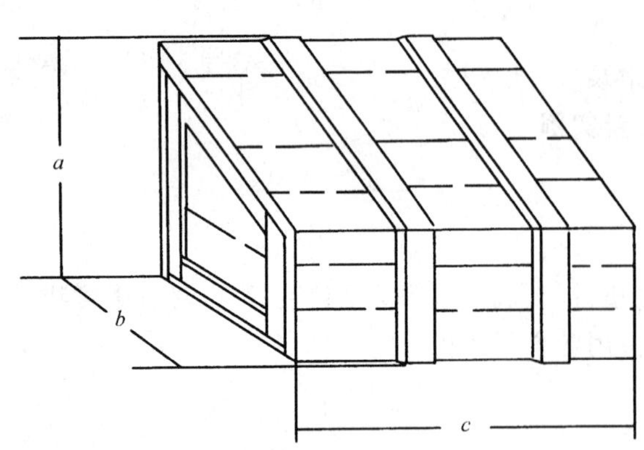

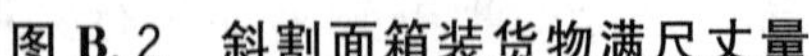

图 B.2　斜割面箱装货物满尺丈量

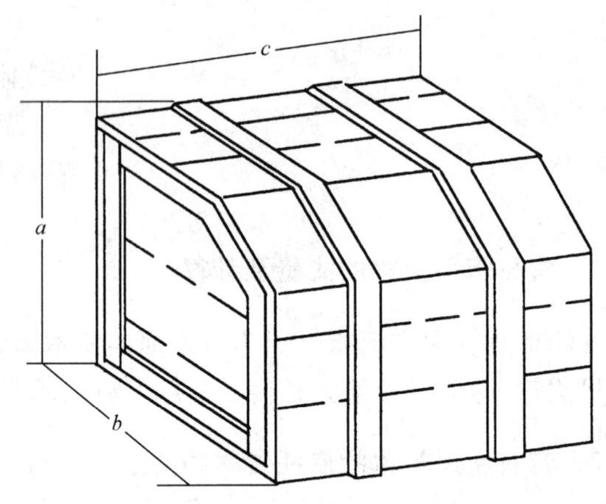

图 B.3　斜割面箱装货物满尺丈量

B.4　梯形货件丈量及计算

如图 B.4 所示的梯形木箱，单件可满尺丈量；两件以上时，在内容物允许倒置的情况下，可拼量，可以采取相互利用斜面空间，颠倒堆垛的方法进行丈量。计算公式见式(B.3)：

$$V_5=\frac{1}{2}\times a\times b\times c \qquad \cdots\cdots (B.3)$$

式中：

V_5——梯形货件的体积，单位为立方米(m^3)；

a——高度，单位为米(m)；

b——宽度，单位为米(m)；

c——长度，单位为米(m)。

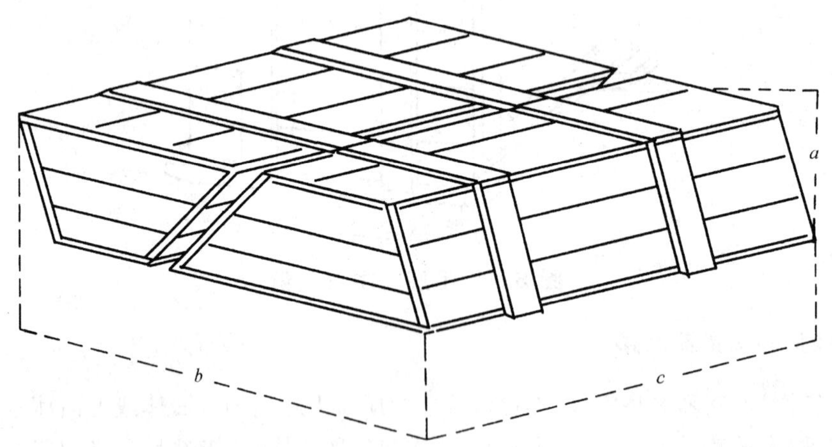

图 B.4　梯形木箱丈量

B.5　不规则箱体丈量及计算

如图 B.5 所示的不规则整箱件，在其剩余空间可被利用，并且可承受其他货物在剩余空间处积载压力的情况下，可采取分量的方法。即将箱体分割为两部分丈量，然后将两部分尺码体积相加作为该货件的总体积。

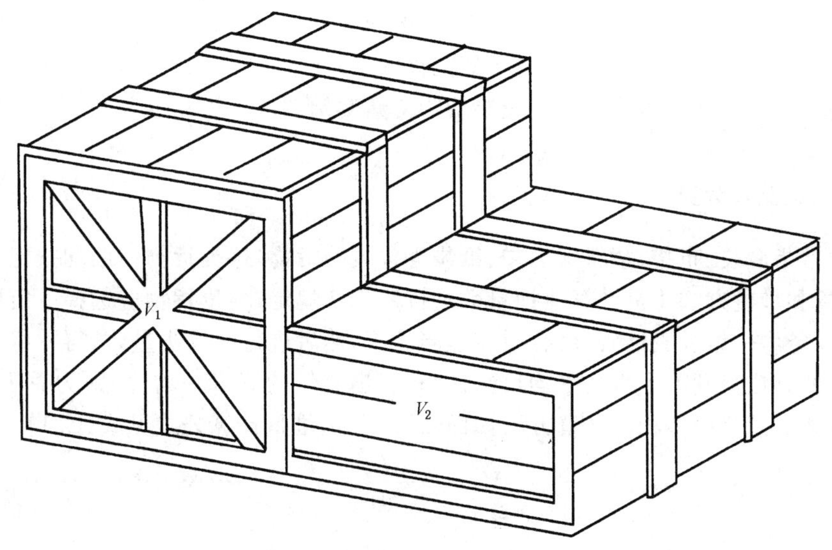

图 B.5 分割丈量

计算公式见式(B.4)

$$V_6 = V_1 + V_2 \quad \cdots\cdots (B.4)$$

式中：

V_6——不规则箱体的总体积，单位为立方米(m^3)；

V_1、V_2——含义见图 B.5，单位为立方米(m^3)。

B.6 托盘货物的丈量及计算

按 5.2 规定抽量，测得平均体积，推算全批货物总体积。托盘货物的丈量以满尺丈量方法进行，但在丈量时必须注意有否松散情况，抽量要注意抽量件的代表性，必要时可对松散件和正常件分别点数和抽量。

附　录　C
（规范性附录）
袋装货物丈量实例

C.1　袋装货物的丈量及计算

袋装货物通常指麻袋、布袋、塑料编织袋、纸袋等包装的货物，这类货物一般均按定量包装。规格相同，可以采用抽量和堆量方式丈量计算。抽量数量按照5.2规定；堆量货物应选择一定数量代表性包件进行丈量，可以 n 袋为一组垂直堆码，堆叠时应适当压平，然后进行满尺丈量，求得一组内每袋的平均尺码体积。用同样的办法得到若干组的平均尺码体积，算出它们的算术平均值，即为总平均尺码体积，并用其推算全批货物的总尺码体积。堆置方法如图C.1所示，堆量计算公式见式(C.1)：

$$V_7=\frac{a\times b\times c}{n} \qquad \cdots\cdots(C.1)$$

式中：

V_7——每袋平均体积，单位为立方米(m^3)；

a——长度，单位为米(m)；

b——高度，单位为米(m)；

c——宽度，单位为米(m)。

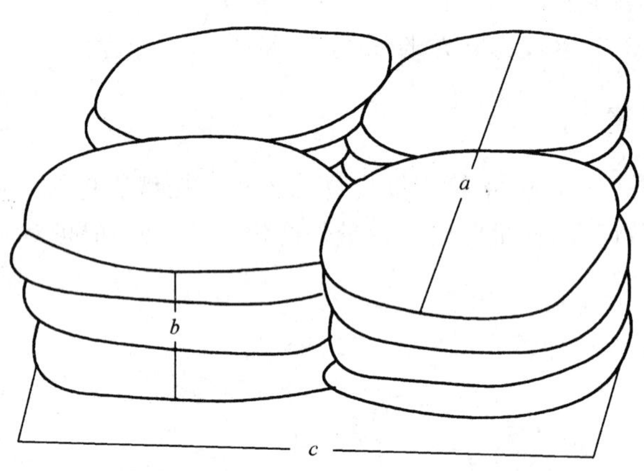

图C.1　袋装货物堆量

附 录 D
（规范性附录）
圆柱体货物丈量实例

D.1 桶装货物的丈量及计算

桶装货物指钢桶、铝桶、纸板桶、胶合板桶、木桶、琵琶桶、塑料桶等，外形为圆柱体状。桶装货物采用满尺丈量，但桶上若有封固耳等突出部位应予以免量（见图 D.1、图 D.2）。计算公式见式（D.1）：

$$V_8 = D^2 \times H \quad \cdots\cdots\cdots\cdots (D.1)$$

式中：

V_8——桶装货物体积，单位为立方米（m^3）；

D——直径，单位为米（m）；

H——高度，单位为米（m）。

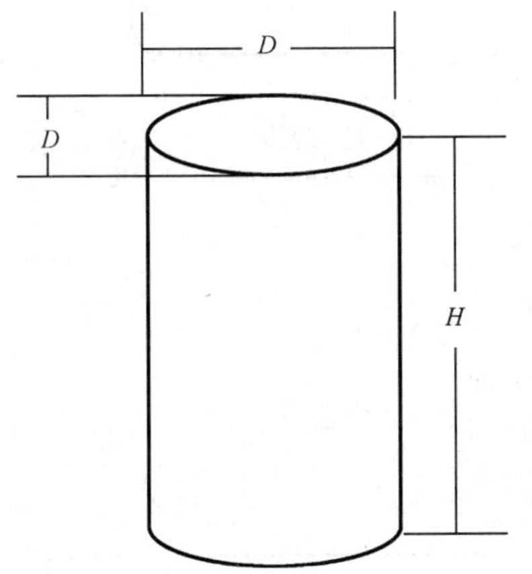

图 D.1 普通桶装货物

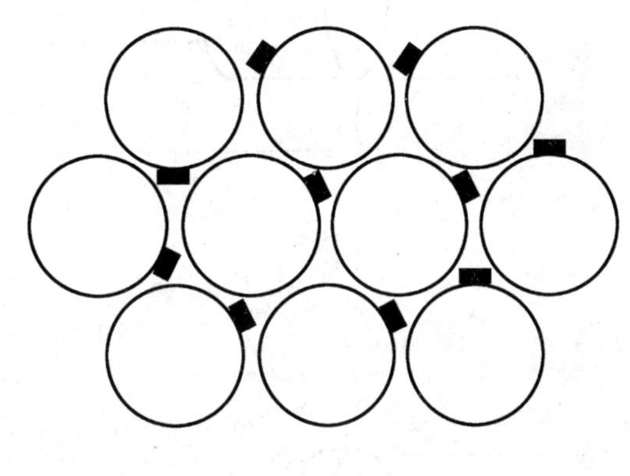

图 D.2 圆柱体桶封固耳交叉堆排

D.2 管状货物的丈量及计算

D.2.1 基本原则

输油管、煤气管、大直径下水道管等管状货物的丈量计算方法，原则上与圆柱体桶装货物相同。由于管子形态不同，如有的钢管带有管套节，有的管两端规格不一，在丈量时还应根据管状货物的实际形状特点采用相应的减量或堆量的计算方法。

D.2.2 两端带套节的钢管

两端带套节的钢管，或形状类似的管状货物，一件应按满尺丈量，两件以上按图 D.3 所标示尺寸丈量计算见式（D.2）：

$$V_9 = a \times b \times c \quad \cdots\cdots\cdots\cdots (D.2)$$

式中：

V_9——两端带套节的钢管的尺码体积，单位为立方米（m^3）；

a、b、c——含义见图 D.3，单位为米（m）。

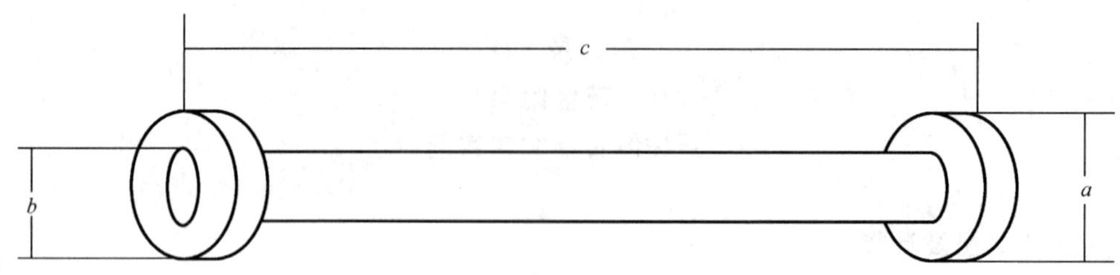

图 D.3　两端带套节的钢管

D.2.3　一端带套节的钢管

一端带套节的钢管，或形状类似的管状货物，一件应按满尺丈量，两件以上按图 D.4、图 D.5 所标示尺寸丈量计算。见式(D.3)：

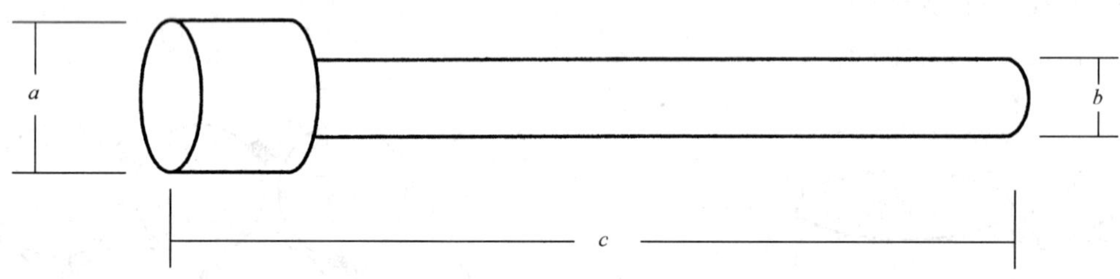

图 D.4　一端带套节的钢管

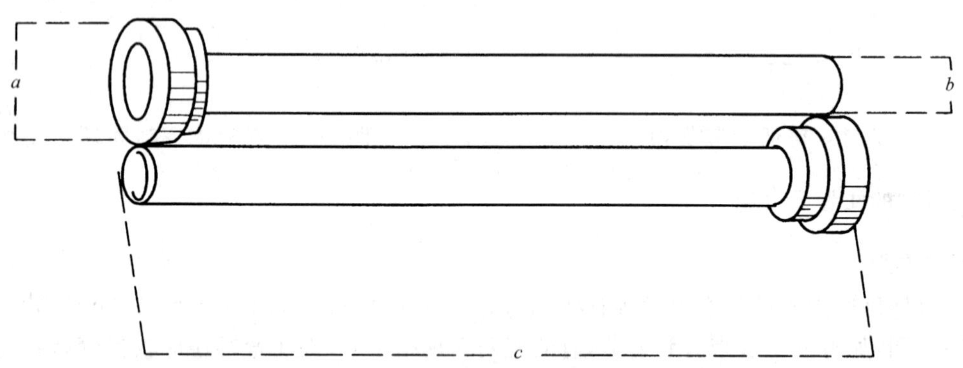

图 D.5　一端带套节钢管堆量

$$V_{10}=a\times\left(\frac{a+b}{2}\right)\times c \quad \cdots\cdots(D.3)$$

式中：

V_{10}——一端带套节的单根钢管的尺码体积，单位为立方米(m^3)；

a、b、c——含义见图 D.4、图 D.5，单位为米(m)。

有些管状软货件，如胶管、地毯等，虽然形似管状货物，但积载时受压后会变形，对其应采取堆量方法，即将若干件堆在一起，量出其长、宽、高，再求取每件的平均尺码体积。

D.3　汽车零件

汽车零件或类似于图示的其他机械零件，一件应满尺丈量，两件以上可按图 D.6 进行丈量计算。见式(D.4)：

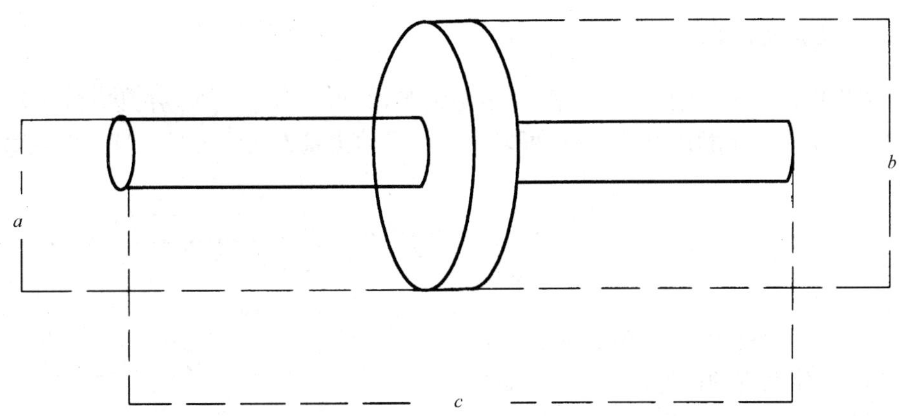

图 D.6　机械零件测量

$$V_{11}=\left(\frac{a+b}{2}\right)^2\times c \qquad \cdots\cdots(D.4)$$

式中：

V_{11}——汽车零件的尺码体积，单位为立方米(m^3)；

a、b、c——含义见图 D.6，单位为米(m)。

D.4　原木的丈量及计算

原木丈量的方法是将其大、小头的平均直径的平均值自乘后再乘以长度，平均直径可通过测量原木端面成垂直方向上的两个直径取其平均值得到，如图 D.7 所示。见式(D.5)：

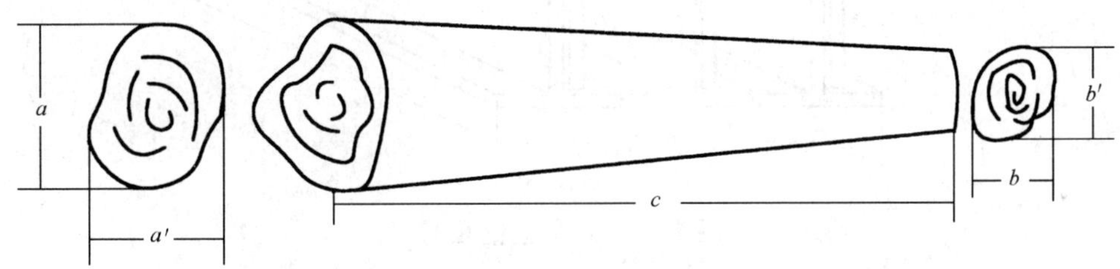

图 D.7　原木丈量

$$V_{12}=\left[\left(\frac{a+a'}{2}+\frac{b+b'}{2}\right)\times\frac{1}{2}\right]^2\times c \qquad \cdots\cdots(D.5)$$

式中：

V_{12}——每根原木的尺码体积，单位为立方米(m^3)；

a、a'、b、b'、c——含义见图 D.7，单位为米(m)。

对根部和梢部直径大小差异较小，长度又基本一致的原木，通常也采用堆量方法，根据垛的长、宽、高求取每根原木的平均尺码体积，并以此推算全批尺码体积。

附　录　E
（规范性附录）
钢结构件丈量实例

E.1　钢结构件的丈量及计算

大中型钢结构件如 7 字型钢、T 字型钢、工字型钢等，突出部位比较多，并且有空隙可以摆放货物，根据货物在货舱内留有一定利用率的大小，可以采取堆量的丈量方法。堆量计算公式见式(E.1)：

$$V_{13}=\frac{h\times l\times g}{n} \quad \cdots\cdots(E.1)$$

式中：

V_{13}——单根 T 字型钢的体积，单位为立方米(m^3)；

h——堆量 T 字型钢的高度，单位为米(m)；

l——堆量 T 字型钢的宽度，单位为米(m)；

g——堆量 T 字型钢的长度，单位为米(m)；

n——T 字型钢的根数。

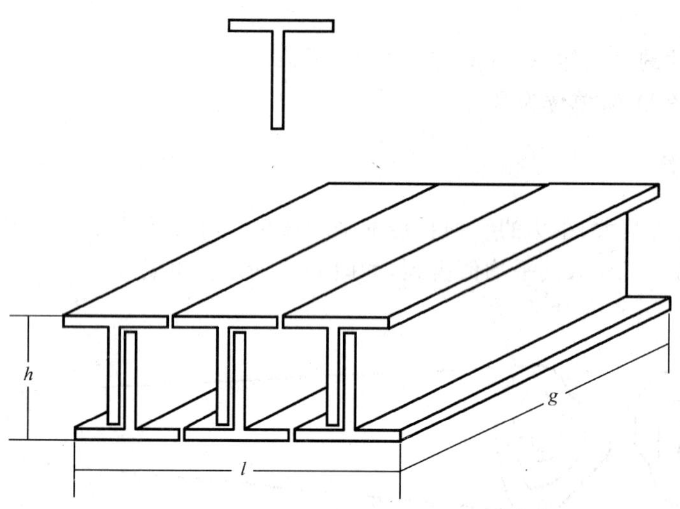

图 E.1　T 字型钢堆量

附　录　F
（规范性附录）
车辆丈量实例

F.1　车辆的丈量及计算

各种车辆，凡以专用运输工具装运的，均采取满尺丈量；凡以其他运输工具载运的，车辆的挡泥板、保险杠、反光镜等突出部位，应免去其对称一端后丈量；起重机及类似货物，其机臂长出机身，在机臂下面及两侧能配载其他货物的，可采取减量的方法。减量计算公式见式(F.1)：

$$V_{14}=\frac{1}{2}(a\times b\times c+a\times b\times d) \quad \cdots\cdots\cdots\cdots (\text{F.1})$$

式中：

V_{14}——起重机减量的尺码体积，单位为立方米(m^3)；

a、b、c、d——含义见图 F.1，单位为米(m)。

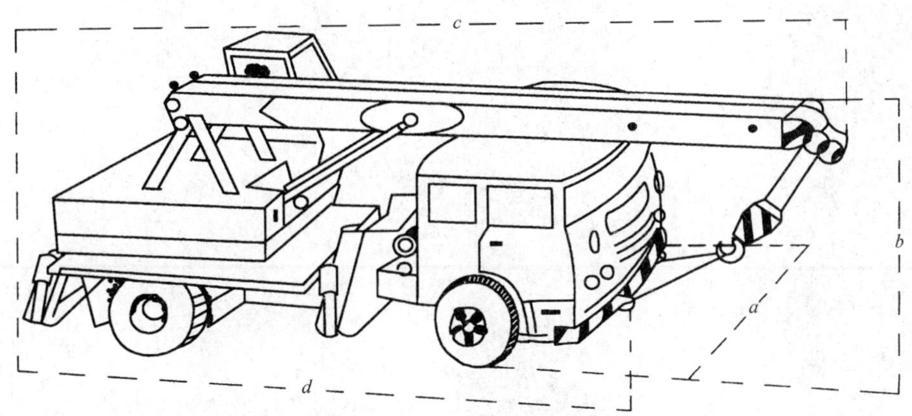

图 F.1　起重机减量

前　　言

本标准是按照GB/T 1.1—1993《标准化工作导则　第1单元:标准的起草与表述规则　第1部分:标准编写的基本规定》的要求,参照原国家进出口商品检验局1984年发布的《集装箱验箱和装箱、拆箱鉴定规程》的规定,结合机冷式集装箱、加热集装箱、冷藏和加热集装箱的特点编写的。

本标准的附录A是标准的附录。

本标准的附录B是提示的附录。

本标准由中华人民共和国国家出入境检验检疫局提出并归口。

本标准起草单位:中华人民共和国辽宁出入境检验检疫局。

本标准主要起草人:张利军、姜军、赵会凯。

本标准系首次发布的行业标准。

中华人民共和国出入境检验检疫行业标准

进出口用冷藏集装箱安全与卫生检验规程

SN/T 0981—2000

Rules for the inspection of safety and hygiene of refrigerated container used for import and export

1 范围

本标准规定了装运进出口冷藏或冷冻商品的机冷式集装箱、加热集装箱、冷藏和加热集装箱安全、卫生、冷藏效能的技术要求及检验方法。

本标准适用于装运进出口冷藏和冷冻商品的机冷式集装箱、加热集装箱、冷藏和加热集装箱的适载性能检验。

2 引用标准

下列标准所包含的条文，通过在本标准中引用而构成为本标准的条文。本标准出版时，所示版本均为有效。所有标准都会被修订，使用本标准的各方应探讨使用下列标准最新版本的可能性。

GB/T 1836—1997 集装箱代码、识别和标记

GB/T 7392—1998 系列 1 集装箱的技术条件和试验方法 保温集装箱

3 定义

本标准采用下列定义。

3.1 保温集装箱 thermal container

各种具有保温性能的集装箱的总称，它们的共同特点是其箱体结构能够减缓箱内外热量交换。

3.2 机冷式冷藏集装箱 mechanically refrigerated container

设有机械降温装置(如制冷压缩机组)的保温集装箱。

3.3 加热集装箱 heated container

设有升温装置的保温集装箱。

3.4 冷藏和加热集装箱 refrigerated/heated container

设有降温和升温装置的保温集装箱。

3.5 正常使用 normal usage

在搬运、堆存、船舶积载和车船运输(包括在甲板上、下的栓固和紧固)装卸等项作业中，其作业方法符合设备设计的规定。

3.6 磨损 wear and tear

集装箱正常使用一段时间后出现的状态恶化，或采取电器作业对集装箱进行修整等产生的损伤，但其并不影响集装箱的结构完整性、内容积、水密性、机械性能、冷藏效能等。

3.7 轻微损伤 slight damage

由于集装箱装卸、使用不当等造成的某些损伤，只要它们实际上并不影响结构的完整性、水密性或

中华人民共和国国家出入境检验检疫局 2000-09-15 批准 2000-12-31 实施

集装箱的基本使用功能。

3.8 严重损伤 grievous damage

一切影响集装箱结构完整性、内外尺寸、水密性或检验要求的故障损伤或可能危及人身、货物或装卸、运输设备和装置安全的故障损伤。

3.9 允许损伤 allowable damage

在擦伤或凹陷部分涂漆、未涂漆或电镀的表面上的轻度锈蚀(氧化)。这些状态通常视为正常磨损。

3.10 稳定运行状态 stabl operation rtate

在整个试验期间,如果温度波动范围不超过±0.5℃的运行状态。

3.11 控制周期 control period

冷藏集装箱的制冷系统,在稳定运行状态下,相邻的两次开机或两次停机之间的时间。

3.12 融霜 defrost

不同类型的冷藏集装箱,融霜的方式可分为以下三种:

3.12.1 自动融霜 automatic melt frost

融霜时间无需人工预先设置,实际融霜受蒸发器结霜多少而自行控制。

3.12.2 人工控制融霜 defrost by artifcial control

a) 融霜周期由人工按自然时间设置,实际融霜周期按自然时间累计与设定时间一致。

b) 融霜周期由人工预先设置,实际融霜周期按压缩机工作时间累计与压缩机实际工作时间一致。

3.12.3 手动融霜 manual defrost

根据需要扳动设置在控制箱内的手动融霜开关,对蒸发器进行融霜。

4 要求

4.1 冷藏集装箱检验不适于恶劣天气(雷雨、大风或中雨以上天气)露天作业。

4.2 冷藏集装箱在检验前,应达到箱体完整、箱号清晰,箱内清洁、无异味、无虫害、无毒害。

4.3 冷藏集装箱各构件,箱门各活动部件、电源电缆和连接器完好。

4.4 冷藏集装箱风雨密状况良好。

5 检验

5.1 检验准备

被检验的集装箱应平放于地面,或置于安全且适合检验的位置,箱门前开阔,并能使箱门灵活开启不小于180°,并通电制冷一个融霜周期或连续运行8 h以上,冷藏集装箱处于稳定运行状态。

5.2 检验内容

5.2.1 标记代号检验

a) 标记代号应符合GB/T 1836的规定;

b) 检查冷藏集装箱标记代号有无脱落;

c) 标记代号应与申请单相一致。

5.2.2 箱体外部检验

a) 检验器具

钢卷尺、钢板尺(300 mm)、铲刀、电笔、螺丝刀、万用表、小锤等。

b) 检验项目和技术要求

冷藏集装箱外部检验项目和技术要求见附录A表A1。

c) 判定准则

检验各项指标应符合附录A表A1的规定。有一项不合格,则该箱体外部检验为不合格。

5.2.3 箱体内部检验

a）检验器具

洁净白布、铲刀等。

b）检验项目和技术要求

冷藏集装箱内部检验项目和技术要求见附录A表A2。

c）判定准则

检验各项指标应符合附录A表A2的规定。只要有一项不合格，则该箱体内部检验为不合格。

5.2.4 冷藏效能检验

冷藏效能检验应符合附录A表A3的规定。

5.2.5 密固检验

5.2.5.1 密封胶垫外观检验

密封胶垫的外观应符合附录A表A3的规定。

5.2.5.2 风雨密性能试验

5.2.5.2.1 方法

5.2.5.2.1.1 透光试验

检验人员于关闭的集装箱内检视有无光线射入，无光线射入为合格。

5.2.5.2.1.2 烟雾试验

封闭集装箱通风器，将烟雾发生器置于关闭的集装箱内，于箱外观测，不漏烟为合格。

5.2.5.2.1.3 冲水试验

冲水试验按GB/T 7392—1998 8.13.2方法进行。

5.2.5.2.2 试验合格准则：

任选5.2.5.2.1规定的三种风雨密性能试验方法之一，经试验符合要求者，即为合格。

6 检验结果判定

6.1 标记代号检验、箱体外部检验、箱体内部检验、冷藏效能检验、密固检验全部合格者，则判定该集装箱合格。

6.2 标记代号检验、箱体外部检验、箱体内部检验、冷藏效能检验、密固检验任意一项不合格，经整理后检验仍达不到要求，仍做不合格处理。

附 录 A
（标准的附录）
冷藏集装箱安全与卫生检验项目和技术要求表

表 A1 集装箱箱体外部检验项目和技术要求

检验项目	技 术 要 求
上下端梁及上下侧梁	a）无弯曲、折断、撕裂、裂纹、孔洞或其他被破坏迹象； b）凹陷深度不大于 30 mm
侧壁、端壁箱顶	a）无漏洞、非允许损伤； b）凹陷的深度不大于 35 mm
底梁	端梁的变形不大于 50 mm，并且不妨碍底板紧固件和上下侧梁附件（见图 B4 和图 B5）
角柱	a）无弯曲、裂缝和变形； b）角柱上仅一个凹坑，无论其长度及位置如何，只要深度大于 25 mm 既为非允许损伤（见图 B6）； c）单根角柱上有两个或以上凹坑，无论其长度及位置如何，只要深度超过 15 mm 既为非允许损伤（见图 B6）
箱门	箱门的附件、门锁装置等无折断或严重变形
叉槽	叉槽侧板弯曲的长度不大于 127 mm 或任何一侧变形不大于 50 mm
焊接件	集装箱各部位焊接的附件无裂纹
电缆	电缆无破损、折断、老化
连接器	无破损、变形

表 A2 集装箱内部检验项目和技术要求

检验项目	技 术 要 求
清洁	a）集装箱内各部位无残留的化工品、木屑、纸板或纸屑、以及易粘污包装或污染货物的腐败物质； b）箱内无易脱落锈片和锈粉，以及足以影响货物包装的污物； c）箱内无纤维、泥垢、铁锈污迹及粘稠物等杂物
干燥	箱内无积水、无漏水、箱壁无汗水潮湿、底板面无水渍和油渍
无异味	a）无油味、漆味、腥味、臭味及其他足以影响拟装货物的异味； b）无强烈的特殊气味（如矿物油等）或仅有轻微气味，而不致影响货物的品质或销售
无虫害	箱内无老鼠和足以危害货物及包装的活虫害
无毒害	集装箱侧壁粘有棱形有毒有害危险品标志或存有其印迹，被视为曾装运过有毒有害物品，该集装箱不适载粮油食品类商品。但是，在下列情况下可以装运粮油食品、冷冻（冷藏）品： a）有效材料（如装箱单、提单等）证明该集装箱上的危标印迹系易燃品或无毒化工品之印迹； b）最后一次装运有害物品之后，经过国内（或国外）专业清洗场正确清洗、测定，在确保无有毒有害残留物的情况下，方可受载
固货装置	固货系环或固货装置导轨的焊接件无裂纹、松动、变形

表 A3　冷藏集装箱冷藏效能检验项目和技术要求

检验项目	技术要求	备注
温度设置	a）电子温度计的设置温度应与拟装货物的要求温度一致； b）表盘旋转式温度记录仪的设置温度应与拟装货物的要求温度一致	拟装货物要求的温度按验箱申请单标注执行
融霜设置	检查和确认冷藏集装箱的融霜方式，若属于人工控制融霜，将记录设置融霜每周期的时间，加热保温在±5℃及以上的温度状态下，无需设置融霜	
指示灯	各指示灯的指示与冷藏集装箱的工作状态一致。 a）冷冻和加热(COOL & HEAT)指示灯亮，表示冷冻装置在运转中； b）融霜(DEFROST)指示灯亮，表示在融霜过程中； c）范围(IN RANGE)指示灯亮，表示集装箱处在适温中； d）警报(ALARM)指示灯亮，表示集装箱制冷系统局部有故障	
电子温度计	冷藏集装箱处于稳定运行状态下通过电子温度计检查冷藏集装箱的温度。 a）设置温度在冷冻状态，电子温度计显示温度与设置温度的差值不超过±1℃； b）设置温度在冷藏状态，电子温度计显示温度与设置温度的差值不超过±0.5℃	范围(IN RANGE)指示灯亮
旋转式温度计	a）温度记录仪的温度记录纸安装正确，N 为白天 12 点，M 为晚上 0 点，划针始点时间精确到小时； b）温度记录纸中常列填空内容应填全； c）设置温度在冷冻状态，温度记录仪在整个制冷周期内记录的平均温度与设置温度的差值不超过±1℃； d）设置温度在冷藏状态，温度记录仪在整个制冷周期内记录的平均温度与设置温度的差值不超过±0.5℃	
融霜	利用旋转式温度记录仪检查融霜： a）以自然时间累计融霜周期的人工控制融霜，实际融霜控制周期应与设置融霜周期一致； b）以其他方式控制融霜的冷藏集装箱，设置温度在冷冻状态，集装箱在经过 8 h 及以上时间的制冷过程中未融霜，可采取手动强制融霜一次，能顺利执行融霜为合格； c）温度控制在±5℃及以上温度的冷藏状态，无需进行手动融霜	
视液镜	制冷剂不足指示器内的冷剂变红或发生气泡，不允许	
泄漏	制冷剂和润滑油无泄漏	
通风器	通风器打开或关闭应根据申请人的要求设置，当申请人未有要求的情况下，按下列两种情况设置： a）拟装货物为冷冻商品，通风器关闭； b）拟装货物为冷藏商品，通风器打开	

表 A4 集装箱密封胶垫的外观质量检验项目和技术要求

序号	缺陷名称	技术要求
1	破皮缺胶	深度不超过 2 mm，长、宽不大于 3 mm，每米不得多于两处
2	塌坑	塌坑不超过 1 mm
3	海绵状	不允许存在
4	严重皱纹	不允许存在
5	裂口	不允许存在
6	发粘或粘附	不允许粘附在一起

附录 B
（提示的附录）
冷藏集装箱零件位置和缺陷示意图

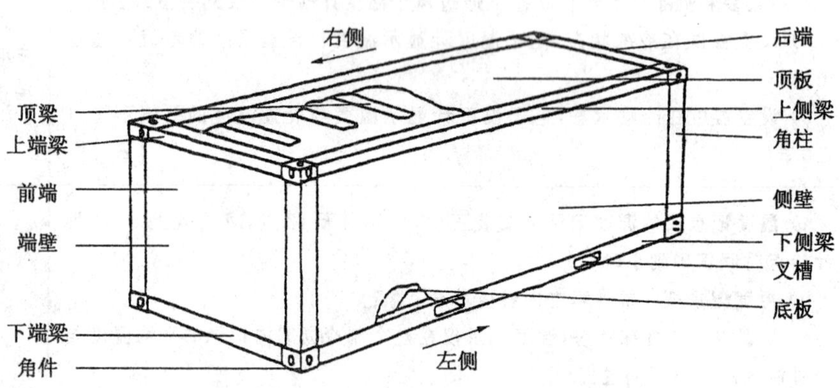

图 1

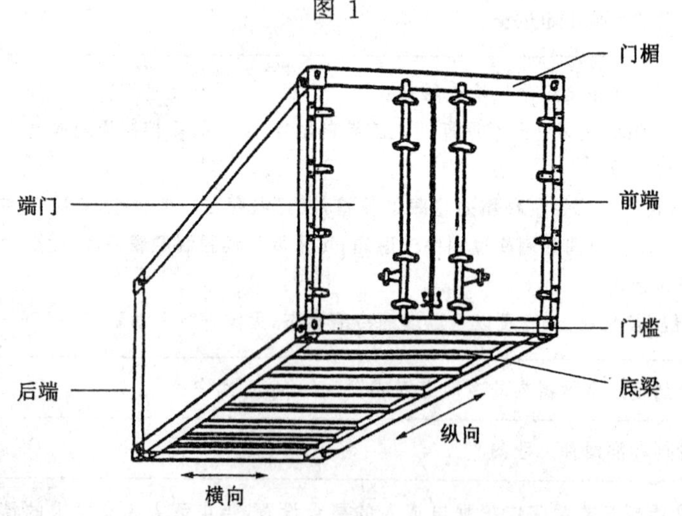

图 2

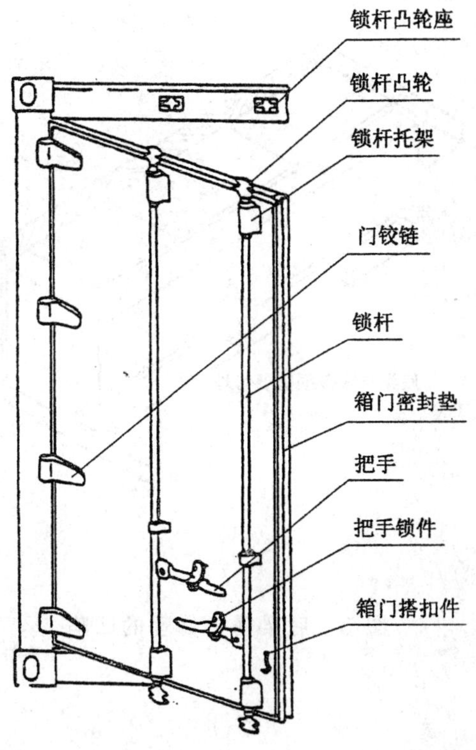

图 3

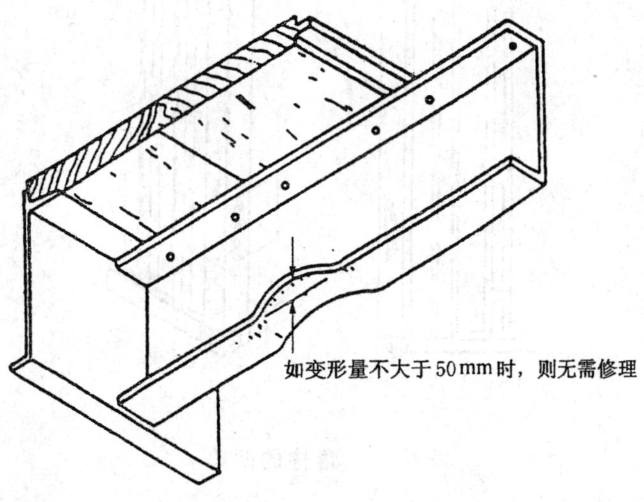

图 4 底梁容许的凹陷

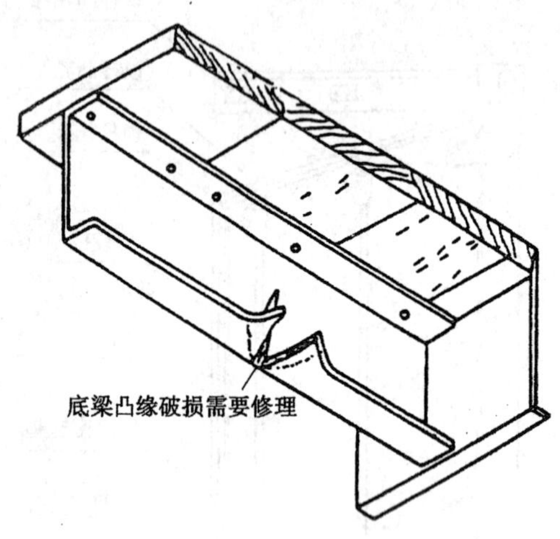

图 5 底梁需要修理的凹陷

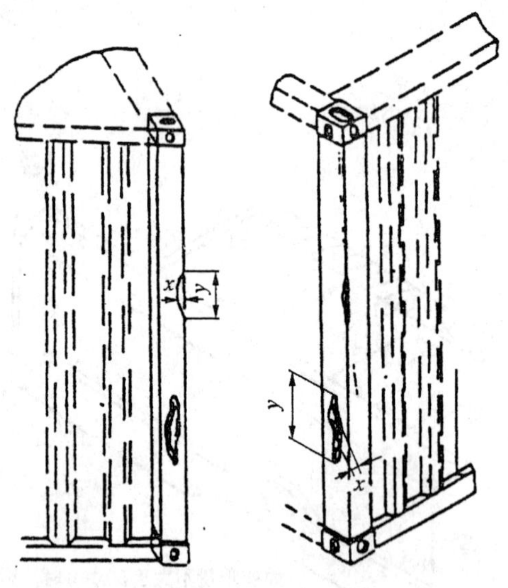

图 6 角柱的凹陷

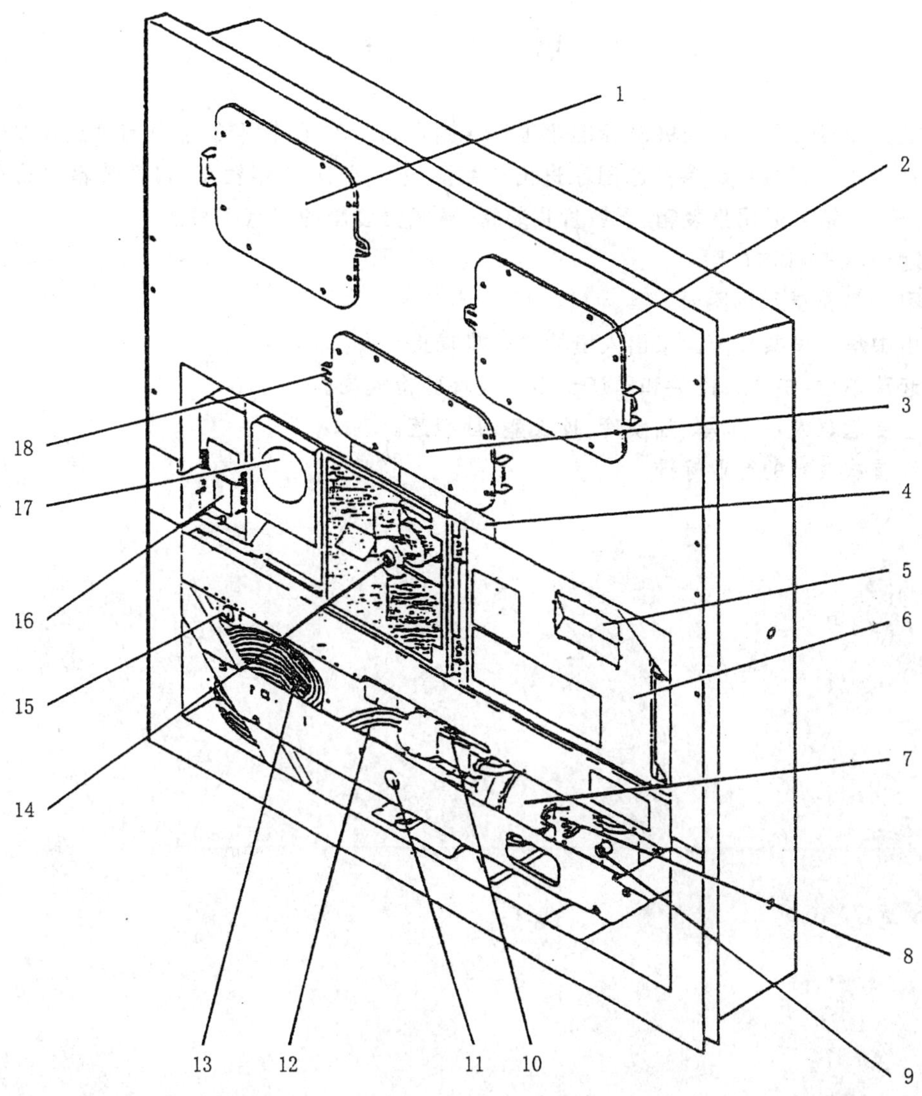

1—观察板(蒸发器风扇马达＃1);2—观察板(蒸发器风扇马达＃2);3—膨胀阀;4—叉式升降机槽;5—电子温度计;6—控制箱;7—压缩机;8—压缩机吸气工作阀;9—视液镜(冷剂);10—压缩机冷藏高压安全开关;11—压缩机观察镜(机油);12—系列,型号牌位置;13—电源线及插头;14—冷凝风扇及马达;15—资料收集接头;16—外气盖;17—记录式温度计;18—TIR锁紧装置

图 7

前　　言

本标准是按照GB/T 1.1—1993《标准化工作导则　第1单元:标准的起草与表述规则　第1部分:标准编写的基本规定》的要求,参照原国家进出口商品检验局1984年发布的《集装箱验箱和装箱、拆箱鉴定规程》的规定,结合通用集装箱、干散货集装箱、罐式集装箱的特点编写的。

本标准附录A是标准的附录。

本标准附录B是提示的附录。

本标准由中华人民共和国国家出入境检验检疫局提出并归口。

本标准起草单位:中华人民共和国辽宁出入境检验检疫局。

本标准主要起草人:张利军、陆焕玲、孙长盛、孙淑芝。

本标准系首次发布的行业标准。

中华人民共和国出入境检验检疫行业标准

进出口用集装箱安全与卫生检验规程

SN/T 0982—2000

Rules for the inspection of safety and hygiene of container used for import and export

1 范围

本标准规定了装运进出口粮油食品及易污损商品的通用集装箱、干散货集装箱、罐式集装箱适载性能检验的技术要求及检验方法。

本标准适用于装运进出口粮油食品及易污损商品的通用集装箱、干散货集装箱、罐式集装箱适载性能检验。

2 引用标准

下列标准所包含的条文，通过在本标准中引用而构成为本标准的条文。本标准出版时，所示版本均为有效。所有标准都会被修订，使用本标准的各方应探讨使用下列标准最新版本的可能性。

GB/T 1836—1997 集装箱代码、识别和标记

GB/T 7392—1998 系列1集装箱的技术条件和试验方法 保温集装箱

SN/T 0889—2000 （出口商品）干货舱检验规程

SN/T 0891—2000 （出口商品）油舱清洁、密固检验规程

3 定义

本标准采用下列定义。

3.1 通用集装箱 general cargo container

风雨密性能良好的全封闭式集装箱。具有刚性的箱顶、侧壁、端壁和箱底，至少在一面端壁上有门，可供在运输中装运尽可能多的货种。多数通用集装箱的箱壁上带有通风器。

3.2 干散货集装箱 dry bulk container

主要用于装运无包装的固体颗粒状和粉状货物的集装箱。

3.3 罐式集装箱 tank container

用于装运食品、药品、化工品等液体货物，由箱体框架和罐体两部分组成的集装箱。

3.4 正常使用 normal usage

在搬运、堆存、船舶积载和车船运输（包括在甲板上、下的栓固和紧固）装卸等项作业中，其作业方法符合设备设计的规定。

3.5 磨损 wear and tear

集装箱正常使用一段时间后出现的状态恶化，或采取电器作业对集装箱进行修整等产生的损伤，但其并不影响集装箱的结构完整性、内容积、水密性、机械性能等。

3.6 轻微损伤 slight damage

由于集装箱装卸、使用不当等造成的某些损伤，只要它们实际上并不影响结构的完整性、水密性或集装箱的基本使用功能。

中华人民共和国国家出入境检验检疫局2000-09-15批准 2000-12-31实施

3.7 严重损伤 grievous damage

一切影响集装箱结构完整性、内外尺寸、水密性或检验要求的故障损伤或可能危及人身、货物或装卸、运输设备和装置安全的故障损伤,则为严重损伤。

3.8 允许损伤 allowable damage

在擦伤或凹陷部分涂漆、未涂漆或电镀的表面上的轻度锈蚀(氧化)。这些状态通常视为正常磨损。

4 要求

4.1 集装箱检验不应在恶劣天气(中雨以上)时露天作业。

4.2 集装箱在检验前,应达到箱体完整、箱号清晰,箱内清洁、干燥、无异味、无虫害、无毒害。

4.3 集装箱各构件,箱门各活动部件完好。

4.4 集装箱风雨密状况良好。

5 检验

5.1 检验准备

被检验的集装箱应平放于地面,或置于安全且适合检验的位置,箱门前开阔,至少能使箱门灵活开启不小于180°。

5.2 检验内容

5.2.1 标记代号检验

a)标记代号应符合GB/T 1836的规定;

b)检查集装箱标记代码有无脱落;

c)标记代号应与申请单要求相一致。

5.2.2 箱体外部检验

a)检验器具

钢卷尺、钢板尺(300 mm)、铲刀等。

b)检验项目和技术要求

集装箱外部检验项目和技术要求见附录A表A1。

c)判定准则

外观检验各项指标应符合附录A表A1的规定。有一项不合格,则该箱体外部检验为不合格。

5.2.3 箱体内部检验

a)检验器具

洁净白布、铲刀等。

b)检验项目和技术要求

集装箱内部检验项目和技术要求见附录A表A2。

c)判定准则

检验各项指标应符合附录A表A2的规定。只要有一项不合格,则该箱体内部检验为不合格。

5.2.4 密固检验

5.2.4.1 密封胶垫外观检验

密封胶垫的外观应符合附录A表A3的规定。

5.2.4.2 风雨密性能试验

5.2.4.2.1 方法

5.2.4.2.1.1 透光试验

检验人员于关闭的集装箱内检视有无光线射入,无光线射入为合格。

5.2.4.2.1.2 烟雾试验

密封集装箱通风器，将烟雾发生器置于关闭的集装箱内，于箱外观测，不漏烟为合格。

5.2.4.2.1.3 冲水试验

冲水试验按 GB/T 7392—1998 8.1.3.2 方法进行。

5.2.4.2.2 试验合格准则

任选 5.2.4.2.1 规定的三种风雨密性能试验方法之一，经试验符合要求者，即为合格。

6 检验结果判定

6.1 标记代号检验、箱体外部检验、箱体内部检验、密固检验全部合格者，则判定该集装箱合格。

6.2 标记代号检验、箱体外部检验、箱体内部检验、密固检验任意一项不合格，经整理后检验仍达不到要求，仍做不合格处理。

附 录 A
（标准的附录）
集装箱安全与卫生检验项目和技术要求表

表 A1 集装箱箱体外部检验项目和技术要求

检验项目	集装箱种类	技术要求
上下端梁及上下侧梁	A、B、C	a）无弯曲、折断、撕裂、裂纹、孔洞或其他被破坏迹象； b）凹陷深度不大于 30 mm
侧壁、端壁箱顶	A、B、C	a）无漏洞、非允许损伤； b）凹陷的深度不大于 35 mm
底梁	A、B、C	端梁的变形不大于 50 mm，并且不妨碍底板紧固件和上下侧梁附件（见图 B4 和图 B5）
角柱	A、B、C	a）无弯曲、裂缝和变形； b）角柱上仅一个凹坑，无论其长度及位置如何，只要深度大于 25 mm 既为非允许损伤（见图 B6）； c）单根角柱上有两个或两个以上凹坑，无论其长度及位置如何，只要深度超过 15 mm 既为非允许损伤（见图 B6）
箱门	A、B、C	箱门的附件、门锁装置等无折断或严重变形
叉槽	A、B、C	叉槽侧板弯曲的长度不大于 127 mm 或任何一侧变形不大于 50 mm
焊接件	A、B、C	集装箱各部位焊接的附件无裂纹
注：A—通用集装箱；B—干散货集装箱；C—罐式集装箱		

表 A2 集装箱内部检验项目和技术要求

检验项目	集装箱种类	技术要求
清洁	A、B	a）集装箱各部位无残留的矿物质、化工品、水泥、木屑、油渍，以及易粘污包装或污染货物的杂尘； b）箱内残留的霉烂粮谷、易脱落锈片和锈粉，以及足以影响货物包装的污物
	C	符合 SN/T 0891 的规定
干燥	A	箱内无积水、箱壁无汗水潮湿、底板面无水渍和油渍
	B、C	符合 SN/T 0889 的规定
无异味	A、B、C	a）无油味、漆味、腥味、臭味及其他足以影响拟装货物的异味； b）无强烈的特殊气味（如矿物油等）或仅有轻微气味，而不致影响货物的品质
无虫害	A、B、C	箱内无老鼠和足以危害货物及包装的活虫害

表 A2（完）

检验项目	集装箱种类	技术要求
无毒害	A、B、C	集装箱侧壁粘有棱形有毒有害危险标志或存有其印迹，罐式集装箱上航次装运含铅油种者，均视为曾装运过有毒有害物品，该集装箱均不适载粮油食品。但是，在下列情况下可以装运粮油食品： a）有效材料（或单据）证明集装箱上的危标印迹系易燃品或无毒化工品之印迹； b）最后一次装运有害物品之后，经过国内（或国外）专业清洗场正确清洗、测定，在确保无有毒、有害残留物的情况下，方可受载
底板	A	无折断、翘曲、铁钉
固货装置	A	固货系环或固货装置导轨的焊接件无裂纹、松动、变形
注：A—通用集装箱；B—干货集装箱；C—罐式装箱		

表 A3 集装箱密封胶垫的外观质量检验项目和技术要求

序号	缺陷名称	技术要求
1	破皮缺胶	深度不超过 2 mm，长、宽不大于 3 mm，每米不得多于两处
2	塌坑	塌坑不超过 1 mm
3	海绵状	不允许存在
4	严重皱纹	不允许存在
5	裂口	不允许存在
6	发粘或粘附	不允许粘附在一起

附 录 B
（提示的附录）
集装箱零件位置和缺陷示意图

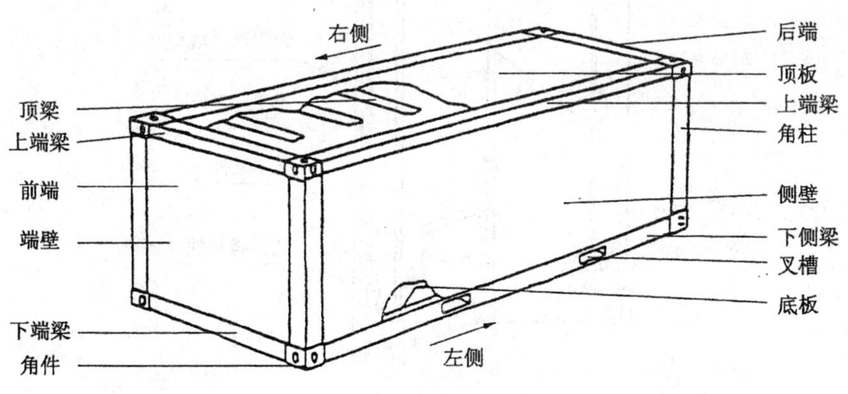

图 1

门楣
端门
前端
门槛
后端
底梁
纵向
横向

图 2

锁杆凸轮座
锁杆凸轮
锁杆托架
门铰链
锁杆
箱门密封垫
把手
把手锁件
箱门搭扣件

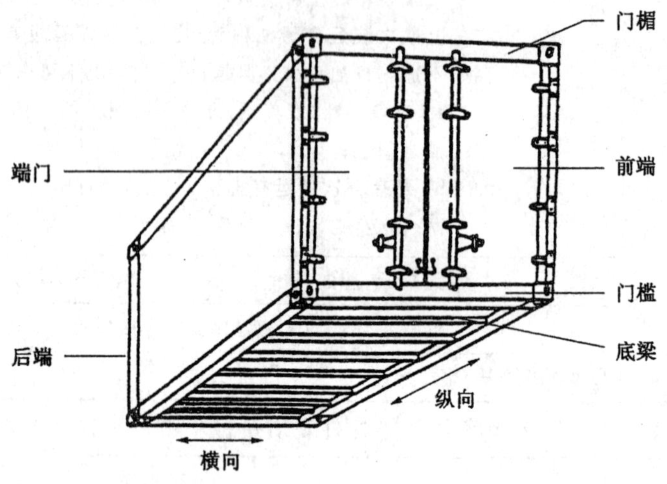

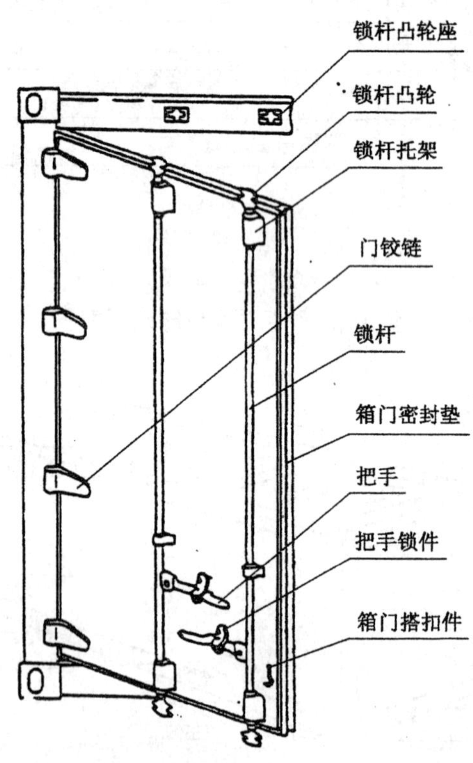

图 3

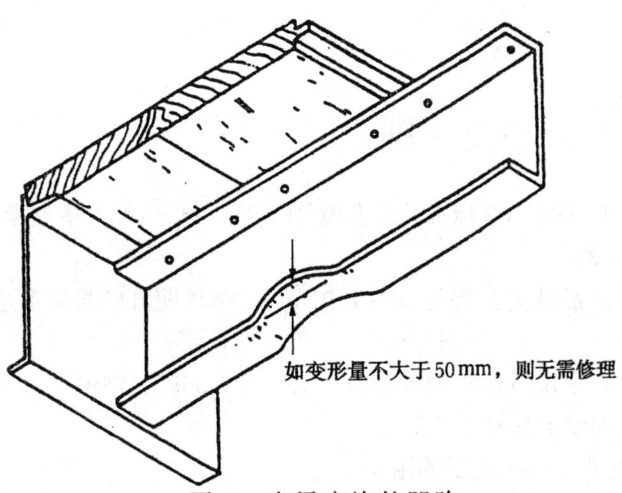

图 4　底梁容许的凹陷

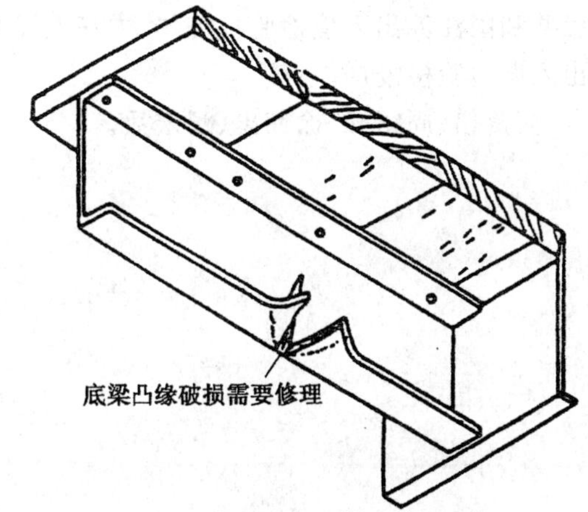

图 5　底梁需要修理的凹陷

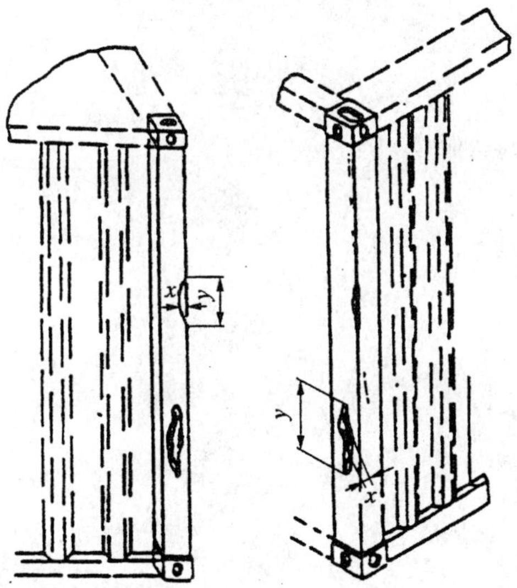

图 6　角柱的凹陷

前　　言

本标准是依据GB/T 1.1—1993《标准化工作导则　第1单元:标准的起草与表述规则　第1部分:标准编写的基本规定》编写的。

本标准石油及其液体产品计量方法与SN/T 0185—1993《进出口商品重量鉴定规程石油及其液体产品静态计重》相同。

进口液体商品的空舱鉴定及残留货物的估算,采用ISO 8697:1999《原油和石油产品转运责任——船上货量和余留在船上原油量的估算方法》。

本标准的附录A和附录B都是提示的附录。

本标准由国家认证认可监督管理委员会提出并归口。

本标准起草单位:中华人民共和国江苏出入境检验检疫局、中华人民共和国国家出入境检验检疫局鉴定处、中华人民共和国辽宁出入境检验检疫局。

本标准主要起草人:樊惠良、何贤伟、周绍峰、徐伟忠、汤宏兵。

本标准首次发布。

中华人民共和国出入境检验检疫行业标准

进出口商品重量鉴定规程 液体产品静态计重

SN/T 0993—2001

Rules for the weight survey of import and export commodities—Static measurement of liquid products

1 范围

本标准规定了进出口液体产品静态计重的方法、程序和要求。

本标准适用于进出口液体产品静态时的质量计算。可用于立式固定顶油罐、浮顶油罐、卧式油罐、铁路油槽车、油舱及输油管线中液体产品质量的计算。

2 引用标准

下列标准所包含的条文,通过在本标准中引用而构成为本标准的条文。本标准出版时,所示版本均为有效。所有标准都会被修订,使用本标准的各方应探讨使用下列标准最新版本的可能性。

GB/T 1884—1992 石油和液体石油产品密度测定法(密度计法)

GB/T 1885—1998 石油计量表

GB/T 4472—1984 化工产品密度、相对密度测定通则

GB/T 4883—1985 数据的统计处理和解释 正态样本异常值的判断和处理

GB/T 5526—1985 植物油脂检验 比重测定法

GB/T 8170—1987 数值修约规则

GB/T 8927—1988 石油和液体石油产品温度测量法

GB/T 8929—1988 原油水含量测定法(蒸馏法)

JJG 1014—1989 罐内液体石油产品计量技术规范

SN/T 0186—1993 进出口商品重量鉴定规程 流量计计重

SN/T 0188—1993 进出口商品重量鉴定规程 衡器鉴重

ISO 8697:1999 原油和石油产品转运责任——船上货量和余留在船上原油量的估算方法

3 定义

除下述术语外,本标准还采用 GB/T 1885—1998 的术语和定义。

3.1 液体产品静态计重

液体产品在容器中处于相对静止状态下的计量方法。

3.2 沉淀物

容器内液体产品中存在的因重力作用沉积于液体底部的不溶性物质。如:锈、泥、砂等物质。

3.3 悬浮物

容器内液体产品中存在的除沉淀物以外的不溶性物质。

3.4 溶解水

中华人民共和国国家质量监督检验检疫总局 2001-12-30 批准　　2002-06-01 实施

在一定温度条件下，溶解于液体产品中的水。

3.5 悬浮水

液体产品中所含的一种最终可分离而形成小水珠的水。

3.6 底水

以分层状态存在于液体产品下层的水。

3.7 总水量

液体产品中所含溶解水、悬浮水和底水的总量。

3.8 总观测容积

在一定温度和常压下，测定的包括所有水和沉淀物在内的液体产品体积。

3.9 毛观测容积

在一定温度和常压条件下，测定的包括溶解水、悬浮水和悬浮物在内的液体产品体积。但不包括底水和底部沉淀物的观测体积。

3.10 净容积

在一定温度和常压条件下，扣除总水量和沉淀物总量后的液体产品体积。

3.11 船上残留物

卸货结束后或开始装货前，液体货舱和压载舱中以及船上有关液货管线和油泵中的残留物，包括所有未卸净的液体产品、水、油泥渣等。

3.12 纵倾

船舶艏艉吃水不同，船艉吃水大于船艏吃水，称“艉倾”，船艉吃水小于船艏吃水，称“艏倾”。

3.13 横倾

船舶艏艉线平面偏离垂直平面。

4 计量器具和用品

4.1 量油尺、温度计、密度计应在计量合格有效期内，并完好无损。

4.2 取样器

4.2.1 液体产品的取样器应为不锈钢、铜质或铝合金材料制成；取样器的材料不应与液体货物发生化学反应而影响液体产品的品质；取样器应符合相应液体产品的清洁，卫生要求。

4.2.2 取样器的提拉绳应选用符合防静电要求的材料制成。

4.3 试油膏

应均匀地涂在尺上浸入试油中，颜色变化清晰，完全发生变化不应超过 10 s，与停留 20 s 的示值变化不超过 0.5 mm。

4.4 试水膏

应均匀地涂在尺上浸入试水中，颜色变化清晰，完全发生变化不应超过 5 s，停留 5 s 与停留 20 s 的示值变化不超过 0.5 mm。

5 计量精度

5.1 计量容器准确度应不大于 2‰。

5.2 各项测量、计算数据按照 GB/T 8170 的规定进行修约，精度要求见表 1。

表 1

项 目	单 位	精 度	
		测 量	计 算
液深、空距	m(in)	0.001(0.05)	0.001(0.01)
船舶水尺	m(in)	0.01(0.5)	0.01(0.01)
温 度	℃	0.2	0.1
密 度	m·t/m³(g/cm³)	0.000 1(0.1)	0.000 1(0.1)
密度温度修正系数			0.000 01
体积温度修正系数			0.000 01
体 积	m³(kl)		0.001
重 量	m·t		0.001
数 量	BBL		1

6 方法概述

在计量容器容量表规定的计量口，以经检定的量油尺和温度计分别测量容器中液体产品的深度或空距以及温度，然后按容量表求得液体产品在测量温度下的总观测容积，经各项修正后，计算出该计量容器内液体产品的重量。石油及其液体产品、动植物油脂、化工产品的计算方法见表 2。

表 2

	石油及其液体产品	动植物油脂	化工产品
体积	t℃时液体体积 V_t $V_{20}=V_t\times VCF_{20}$	t℃时液体体积 V_t	t℃时液体体积 V_t　$V_{20}=V_t\times K$ $V_{20}=V_t[1-f(t-20)]$
密度	ρ_{20}(真空中) 空气中计重用密度 $\rho_{20}-1.1$	d_4^{20}、d_4^t(真空中) t℃时真空中密度 $d_4^t=d_4^{20}-\gamma(t-20)$ t℃时空气中密度 $d_4^t-\beta$	ρ_{20}、ρ_t(真空中) t℃时真空中密度 $\rho_t=\rho_{20}-\gamma(t-20)$ t℃时空气中密度 $\rho_t-\beta$
重量	$m=V_{20}\times(\rho_{20}-1.1)$ 纯油在空气中的重量 $Wc=W\times(1-w)$	密度修正法 $W=V_t\times(d_4^t-\beta)$	1. 体积修正法　$W=V_{20}\times(\rho_{20}-\beta)$ 2. 密度修正法(如无条件采用体积修正法，用本方法) $W=V_t\times(\rho_t-\beta)$

其中：

V_{20}——标准温度 20℃时液体货物的体积，也称标准体积，单位：m³；

V_t——t℃时，液体货物的体积，也称计量温度下的体积，单位：m³，据舱容表、罐容表查出并经各项修正，见表 8 及 9.2.4；

VCF_{20}——由计量温度下的体积，换算到标准体积的体积修正系数。原油体积修正系数、(石油)产品体积修正系数表，润滑油体积修正系数表分别见 GB/T 1885—1998 表 60 A、60 B、60 D；

表 2(完)

	石油及其液体产品	动植物油脂	化工产品
f——化工产品体积温度修正系数,见附录A,表A1; 油单位为 g/cm³,其余为m/t/m³; ρ_t——t℃时,液体货物的密度,真空中或空气中应在括号中标明,单位:原油、(石油)产品、润滑油单位为g/cm³,其余为m/t/m³; d_4^{20}——标准温度20℃时,液体货物的密度与4℃纯水密度的比值(纯水密度表见附录B); d_4^t——实测温度t℃时,液体货物的密度与4℃纯水密度的比值; γ——动植物油脂或化工品的密度温度修正系数; m——原油、(石油)产品、润滑油的质量,单位kg或m/t; W——液体货物的重量,对于含水的石油,也称毛油重量,单位:m/t; W_c——含水石油的纯油重量,单位:m/t; W——含水石油的水分含量,以重量百分比计%; β——空气浮力修正值,与密度有关,见表3。			

表 3

ρ m/t/m³	~0.465 9	0.466 0~1.129 7	1.129 8~1.793 5	1.793 6~2.457 4
β	0.001 2	0.001 1	0.001 0	0.000 9

7 计量程序

计量程序见表4。

表 4

岸罐计量		船舱计量		备注
出口	进口	出口	进口	1. 在不影响计量准确性的前提下,部分步骤可互换或同步进行如出口液体产品,可先取样测密度,后登轮鉴定。 2. 每一步骤都必须做好原始记录。 3. 罐车计重参照本程序
1. 准备; 2. 测量液深或空距及底水深度; 3. 测量液温、罐区气温; 4. 取样; 5. 测定密度; 6. 装货完毕后,重复1~3; 7. 计算复核	1. 准备; 2. 测量液深或空距及底水深度; 3. 测量液温、罐区气温; 4. 取样; 5. 测定密度; 6. 卸货完毕后,重复1~5; 7. 计算复核	1. 准备; 2. 查核船舶水尺,纵倾、横倾; 3. 测量液深或空距、底水深度; 4. 测量液体温度; 5. 取样; 6. 测定密度; 7. 计算复核	1. 准备; 2. 查核船舶水尺,纵倾、横倾; 3. 测量液深或空距及底水深度; 4. 测量液温、罐区气温; 5. 取样; 6. 测定密度; 7. 空舱鉴定或船上残留物测定; 8. 计算复核	

7.1 计量准备

7.1.1 安全注意事项

7.1.1.1 遇恶劣天气,如:七级以上大风、雷电、大雨、大雪等,应暂停测量工作。

7.1.1.2 进入码头、罐区及登轮,应遵守罐区及船方有关防火、防爆安全规定。

7.1.1.3 登及油罐、油轮作鉴定时,应穿着防静电服和防滑、防静电鞋,使用防爆电筒或防爆灯照明。登罐前应用手触摸金属物(如铁梯)以消除静电。测量时,应站在计量口上风头。

7.1.1.4 对腐蚀性货物、有毒货物计量时,应使用透明面罩,防腐鞋、防腐服,戴防护手套。

7.1.2 液体产品岸罐计量的条件

7.1.2.1 计量岸罐必须经有资质的国家计量部门标定，并有在有效期内的罐容表，罐容表已到所在地检验检疫部门备案。岸罐检定、结构或管线改变时，事先应向所在地检验检疫部门报告。

7.1.2.2 罐区具有扫线设备，扫线压力符合要求，初次使用或罐区布置有变化时，可选一段管线，计算体积，试验扫线效果。

7.1.2.3 泵浦、管线、阀门等布置清楚，能够通过对阀门施封，防止旁流、串罐。

7.1.2.4 罐区管理规章制度健全，执行良好，配合检验鉴定工作。

7.1.2.5 在具体操作中，避开岸罐的非计量区，在低液位时有三种措施：

a）放空；

b）使液位高于非计量区；

c）发现液位已经处于非计量区后，可以放空，也可以用相同品质、相同密度的同种货物（必须附有实验室检测报告）补足，使之符合 b 条要求。对放出或补充的货物要进行计量并从货物总量中扣除或计入货物总量。

7.1.2.6 罐区管理及装卸、计量过程中，不应有其他影响计量准确性的因素。

7.1.3 液体产品船舱计量的条件

7.1.3.1 计量船舱必须经有资质的部门标定，舱容表准确有效，并有纵、横倾修正资料。

7.1.3.2 船方配合检验鉴定工作，并提供本规程要求的相关资料。

7.1.3.3 在装卸、计量过程中，不应有其他严重影响船舱计量准确性的因素。

7.1.3.4 经常发生重大短重或船舱计量与岸罐计量有重大差异的船舶，不宜用船舱计量结果出证。

7.1.4 确定计量方法。

7.1.5 准备计量器具。

7.1.6 检尺前应查明输油管线内存油情况，使其在输油前、后保持相同状态。

7.1.7 浮顶油罐计量时，应在浮顶全部起浮状态下测量；在检尺前，浮顶上不应有积雪、积水和其他杂物。

7.1.8 岸罐计量时，对于不是单罐单线的罐区，应对相关的管线阀门关闭并加封。

7.1.9 了解库（港）方关于油罐内油温状况。如罐内重质油品因温度原因近于凝结，应建议其设法加温，使之达到适于准确测量的油温。

7.1.10 船舱计量时，了解并查核与计重有关的情况（可由船方书面报告）：

a）本航次拟计量货物舱位、数量以及装/卸程序；

b）上航次承载何种货物，卸后货舱清洗情况；

c）油舱计量表检定单位和日期，如无纵横倾校正表时，应查阅管线分布图查明测量管部位；

d）压舱水舱位及数量，能否排净和保存情况，以及排水速度；

e）污油舱舱位、有无残油以及残留数量；

f）油舱与装卸货港岸罐计量情况（一般了解最近连续 10 个航次）。

7.1.11 测量的液深（空距）、液温超过 8 h 后，仍未泵油的，应在开泵前复测，并以复测结果为准；在测量液深（空距）、液温之前，必须给予所装卸的液体货物一定的稳定时间，稳定时间见表 5。

7.2 液深/空距的人工测量

7.2.1 液深或空距测量应先于液温测量。岸罐测量时应会同库（港）方计量人员共同进行。船舱测量时应会同船方人员共同测量。

7.2.2 测量位置

在油罐容量表或油舱容量表规定的计量口或检测点（基准点）测量，如油罐有一个以上计量口时，应在各计量口或检测点（基准点）逐一测量，取其算术平均值；如船舱有一个以上的计量口，应在各计量口或检测点（基准点）逐一测量，根据舱容表的规定修正、计算测深或空距。

表 5

<table>
<tr><th rowspan="2">计量方式</th><th rowspan="2">液体品种</th><th colspan="2">稳 定 时 间/h</th><th rowspan="2">备 注</th></tr>
<tr><th>出 货</th><th>进 货</th></tr>
<tr><td rowspan="4">立式岸罐</td><td>重质油</td><td>2</td><td>4</td><td rowspan="8">1. 对于有泡沫的液体，可在泡沫基本消除后计量，也可设法消除或驱除泡沫后计量。
2. 化工产品的稳定时间，要参考其粘度决定，一般取表中下限，沥青、液态硫磺等粘度很大的货物，稳定时间取上限</td></tr>
<tr><td>轻质油</td><td>0.5</td><td>2</td></tr>
<tr><td>动植物油脂</td><td>0.5</td><td>4</td></tr>
<tr><td>化工产品</td><td>0.5</td><td>1～2</td></tr>
<tr><td rowspan="3">卧式岸罐
罐车</td><td>重质油；轻质油</td><td>0.5</td><td>0.5</td></tr>
<tr><td>动植物油脂</td><td>0.5</td><td>0.5</td></tr>
<tr><td>化工产品</td><td>0.5</td><td>0.5～1</td></tr>
<tr><td>船舱</td><td>各种液态产品</td><td colspan="2">装货后 0.5 h～1 h</td></tr>
</table>

7.2.3　测量应做到下尺稳、触底轻、读数准，当尺锤触及罐底或舱底的瞬间即可提尺。检尺应连续测量 3 至 5 次，取其算术平均值。如连续两次测量值相同，则取该值。岸罐计量测量差值连续 2 次以上超过 2 mm 时，暂停测量；船舱计量时，测量差值如超过 20 mm，则应适当增加测量次数；当连续 2 次以上差值超过 40 mm 时，应暂停测量。

7.2.4　测量易挥发的轻质油之深度或空距时，如尺带上油迹不清晰，应涂试油膏检尺。

7.2.5　在测量石油及其液态产品和动植物油脂的深度或空距时，应测量底水高度。测量应在相应的计量口进行，如底水分布不均匀，应设法在几个测量口测量，取其各测量点数值加以算术平均。测量底水应在尺锤、尺带或尺棒上均匀涂以试水膏后进行测量，也可将底部样品倒入透明的玻璃量筒或玻璃瓶中观察，如有底水，再用试水膏测量其深度。

7.2.6　测量深度时应根据下尺高度和参照高度的差异的具体情况，确定差异高度为凝结油或冰冻等。

7.3　液温的人工测量

7.3.1　液温测量应在停止加温、停止搅拌后进行，并须在液深(空距)测量结束后立即测量。

7.3.2　温度测量位置：见表 6。

表 6

<table>
<tr><th>容器</th><th>测温部位</th><th>测 温 点 布 置</th></tr>
<tr><td>岸罐</td><td>罐顶相应计量口
(距罐壁 0.3 米以上)</td><td>液深 3 m 以下，在液深中部测一点；液深 3～5 m，在液面以下 1 m，罐底以上 1 m 各测一点，取算术平均值；液深 5 m 以上，在液面以下 1 m，罐底以上 1 m 及液深中部各测一点，如其中一点温度与平均温度相差大于 1℃，则必须在上测点与中测点、中测点与下测点间各增加一测点，取其算术平均值。</td></tr>
<tr><td>船舱</td><td>甲板相应
计量口</td><td>测量半数以上的舱位，但最少不少于 2 个舱；各舱温度与平均温度相差 1℃以上时，应逐舱测温；测温点参照岸罐测温点布置。</td></tr>
<tr><td>罐车</td><td>圆顶室口
温度计插孔</td><td>在液深中部测一点。</td></tr>
<tr><td>管线</td><td>温度计插孔</td><td>插孔以 45°角迎流插到管线内径三分之一处。</td></tr>
</table>

7.3.3　测温停留时间

7.3.3.1　用水银温度计测量经过加温液体产品的温度时，温度计在液体产品中至少停留 15 分钟；测量不加温液体产品的温度时，温度计在液体产品中至少停留 10 分钟；

7.3.3.2　用电子温度计测量液体温度时，应等温度计示值稳定后读数。

7.4　自动测量

7.4.1 对于岸罐、船舱的自动测深(空距)装置,包括船方提供的油水界面仪(也称 MMC),可以使用。如有异常,以手工测量结果为准。

7.4.2 对于浮标式液位计测得的液深(空距),应按照舱容表作液体密度修正。

7.4.3 船方、罐区的自动测温装置的应经过检定并在有效期内使用。如有异常,以手工测量结果为准。

7.5 取样

7.5.1 采用油罐计量用的液体产品的试样,应在油罐内采取。采用船舱计量用的液体产品的试样,应在船舱内采取。如果因条件限制必须在管线内取样,应遵照有关规定,充分注意样品的代表性。采取与计量有关的样品(如为测定密度、水分等的样品)时,样品采取与测量应同时进行。

7.5.2 在装货或卸货之前有底货时,应在装卸前后分别采样,测定密度。

7.5.3 石油及其液态产品、液态化工品、液态动植物油脂的取样,按照相关标准执行。

7.6 密度测定

7.6.1 石油及其液态产品密度的测定方法,按 GB/T 1884 执行。

7.6.2 液态动植物油脂密度的测定方法,按 GB/T 5526 执行。

7.6.3 液态化工品密度的测定方法,按 GB/T 4472 执行。

7.7 石油含水量测定

石油的含水量测定方法,按 GB/T 8929 规定执行。

7.8 异常数据的处理

每一个测定数据必须分析判断,异常数据的处理按 GB/T 4883 执行。

8 岸罐货量计算

8.1 量油尺的温度修正

对非保温的立式油罐、卧式油罐及铁路油槽车进行手工检尺法测量时,量油尺应按式(1)进行温度修正

$$H_c = H_r[1 + \alpha(t_p - 20)] \quad \cdots\cdots(1)$$

式中:H_c——量油尺温度修正后的实际油深,m;

H_r——量油尺所测液深的读取值(20℃时的值),m;

α——量油尺材质的线胀系数,一般取 0.000 012/℃;

t_p——罐内平均液温,℃。

8.2 总观测容积

根据所测罐内的液深或空距(前尺与后尺的液深或空距),查容量表,求得总观测容积 V(表载体积)。

8.3 底水容积

根据所测罐内底水高度(前尺与后尺水高),查容量表,求得表载底水体积 V_w。

8.4 淤泥、沉淀物容积

如测得罐内底部淤泥沉淀物(前尺与后尺),查容量表载底部沉淀物体积 V_s。

8.5 静压力修正

根据所测罐内液深或空距,查静压力修正表得到这一液深或空距下水的容积增大值 ΔV_{WP},然后根据式(2)计算出液体液位下静压力引起的容积增大值 ΔV_p。

$$\Delta V_p = \Delta V_{wp} \cdot D(20/4) \quad \cdots\cdots(2)$$

式中:ΔV_p——罐内液体液高下静压力引起的容积增大值;

ΔV_{wp}——罐内同一液高水的静压力引起的容积增大值;

$D(20/4)$——标准条件下罐内液体密度与 4℃纯水密度的比值(为货物 ρ_{20}值)。

8.6 在测定温度(t℃)条件下,罐内液体体积(V_t)的计算见表 7。

表 7

<table>
<tr><th>计量容器</th><th>罐内液体体积(V_t)的计算公式</th><th>备　注</th></tr>
<tr><td>保温的立式
金属罐</td><td>A:$V_t=[V_0+\Delta V_p-V_w-V_s]\cdot[1+3\alpha(t-20)]$</td><td rowspan="2">对于浮顶罐,质量为 $W_f$kg 的浮顶排开液体的体积为:V_fm³
1. 化工品、动植物油脂
$V_f=\frac{W_f}{\rho_{20}}\times\frac{1}{1\ 000}$
2. 石油及其液体产品
$V_f=\frac{W_f}{\rho_{20}}$</td></tr>
<tr><td>非保温的
立式金属罐</td><td>B:$V_t=[V_0+\Delta V_p-V_w-V_s]\cdot[1+2\alpha(t-20)]$</td></tr>
<tr><td colspan="3">其中:
V_0——总观测容积(即油罐表载体积),m³;
α——罐壁材质的线胀系数,钢罐一般取 0.000 012℃;
V_w——罐内底水体积,m³;
V_s——罐内沉淀物体积,m³;
t——式 A 中,t 为罐内液体平均温度;式 B 中,为罐壁平均温度。$t=(t_p+t_a)/2$,其中 t_p 为罐内平均液温,t_a 为罐外四周大气平均温度,亦可以油罐附近的百叶箱中的温度代替。</td></tr>
</table>

8.7 在标准温度 20℃时的石油标准体积(V_{20})及货物重量的计算

将 A、B 式求出的 V_t,代入表 3 中计算方法相应的公式,计算出货物的重量。

9 船舱货量计量

9.1 舱内液体深度/空距的纵、横倾修正

9.1.1 当油轮处于纵倾或横倾状态下,而船舱测量管又未设在船舱纵向和横向的中部,须对舱内液体体积或油深/空距进行修正计算。

9.1.2 如船方具备液货舱容积或油深/空距的纵、横倾修正表,可据以修正。

9.1.3 如船方不具备纵、横倾修正表,则应根据不同情况进行修正或处理:

a) 无纵倾修正表,当油舱内油面已覆盖舱底,且油面又未接触舱顶,可按式(3)修正计算。

$$C=\frac{T(L_t-2d)}{2L_{BP}} \qquad \cdots\cdots(3)$$

式中:C——油深或空距修正值,m;

T——船舶吃水差,m;

L_t——油舱长,m;

d——测量点距后舱壁距离,m;

L_{BP}——船长(两垂线间距离),m。

b) 无横倾修正表,应建议船方将船调平,不予修正。

油深修正,如测量点在舱中后部,艉倾时取负,艏倾时取正;测量点在舱中前部,艉倾时取正,艏倾时取负。对空距的修正,符号与油深修正相反。

9.2 标准体积的计算

9.2.1 总观测容积(表载体积)的计算按已经纵倾、横倾修正后的油深/空距,查相应舱位的容量表,逐舱算出观测容积。

9.2.2 当舱内液温与编制舱容表时的基准温度相差 10℃以上时,可参照油罐体积修正方法对查得的

V_0、V_w。

9.2.3 测定温度为(t℃)时的体积计算,可用式(4)求出:

$$V_t = V_0 - V_w \quad \cdots\cdots (4)$$

式中:V_t——测定温度(t℃)时,舱内液体产品体积;

V_0——表载液体产品的体积;

V_w——表载底水的体积;

注:如经测量舱内无水,此时 $V_t = V_0$

9.2.4 沉淀物及船上残留物计算,按照 ISO 8679 执行。

9.2.5 在标准温度 20℃下,液体货物标准体积(V_{20})

9.2.5.1 石油及其液体产品标准体积(V_{20})计算公式:$V_{20} = V_t \times VCF_{20}$

9.2.5.2 化工产品标准体积(V_{20})计算公式:$V_{20} = V_t \times K$

9.2.6 重量计算,见表 2。

9.3 空舱/卸载舱鉴定

9.3.1 对于卸载进口液体产品的船舱,卸毕后应作空舱/卸载舱鉴定,已卸空的出具空舱证书;有残液的要求船方继续扫舱卸货;对尚存有的多港分卸的货物作空距鉴定。

9.3.2 实施空舱/卸载舱鉴定的液体货舱应包括卸载的与非卸载的液体货舱及污油舱。

9.3.3 对凝固点较高的动植物油脂(如棕榈油、牛羊油等),凝固油原则上应人工下舱清出,清出的货物质量可按 SN/T 0188 进行衡重后加入货物总重量,对掏净确有困难的,可测量计算或目测估算其重量,残留小于卸前舱内油液质量的 1‰,可视作卸空,超过 1‰,应由船方说明原因并签字确认,并从总重量中扣除。对此,不签发空舱证书而签发鉴定报告如实证明剩余货物。必要时应及时通知申请人酌情处理。

附 录 A
（提示的附录）
化工品系数表
（参考性资料）

表 A1

英 文 名 称	中 文 名 称	比重温度系数	体积温度系数	密度（15℃）
ACETALDEHYDE	乙醛	0.001 32	0.001 68	0.784 6
ACETIC ACID	乙酸	0.001 12	0.001 07	1.054 9
ACETIC ANHYDRIDE	乙(酸)酐	0.001 20	0.001 11	1.087 1
ETHYL ACETATE	乙酸乙酯	0.001 20	0.001 32	0.906 6
ACETONE	丙酮	0.001 11	0.001 39	0.796 0
ACETONITRILE	乙腈	0.001 07	0.001 36	0.787 5
ACETYL BENZENE	苯甲酮	0.000 86	0.000 83	1.032 4
1,1,2,2-TETRACHLOROETHANE	1,1,2,2-四氯乙烷	0.001 59	0.000 99	1.602 6
ACRYLONITRILE	丙烯腈	0.001 11	0.001 36	0.811 5
N-OCTYL ALCOHOL	N-辛醇	0.000 67	0.000 81	0.832 0
ALKANE	链烷	0.000 70	0.000 70	0.860 0～0.872 0
ALLYL ALCOHOL	丙烯醇	0.000 87	0.001 02	0.8551
ALLYL AMINE	3-氨基丙烯	0.001 00	0.001 30	0.767 1
ALLYL CHLORIDE	3-氯丙烯	0.001 31	0.001 38	0.944 2
ALLYL CYANIDE	丁烯腈	0.000 97	0.001 16	0.838 2
ANILINE	苯胺	0.000 86	0.000 84	1.026 1
MONOETHANOL AMINE	2-氨基乙醇	0.000 79	0.000 78	1.019 6
M-AMINOTOLUENE	间氨基甲苯	0.000 81	0.000 81	0.993 0
O-AMINOTOLUENE	邻氨基甲苯	0.000 83	0.000 83	1.002 8
N-AMYL ALCOHOL	正戊醇	0.000 71	0.000 87	0.818 4
SEC-AMYL ALCOHOL	2-戊醇	0.000 78	0.000 96	0.813 2
TERT-AMYL ALCOHOL	2-甲基丁醇-2	0.000 91	0.001 12	0.813 5
N-AMYL BENZENE	正戊苯	0.000 77	0.000 89	0.862 6
N-AMYL CAPRYLATE	正辛酸戊酯	0.000 79	0.000 91	0.865 2
N-AMYL CAPROATE	正乙酸戊酯	0.000 82	0.000 95	0.867 6

表 A1(续)

英 文 名 称	中 文 名 称	比重温度系数	体积温度系数	密度(15℃)
1-HEXANOL	正己醇	0.000 69	0.000 85	0.822 4
DI-N-AMYL ETHER	DI-N-戊醚	0.000 79	0.001 01	0.787 0
N-AMYL OENANTHATE	正庚酸戊酯	0.000 81	0.000 93	0.866 3
ANISOLE	苯甲醚	0.000 93	0.000 93	0.998 6
ANONE	环己酮	0.000 89	0.000 94	0.951 0
ALPHA METHYL STYRENE	α-甲基苯乙烯	0.000 86	0.000 94	0.914 1
BENZONITRILE	苯氰	0.000 88	0.000 87	1.009 5
BENZYL ALCOHOL	苯甲醇	0.000 78	0.000 74	1.049 3
BENZENE	苯	0.001 05	0.001 19	0.884 2
BENZYL CHLORIDE	卡基氯	0.000 97	0.000 87	1.104 3
BROMO BENZENE	溴苯	0.001 35	0.000 90	1.501 7
N-BUTYL BROMIDE	1-溴丁烷	0.001 44	0.001 12	1.282 9
SEC-BUTYL BROMIDE	2-溴丁烷	0.001 44	0.001 14	1.268 1
ALPHA-BROMO NAPHTHALENE	α-溴萘	0.001 01	0.000 68	1.488 3
BROMO ETHANE	溴乙烷	0.002 04	0.001 38	1.470 8
N-BUTYRIC ACID	正丁酸	0.000 99	0.001 03	0.962 9
2-BUTANONE	2-丁酮	0.001 03	0.001 28	0.810 1
N-BUTYL ALCOHOL	正丁醇	0.000 76	0.000 93	0.813 4
N-BUTYRONITRILE	正丁腈	0.000 91	0.001 14	0.795 4
BUTYL CELLOSOLVE	丁氧基乙醇	0.000 88	0.000 97	0.905 1
BUTYL ACETATE	乙酸丁酯	0.001 01	0.001 15	0.886 5
N-BUTYL ACRYLATE	丙烯酸正丁酯	0.001 00	0.001 12	0.903 7
SEC-BUTYL ALCOHOL	2-丁醇	0.000 79	0.000 98	0.810 9
N-BUTYL BENZENE	正丁苯	0.000 80	0.000 92	0.864 2
N-BUTYL CAPROATE	正己酸丁酯	0.000 84	0.000 97	0.869 5
N-BUTYL CAPRYLATE	正辛酸丁酯	0.000 80	0.000 92	0.866 7
BUTYL CARBITOL	丁氧乙氧基乙醇	0.000 83	0.000 87	0.956 9
SEC-BUTYL CHLORIDE	2-氯丁烷	0.001 12	0.001 27	0.878 8
BUTYL ETHER	正丁醚	0.000 85	0.001 10	0.772 5
N-BUTYL IODIDE	1-碘丁烷	0.001 65	0.001 01	1.623 7

表 A1(续)

英 文 名 称	中 文 名 称	比重温度系数	体积温度系数	密度(15℃)
SEC-BUTYL IODIDE	2-碘丁烷	0.001 65	0.001 03	1.605 8
N-BUTYL OENANTHATE	正庚酸丁酯	0.000 83	0.000 95	0.868 0
N-CAPROIC ACID	正己酸	0.000 87	0.000 93	0.931 4
N-CAPROIC ANHYDRIDE	正己酐	0.000 82	0.000 89	0.924 0
N-CAPROYL CHLORIDE	己酰氯	0.001 00	0.001 02	0.980 5
N-CAPRONITRILE	正己腈	0.000 82	0.001 01	0.804 9
N-PROPYL CAPRYLATE	N-辛酸丙酯	0.000 82	0.000 94	0.870 0
N-BUTYL CHLORIDE	1-氯丁烷	0.001 10	0.001 23	0.892 0
N-OCTYL BROMIDE	1-溴辛烷	0.001 01	0.000 91	1.118 0
N-CAPRYLONITRILE	正辛腈	0.000 76	0.000 93	0.817 2
CARBON BISULFIDE	二硫化碳	0.001 48	0.001 17	1.270 6
CARBON TETRACHLORIDE	四氯化碳	0.001 92	0.001 20	1.603 7
CAUSTIC SODA (50%)	氢氧化钠	0.000 72	0.000 00	0.000 0
CELLOSOLVE ACETATE	乙酸一氧基一酯	0.001 09	0.001 12	0.977 2
CELLOSOLVE SOLVENT	2-氧基乙醇	0.000 91	0.000 97	0.934 6
QUINOLINE	喹啉	0.000 79	0.000 72	1.097 7
CHLOROBENZEN	氯苯	0.001 08	0.000 97	1.111 7
ETHYLENE CHLOROHYDRIN	2-氯乙醇	0.001 06	0.000 88	1.207 2
CHLOROFORM	三氯甲烷	0.001 86	0.001 24	1.498 4
EPICHLOROHYDRIN	1-氯-2,3-环氧丙烷	0.001 23	0.001 03	1.186 8
CHLOROTHENE NU	氯噻吡胺 NU	0.001 64	0.001 23	1.333 9
CHLOROTHENE VG	氯噻吡胺 VG	0.000 97	0.001 23	1.332 8
O-CHLOROTOLUENE	2-氯甲苯	0.000 97	0.000 89	1.087 3
P-CHLOROTOLUENE	4-氯甲苯	0.000 98	0.000 91	1.074 9
N-PROPYL CHLORIDE	1-氯丙烷	0.001 23	0.001 37	0.898 5
ISOBUTYRIC ACID	异丙酸	0.001 01	0.001 06	0.953 0
COGNAC OIL	庚酸乙酯	0.000 88	0.001 01	0.873 0
M-CRESOL	间-甲酚	0.000 80	0.000 77	1.038 0
CROTONITRILE	丁腈	0.000 99	0.001 19	0.828 9
ISOCROTONITRILE	2-丁烯腈	0.000 97	0.001 17	0.825 9

表 A1(续)

英 文 名 称	中 文 名 称	比重温度系数	体积温度系数	密度(15℃)
CYCLOHEXANE	环己烷	0.000 92	0.001 18	0.783 1
CYCLOHEXANE YLACETATE	乙酸环己酯	0.000 95	0.000 97	0.975 4
CYCLOPENTANE	环戊烷	0.000 98	0.001 30	0.750 3
CYCLOPENTANOL	环戊醇	0.000 78	0.000 82	0.950 8
CYCLOPENTANONE	环戊酮	0.000 97	0.001 02	0.953 5
N-DECANE	正癸烷	0.000 75	0.001 02	0.733 7
DIETHYLCARBINOL	3-戊醇	0.000 83	0.001 01	0.824 7
CYCLOPENTENE	环戊烯	0.001 04	0.001 34	0.776 7
CYCLOPENTYLAMINE	戊胺	0.000 93	0.001 08	0.864 5
CYCLOPENTYLCHLORIDE	氯环戊烷	0.001 05	0.001 03	1.014 0
CUMENE	异丙苯	0.000 86	0.000 99	0.866 1
DIBUTYL PHTHALATE	苯二甲酸二丁酯	0.000 82	0.000 78	1.050 6
TRANS-DECALIN	反萘烷	0.000 74	0.000 85	0.873 7
CIS-DECALIN	顺萘烷	0.000 76	0.000 84	0.900 5
N-DECANENITRILE	正癸腈	0.000 73	0.000 89	0.823 3
ISODECANOL	异癸醇	0.000 68	0.000 81	0.841 3
DIETHYLENE GLYCOL	乙二醇醚	0.000 71	0.000 63	1.119 8
DIETHYL PHTHALATE	苯二甲酸乙酯	0.000 88	0.000 78	1.122 8
ETHYLENE DIAMINE	乙二胺	0.000 94	0.001 04	0.900 0
TRIMETHYLENE-DIBROMIDE	1,3-溴丙烷	0.001 79	0.000 90	1.989 3
O-DICHLOROBENZENE	邻-二氯(代)苯	0.001 11	0.000 85	1.311 4
M-DICHLOROBENZENE	间-二氯(代)苯	0.001 13	0.000 87	1.294 1
1,2-DICHLOROETHANE	1,2-二氯乙烷	0.001 44	0.001 15	1.260 0
1,1-DICHLOROETHANE	1,1-二氯乙烷	0.001 56	0.001 32	1.183 5
2,2-DICHLOROPROPANE	2,2-二氯丙烷	0.001 38	0.001 26	1.098 4
DICHLORO ISOPROPYLETHER	1-甲基-2-氯乙醚	0.001 08	0.000 96	1.122 2
DIETHYL AMINE	二乙胺	0.001 06	0.001 49	0.709 4
N,N-DIETHYLANILINE	N,N-二乙基苯胺	0.000 80	0.000 85	0.938 8
ETHYL CARBONATE	碳酸乙酯	0.001 10	0.001 13	0.980 4
ETHYL ETHER	乙醚	0.001 14	0.001 58	0.719 2

表 A1(续)

英 文 名 称	中 文 名 称	比重温度系数	体积温度系数	密度(15℃)
ETHYLAL	甲基二乙二醚	0.001 04	0.001 25	0.834 6
DIOCTYL PHTHALTE	苯二酸二乙基己酯	0.000 74	0.000 75	0.987 7
DIETHYL KETONE	3-戊酮	0.000 96	0.001 18	0.819 1
DIETHYL MALONATE	丙二酸二乙酯	0.001 05	0.000 99	1.060 4
DIETHYL METHYL-METHANE	3-甲基戊烷	0.000 89	0.001 13	0.668 7
DIETHYL OXALATE	乙二酸乙酯	0.001 16	0.001 07	1.084 3
3,3-DIETHYLPENTANE	3,3-二乙基戊烷	0.000 72	0.000 95	0.756 9
ETHYL SULFIDE	乙硫醚	0. 001 00	0.001 19	0.841 0
1,4-DIOXANE	1,4-二氧杂环己烷	0.001 13	0.001 09	1.039 2
N-DODECANE	正十二烷	0.000 72	0.000 96	0.752 5
DIISODECYL PHTHALATE	苯二甲酸二癸酯	0.000 75	0.000 77	0.972 4
DIISOBUTYL KETONE	2,6-二甲基庚酮	0.000 80	0.000 99	0.810 0
DIMETHYLANILINE	N,N-二甲基苯胺	0.000 81	0.000 84	0.960 1
0-XYLENE	邻二甲苯	0.000 84	0.000 95	0.884 3
M-XYLENE	间二甲苯	0.000 85	0.000 98	0.868 4
P-XYLENE	对二甲苯	0.000 87	0.001 01	0.865 4
ISOPROPYL ALCOHOL	异丙醇	0.000 82	0.001 03	0.789 2
1,2-DIMETHYLCYCLOPENTENE	1,2-二甲基环戊烷	0.000 89	0.001 11	0.799 5
1,5-DIMETHYLCYCLOPENTENE	1,5-二甲基环戊烷	0.000 90	0.001 15	0.785 1
N,N-DIMETHYL FORMAMIDE	甲酰二甲胺	0.000 95	0.000 99	0.954 8
2,5-DIMETHYL HEXANO	2,5-二甲基己烷	0.000 82	0.001 18	0.697 9
2,7-DIMETHYL OCTANE	2,7-二甲基辛烷	0.000 76	0.001 05	0.726 4
METHYL SUCCINATE	丁二酸二甲脂	0.001 13	0.001 00	1.125 2
DINONYL PHTHALATE	苯二甲酸二壬脂	0.000 70	0.000 72	0.971 9
DIPROPYLENE GLY-COL	2-丙醇醚	0.000 75	0.000 73	1.029 0
N-HEPTANE	正庚烷	0.000 84	0.001 22	0.687 8
PROPYL ETHER	丙醚	0.000 96	0.001 27	0.751 8
DOW PER		0.001 65	0.001 01	1.630 4
ETHYLENE GLYCOL	乙二醇	0.000 70	0.000 63	1.117 1
ETHYL BENZENE	乙苯	0.000 88	0.001 01	0.871 3

表 A1(续)

英 文 名 称	中 文 名 称	比重温度系数	体积温度系数	密度(15℃)
ETHYL BENZOATE	苯甲酸乙酯	0.000 93	0.000 88	1.051 1
ETHYL BUTYRATE	正丁酸乙酯	0.001 04	0.001 18	0.884 4
ETHYL DECANOATE	正癸酸乙酯	0.000 81	0.000 93	0.868 1
ETHYL OCTANOATE	辛酸乙酯	0.000 85	0.000 98	0.870 8
ETHYL FORMATE	甲酸乙酯	0.001 29	0.001 38	0.928 9
ETHYL GLUTARATE	戊二酸乙酯	0.001 00	0.000 97	1.027 0
2-ETHYL HEXANOL	2-乙基己醇	0.000 73	0.000 88	0.836 0
ETHYL IODIDE	碘乙烷	0.002 25	0.001 15	1.947 1
ETHYL PROPIONATE	丙酸乙酯	0.001 12	0.001 25	0.895 7
DOWANOL EM		0.000 91	0.000 94	0.969 1
FLEXOL PLASTICI-ZER J. P. O.		0.000 70	0.000 70	0.996 9
FLUORO BENZENE	氟(代)苯	0.001 18	0.001 15	1.030 9
FORMAMIDE	甲酰胺	0.000 85	0.000 75	1.137 6
FORMIC ACID	甲酸	0.001 24	0.001 01	1.226 5
GLYCERIN	甘油	0.000 62	0.000 49	1.264 4
N-UNDECANE	正十一(碳)烷	0.000 73	0.000 99	0.743 9
HEPTANAL	正庚醛	0.000 84	0.001 02	0.821 6
2-HEPTANONE	2-庚酮	0.000 86	0.001 05	0.819 7
N-HEPTANOIC ACID	正庚酸	0.000 82	0.000 89	0.922 2
N-HEPTYL ACETATE	N-辛酸甲酯	0.000 87	0.000 99	0.875 0
N-HEPTYL ALCOHOL	正庚醇	0.000 69	0.000 84	0.822 6
N-HEPTYL BROMIDE	1-溴庚烷	0.001 07	0.000 94	1.145 3
N-HEPTYL BUTYRATE	N-丁酸庚酯	0.000 82	0.000 94	0.867 8
N-HEPTYL CAPROATE	N-己酸庚酯	0.000 79	0.000 91	0.865 1
N-HEXYL CAPRYLATE	N-辛酸庚酯	0.000 76	0.000 89	0.864 1
N-HEPTYL FORMATE	N-甲酸庚酯	0.000 87	0.000 99	0.882 8
N-HEPTYL IODIDE	1-碘庚烷	0.001 22	0.000 88	1.385 1
N-HEPTYL OENANT HATE	N-庚酸庚酯	0.000 76	0.000 88	0.864 2
N-HEPTYL VALERATE	N-戊酸庚酯	0.000 80	0.000 92	0.866 2
PIPERIDINE	哌啶	0.000 91	0.001 05	0.865 9

表 A1(续)

英文名称	中文名称	比重温度系数	体积温度系数	密度(15℃)
HEXAHYDROTOLUENE	甲基环己烷	0.000 87	0.001 13	0.773 4
N-HEXANE	正己烷	0.000 88	0.001 33	0.663 8
2-HEXANONE	己酮-2	0.000 91	0.001 11	0.815 8
HEXENE (5) NITRILE (CIS)	顺 5-己烯腈	0.000 85	0.001 03	0.828 2
HEXENE (5) NITRILE (TRANS)	反 5-己烯腈	0.000 87	0.001 05	0.829 1
N-HEXYL ACETATE	醋酸乙酯	0.000 91	0.001 03	0.877 9
N-HEXYL BENZENE	正己苯	0.000 76	0.000 88	0.863 9
N-HEXYL BUTYRATE	N-丁酸己酯	0.000 85	0.000 98	0.869 4
N-HEXYL CAPROATE	N-己酸己酯	0.000 80	0.000 93	0.866 2
N-HEPTYL CAPRYLATE	辛酸己酯	0.000 76	0.000 88	0.863 4
N-HEXYL FLUORIDE	1-氟己烷	0.000 99	0.001 23	0.805 2
N-HEXYL FORMATE	N-甲酸己酯	0.000 91	0.001 03	0.885 9
N-HEXYL OENANTHATE	N-庚酸己酯	0.000 78	0.000 91	0.865 1
N-HEXYL VALERATE	N-戊酸己酯	0.000 82	0.000 95	0.867 6
HEXYLENE GLYCOL	2-甲苯-2,4-戊二醇	0.000 72	0.000 78	0.925 4
LODO BENZENE	碘苯	0.001 52	0.000 83	1.838 3
LODO METHANE	碘甲烷	0.002 80	0.001 22	2.293 0
ISOPROPYL IODIDE	2-碘丙烷	0.001 91	0.001 12	1.713 7
ISOAMYL ALCOHOL	异戊醇	0.000 74	0.000 91	0.812 9
ISOAMYL BROMIDE	1-溴-3-甲基丁烷	0.001 31	0.001 08	1.209 5
ISOBUTANOL	异丁醇	0.000 76	0.000 94	0.805 8
ISOBUTYL CHLORIDE	1-氯-2-甲基丙烷	0.001 11	0.001 26	0.882 9
ISOBUTYL IODIDE	1-碘-2-甲基丙烷	0.001 66	0.001 03	1.611 8
ISOBUTYRO NITRILE	异丁腈	0.000 95	0.001 23	0.775 1
ISOHEXANE	异己烷	0.000 88	0.001 34	0.658 0
ISOOCTANE	异辛烷	0.000 80	0.001 15	0.695 8
ISOPRENE	异戊二烯	0.001 02	0.001 49	0.686 0
ISOPROPYL AMINE	异丙胺	0.001 10	0.001 58	0.694 6
ISOPROPYL BROMIDE	2-溴丙烷	0.001 66	0.001 26	1.322 2
ISOPROPYL CHLORIDE	2-氯丙烷	0.001 26	0.001 45	0.868 0

表 A1(续)

英 文 名 称	中 文 名 称	比重温度系数	体积温度系数	密度(15℃)
LAURONITRILE	月桂腈	0.000 71	0.000 86	0.827 4
METHANOL	甲醇	0.000 92	0.001 16	0.795 9
PROPIONIC ACID	丙酸	0.001 08	0.001 08	0.998 7
METHYL ACETATE	醋酸甲酯	0.001 29	0.001 37	0.940 3
METHYL ACRYLATE	丙烯酸甲酯	0.001 20	0.001 25	0.961 4
METHYL ANILINE	苯甲胺	0.000 80	0.000 81	0.990 2
TOLUENE	甲苯	0.000 92	0.001 06	0.871 6
NIOBE OIL	苯酸甲酯	0.000 96	0.000 87	1.093 3
METHYL HEXANOATE	己酸甲酯	0.000 93	0.001 05	0.889 3
METHYL CHLOROFORM	三氯乙烷	0.001 66	0.001 23	1.345 9
ISOBUTYL BROMIDE	1-溴-2-甲基丙烷	0.001 48	0.001 16	1.272 0
2-METHYL-CYCLOHEXANONE	2-甲基环己酮	0.000 87	0.000 94	0.929 3
3-METHYL-CYCLOHEXANONE	3-甲基环己酮	0.000 84	0.000 91	0.919 5
4-METHYL-CYCLOHEXANONE	4-甲基环己酮	0.000 84	0.000 91	0.919 8
METHYL-CYCLOPENTANE	甲基环戊烷	0.000 93	0.001 23	0.753 4
METHYL FORMATE	甲酸甲酯	0.001 45	0.001 48	0.981 5
MIBK	甲基异丁酮	0.000 92	0.001 14	0.805 3
METHYL ISOBUTYRATE	异丁酸甲酯	0.001 12	0.001 25	0.894 6
PROPYLENE GLYCOL	1,2-丙二醇	0.000 72	0.000 69	1.039 9
0-NITROTOLUENE	邻硝基甲苯	0.000 97	0.000 83	1.167 8
M-NITROTOLUENE	间硝基甲苯	0.000 94	0.000 81	1.161 8
ALPHA PICOLINE	α-甲基吡啶	0.000 93	0.000 98	0.949 0
METHYLENE DIBROMIDE	二溴甲烷	0.002 57	0.001 03	2.509 9
METHYLENE DIIODIDE	二碘甲烷	0.002 67	0.000 80	3.334 5
NEW-TRI		0.001 67	0.001 14	1.466 7
OCTENE (7) NITRILE (CIS)	7-辛烯腈	0.000 78	0.000 94	0.832 4
NITRO BENZENE	硝基苯	0.000 99	0.000 82	1.208 2
NITROMETHANE	硝基甲烷	0.001 35	0.001 18	1.144 8
1-NITROPROPANE	1-硝基丙烷	0.001 08	0.001 08	1.006 3
2-NITROPROPANE	2-硝基丙烷	0.001 10	0.001 11	0.993 1

表 A1(续)

英 文 名 称	中 文 名 称	比重温度系数	体积温度系数	密度(15℃)
OLEIC ACID	油酸	0.000 69	0.000 77	0.893 9
N-OCTANE	正辛烷	0.000 80	0.001 14	0.706 6
N-OCTYL BUTYRATE	正丁酸辛酯	0.000 79	0.000 92	0.866 9
N-OCTYL CAPROATE	正己酸辛酯	0.000 77	0.000 90	0.864 2
N-OCTYL CAPRYLATE	正辛酸辛酯	0.000 74	0.000 86	0.862 9
N-OCTYL FORMATE	正甲酸辛酯	0.000 85	0.000 96	0.878 6
N-OCTYL IODIDE	正碘辛烷	0.001 16	0.000 87	1.335 7
N-OCTYL OENANTHATE	正庚酸辛酯	0.000 76	0.000 88	0.863 4
N-OCTYL VALERATE	正戊酸辛酯	0.000 78	0.000 91	0.865 4
N-PELARGONITRILE	正辛腈	0.000 75	0.000 91	0.820 6
PENTACHLOROETHANE	五氯乙烷	0.001 52	0.000 90	1.688 1
N-PENTANE	正戊烷	0.000 98	0.001 55	0.631 1
N-VALERIC ACID	戊酸	0.000 91	0.000 96	0.943 7
STYRENE MONOMER	苯乙烯	0.000 88	0.000 97	0.910 7
N-PROPYL ALCOHOL	丙醇	0.000 78	0.000 97	0.807 5
N-PROPYL BENZENE	正丙苯	0.000 83	0.000 96	0.866 3
N-PROPYL BROMIDE	正溴丙烷	0.001 66	0.001 22	1.359 7
N-PROPYL IODIDE	正碘丙烷	0.001 89	0.001 08	1.758 4
N-PROPYL OENANTHATE	正庚酸丙酯	0.000 85	0.000 98	0.869 8
PYRIDINE	吡啶	0.001 00	0.001 02	0.987 8
TRIETHYLENE GLYCOL	二缩三(乙二醇)	0.000 78	0.000 69	1.127 4
TERT-BUTYL BROMIDE	叔丁基溴	0.001 54	0.001 25	1.228 6
N-TRIDECANE	正十三烷	0.000 71	0.000 94	0.759 9
TRIETYL AMINE	三乙胺	0.000 91	0.001 24	0.732 6
N-UNDECANENITRILE	正十一腈	0.000 72	0.000 87	0.825 4
N-VALERONITRILE	正戊腈	0.000 85	0.001 05	0.830 5
ISOVALERONITRIE	异戊腈	0.000 87	0.001 09	0.794 9
VINYL ACETATE MONO	醋酸乙烯酯	0.001 27	0.001 35	0.938 7
VORANOL 2120	聚丙烯乙二醇 2120	0.000 76	0.000 75	1.006 8
VORANOL 3000	聚丙烯乙二醇 3000	0.000 76	0.000 76	1.011 8

表 A1(完)

英 文 名 称	中 文 名 称		比重温度系数	体积温度系数	密度(15℃)
VORANOL 3022	聚丙烯乙二醇 3022		0.000 77	0.000 76	1.012 3
VORANOL 4701	取丙烯乙二醇 4701		0.000 76	0.000 74	1.025 8
XYLENE3°	3°二甲苯		0.000 85		
XYLENE5°	5°二甲苯		0.000 85		
XYLENE10°	10°二甲苯		0.000 85		
TRIETHANOLAMINE85	三乙醇胺 85		0.000 56	0.000 50	1.124 7
TRIETHANOLAMINE98	三乙醇胺 98		0.000 54	0.000 48	1.126 2
TRIETHANOLAMINE99	三乙醇胺 99		0.000 54	0.000 48	1.126 1
SWAZOL 1000			0.000 80	0.000 91	0.877 7
DOW FAX2A1			0.000 61	0.000 52	1.170 2
PROPYLENE OXIDE	甲基环氧乙烷		0.001 23	0.001 47	0.835 4
ISOBUTYL ACRYLATE	乙酸异丁酯		0.001 00	0.001 12	0.894 3
N-BUTYL METHACRYLATE	甲基丙烯酸丁酯		0.000 94	0.001 04	0.899 9
ETHYL METHACRYLATE	甲基丙烯酸乙酯		0.001 07	0.001 17	0.918 3
COAL TAR OIL	煤焦油		0.000 60		
CREOSOTE OIL	杂酚油		0.000 70		
CRUDE BENZENE	粗苯		0.001 05		
MIXED BENZENE	混合苯		0.000 96		
ETHYLENE BOTTOM OIL	乙烯焦油		0.000 70		
ALCOHOL	乙醇[1)]，酒精	体积浓度 55%	0.000 78		
		体积浓度 55%～95%	0.000 87		
ISOPROPANOL	异丙醇		0.000 83		

1) 可依据国际法制计量组织推荐的《国际酒精表》计算。

附 录 B
（提示的附录）
纯水密度表
（参考性资料）

表 B1

温度/℃	密度/m·t/m³	温度/℃	密度/m·t/m³	温度/℃	密度/m·t/m³
0	0.999 87	15	0.999 13	30	0.995 68
1	0.999 93	16	0.998 97	31	0.995 37
2	0.999 97	17	0.998 80	32	0.995 06
3	0.999 99	18	0.998 62	33	0.994 73
4	1.000 00	19	0.998 43	34	0.994 40
5	0.999 99	20	0.998 23	35	0.994 06
6	0.999 97	21	0.998 02	36	0.993 72
7	0.999 93	22	0.997 80	37	0.993 36
8	0.999 88	23	0.997 57	38	0.993 00
9	0.999 81	24	0.997 33	39	0.992 63
10	0.999 73	25	0.997 08	40	0.992 25
11	0.999 63	26	0.996 81		
12	0.999 53	27	0.996 54		
13	0.999 41	28	0.996 26		
14	0.999 27	29	0.995 98		

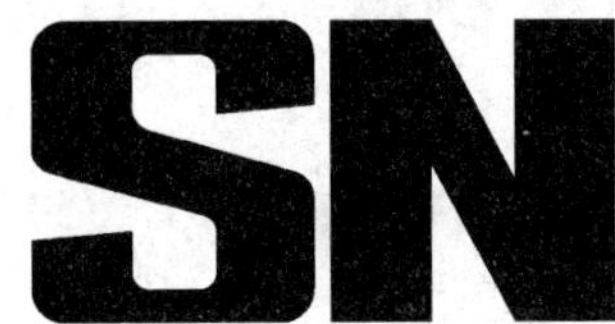

中华人民共和国出入境检验检疫行业标准

SN/T 2388.3—2010

进口商品残损鉴定规程
第3部分:海损鉴定

Rules for damage survey of imported commodities on maritime transportation—Part 3:Cargo survey for average

2010-01-10 发布　　　　2010-07-16 实施

中华人民共和国
国家质量监督检验检疫总局 发布

前　言

SN/T 2388《进口商品残损鉴定规程》共分为3部分：

——第1部分：通则；

——第2部分：名词术语；

——第3部分：海损鉴定。

本部分为SN/T 2388的第3部分。

本部分由国家认证认可监督管理委员会提出并归口。

本部分起草单位：中华人民共和国天津出入境检验检疫局、中华人民共和国广东出入境检验检疫局、中华人民共和国辽宁出入境检验检疫局、中华人民共和国广西出入境检验检疫局。

本部分主要起草人：黄合、李国功、吴坚华、尹文忠、周武章。

本部分系首次发布的出入境检验检疫行业标准。

进口商品残损鉴定规程
第3部分:海损鉴定

1 范围

SN/T 2388的本部分规定了海运进口商品海损鉴定的要求。

本部分适用于海运进口商品的海损鉴定。

2 规范性引用文件

下列文件中的条款通过SN/T 2388本部分的引用而成为本部分的条款。凡是注日期的引用文件,其随后所有的修改单(不包括勘误的内容)或修订版均不适用于本部分,然而,鼓励根据本部分达成协议的各方研究是否可使用这些文件的最新版本。凡是不注日期的引用文件,其最新版本适用于本部分。

SN/T 2388.1—2009 进口商品残损鉴定规程 第1部分:通则

SN/T 2388.2—2009 进口商品残损鉴定规程 第2部分:名词术语

3 术语和定义

SN/T 2388.2中确立的以及下列术语和定义适用于SN/T 2388的本部分。

3.1

海损鉴定 cargo survey for average

船舶在航行过程中遭遇自然灾害、意外事故、其他不可抗力及船方的人为过错而发生海难事故后,按照提单分清完好货物与残损货物,对残损货物区别单独海损或共同海损,证明残货的损失程度、产生的额外费用及所有货物的到岸价格而进行的鉴定。

4 基本要求

4.1 工作条件

4.1.1 共同海损的构成条件:

——同一航程中的船舶、货物和其他财产遭遇实际存在的共同危险;

——所采取的施救措施应是有意而合理的;

——作出的牺牲应是特殊的,支出的费用应是额外的;

——采取的牺牲措施应有效果。

4.1.2 SN/T 2388.1—2009中4.1的规定适用于本部分。

4.2 技术条件

4.2.1 海损鉴定需在发生海难事故的般舶抵港卸货前,最迟应于货物开舱卸货前提出申请,海损鉴定工作应在残损货物卸离船舶前进行。

4.2.2 受理海损鉴定工作时,应提供舱单、装载图、提单、海事报告、事故报告等有关资料。

4.3 安全条件

4.3.1 进入码头、登轮及下舱进行鉴定工作时,应严格遵守有关安全规定。

4.3.2 必要时应身着防静电工作服和防滑防静电鞋,佩戴防毒面具,使用防爆手电筒或防爆手灯等安全防护用品。

4.3.3 为保障人身安全,必要时应在进入装有危险品的船舱前对舱内进行安全检测,以防人员误入,发生人身安全事故。

4.3.4 遇大风、雷电、大雨等恶劣天气时,应暂停鉴定工作。

4.4 终止

在进行海损鉴定工作中,发现实际鉴定条件不符合海损鉴定的基本条件要求,应终止鉴定工作。

5 海损鉴定的方法和程序

5.1 准备工作

5.1.1 了解海难事故的性质、时间、地点、航位、货损责任、船方采取何种应急措施和救助的经过及相关证明材料。

5.1.2 核实、查阅、摘抄或复印全船货物的舱单、装载图、提单、发票、装箱单、重量明细单、海事报告、事故报告以及避难港鉴定证书等资料。

5.2 现场检查

5.2.1 开舱卸货前,检查舱面封闭情况,包括舱口、风筒、人孔的封闭情况。开舱后,查勘舱内所有货物的覆盖、包装、衬垫、积载加固等情况。

5.2.2 对全船货物的基本受损情况进行查勘,区分单独海损和共同海损,并做好记录、拍照等工作。

5.3 检验

5.3.1 对宣布共同海损船舶所卸下的全部货物,按提单分清完好货物与残损货物,查明残货数量,做好相应的工作记录。

5.3.2 结合舱内货物的检查情况,对每一提单项下分出的残损货物区别单独海损和共同海损。

5.3.3 对每一提单项下的残损货物进行损失程度的鉴定,做好详细的工作记录并进行拍照。

5.3.4 必要时,需抽取代表性样品进行检验。

5.4 残损货物的估损和贬值

5.4.1 残损货物的估损按 SN/T 2388.1—2009 中 5.4 的要求进行。

5.4.2 残损货物的贬值按 SN/T 2388.1—2009 中 5.5 的要求进行。

6 结果处理

检验结果中应列明全船每一个提单项下完好货物与残损货物的数量以及残损货物的损失程度,货物的到岸价格也可按发票列明价格,以供办理共同海损理算。
